中医百病治疗常用穴位图谱

主编　郭　琪　金　凤

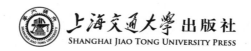
上海交通大學出版社
SHANGHAI JIAO TONG UNIVERSITY PRESS

内容提要

　　本书归纳和整理了一百二十种常见病症的常用穴位，结合图片，以穴位图谱的形式加以呈现。本书注重实用性与便捷性的结合，是一本用图片系统地展示治疗疾病常用穴位的工具书。

　　本书适合康复科、推拿科的医师和中医康复相关专业学生学习参考，也可为患者、对针灸和按摩感兴趣的人士提供相对直观、便捷的穴位操作知识。

图书在版编目（CIP）数据

　　中医百病治疗常用穴位图谱／郭琪，金凤主编.—上海：
上海交通大学出版社，2023.8
　　ISBN 978-7-313-29129-5

　　Ⅰ.①中… Ⅱ.①郭… ②金… Ⅲ.①穴位—图谱 Ⅳ.
①R224.4-64

　　中国国家版本馆CIP数据核字〔2023〕第135065号

中医百病治疗常用穴位图谱
ZHONGYI BAIBING ZHILIAO CHANGYONG XUEWEI TUPU

主　　编：郭琪 金凤
出版发行：上海交通大学出版社
地　　址：上海市番禺路951号
邮政编码：200030
电　　话：021-64071208
印　　制：苏州市越洋印刷有限公司
经　　销：全国新华书店
开　　本：787 mm×1092 mm　1/16
印　　张：22
字　　数：402千字
印　　次：2023年8月第1次印刷
版　　次：2023年8月第1版
书　　号：ISBN 978-7-313-29129-5
定　　价：55.00元

编者名单

主　编　　**郭　琪**　上海健康医学院

　　　　　金　凤　上海健康医学院

副主编　　**李赫男**　海南卫生健康职业学院

　　　　　韩佩佩　上海健康医学院

　　　　　陈小华　上海赫尔森康复医院

　　　　　肖　丽　上海赫尔森康复医院

　　　　　于　幸　上海健康医学院

　　　　　刘悦文　上海健康医学院

编　者　　**王名雄**　海南卫生健康职业学院

　　　　　吴　平　海南卫生健康职业学院

　　　　　吴英日　海南卫生健康职业学院

　　　　　冯华诺　海南卫生健康职业学院

　　　　　吴昕泽　天津体育学院

　　　　　侯国珍　天津体育学院

　　　　　曹艳杰　上海健康医学院

　　　　　陈小雨　上海健康医学院

　　　　　梁贞文　上海健康医学院

王丽岩　上海健康医学院

杨若愚　上海健康医学院

付广黔　上海赫尔森康复医院

王晓亚　上海赫尔森康复医院

解范迪　上海市虹口区江湾医院

史晓岚　上海市虹口区江湾医院

王凯旋　上海健康医学院

吴　岳　上海健康医学院

范怡清　上海健康医学院

吴乐怡　上海健康医学院

金奕昕　上海健康医学院

欧乐怡　上海健康医学院

黄依玲　上海健康医学院

胡一夏　上海健康医学院

主　审　赵百孝　北京中医药大学东直门医院

　　　　白跃宏　上海赫尔森康复医院

序 言

　　中医药是中国传统文化的瑰宝，对临床康复工作具有重要的价值。常见的中医疗法包括中药、针灸、推拿、拔罐、气功、食疗等。其中，针灸和推拿是其重要的分支，在中医康复领域发挥了重要的作用，受到越来越多康复科医生和康复治疗师的关注。

　　对于康复治疗师以及从事中医康复方面的青年临床工作者、学生和对针灸推拿治疗方法感兴趣的人群来说，他们需要一本规范的、简易的、图文并茂的穴位图谱，可以更加直观地进行学习。

　　由上海健康医学院康复学院院长郭琪教授领衔撰写的《中医百病治疗常用穴位图谱》就是这样一本方便实用的工具书。上海健康医学院是上海地区一所新建的本科院校，中医康复学为康复学院重要的特色学科之一。在院长郭琪教授的带领下，以博士为骨干的师资团队在教学、科研、临床工作中不断追求卓越。本次出版的《中医百病治疗常用穴位图谱》系统全面归纳梳理了关于针灸推拿治疗疾病的常用穴位资料，并参考了大量国内外权威著作。在介绍穴位治疗疾病的同时，还融入了重要的中医康复知识，更好地体现了作为中医康复工具书的特点，便于读者阅读参考和使用。

　　因此，此本中医百病常用穴位的科普性工具书，必会在中医康复领域发挥更大的指导作用。在实际使用过程中，具有较强的实用性和便携性。可以相信，《中医百病治疗常用穴位图谱》的出版，一定会对中医康复工作的开展、对中医康复人才的培养具有极其重要的指导意义。它既是对穴位方面相关书籍的一种有效补充，也可为相关内容工具书的撰写提供经验和借鉴。

赵百孝

2022 年 10 月

目　录

1

第一章

概 论

第一节　经　络

经络密切地联系着周身的组织和脏器，是人体气血运行的通路。它们以心（心包）、肝、脾、肺、肾五脏和小肠、大肠、膀胱、胆、胃、三焦六腑为基础，产生相互联系。

一、生理作用

经络有运行气血濡养身体的作用。人体通过后天水谷精微化生气血，循行不息，运行内外，以营养脏腑、四肢、百骸、皮毛、筋骨、五官九窍等。《灵枢·本脏》说："经脉者，所以行血气而营阴阳，濡筋骨，利关节者也。"从这里可以看出经络是气血运行的径路，气血通过经络供养全身，对机体维持正常的功能活动起着重要作用。

经络系统以十二经脉为主体，配合奇经八脉，全身的络脉以及十二经别等组成了一个循环的整体，内联五脏六腑，外络四肢百骸、五官九窍、经筋、皮部。经络把人体紧密地联系在一起，使人体构成一个完整统一的有机体。

二、病理症状

经络与疾病的发生和转变有着密切的关系，主要表现为传导作用。当外邪侵犯人体时，经气外卫功能失常，病邪即可沿着经络通路内传脏腑。《素问·皮部论》说："邪客于皮则腠理开，开则邪入客于络脉，络脉满则注于经脉，经脉满则入舍于腑脏也。"比如风寒之邪侵犯肌表，只有恶寒、流涕等症状。若内传脏腑，便出现咳嗽、吐痰、胸闷、气短等症状。这种转变是相对的，是否存在转变，要根据病邪的轻重和人体正气的盛衰以及治疗的得当与否等因素而定。风寒之邪入侵经络或气血、痰、湿、瘀血等阻滞经络，均可产生肿痛等。如经络久痹不通，气血失运，筋骨肌肉无以为养，则可出现麻木不仁，甚至偏枯、废用等。

三、诊断

由于经络有其一定的分布部位，根据病变部位的症状，即可知其病在何经。又因每个经络都与一定的脏腑相连属，所以，根据经络循行路线上某些部位的特殊感觉，即可测知何脏腑病变。在经络循行的路线上或经气聚集的某些穴位上，出现压痛或其他异常现象如"结节"、"条索状物"等都可以帮助诊断。如阑尾炎常在"上巨虚"处有压痛，肝病常在"肝俞"穴部位有结节或条索状物。比如头痛，前头痛与阳明经有关，两侧痛与少阳经有关，后枕痛与太阳经有关，巅顶痛与厥阴经有关等。

四、治疗

针灸治病是通过经络的传导功能，疏通经气，恢复脏腑功能，从而达到治病的目的。因此，按照经络循行部位取穴的原则称为循经取穴，如以头痛为例，前头痛取阳明经的"合谷""内庭"；偏头痛取少阳经的"外关""足临泣"；后枕痛取太阳经的"后溪""昆仑"；巅顶痛取督脉的"百会"或足厥阴肝经的"太冲"。按照经络与脏腑所属取穴的，即某脏有病取某经之穴，如肺病取肺经的"列缺"，肝病取肝经的"太冲"，心病取心包经的"内关"或心经的"神门"，胃病取胃经的"足三里"等。内服药物治疗脏腑或体表肢节等疾患，也全赖经络的传导、输送作用。

综上所述，经络不仅在人体的生理功能和发病机制上起着重要的作用，而且还是诊断和治疗的主要依据。

第二节　腧　穴

腧穴一般分布在一定的经脉循行的通路上，是人体脏腑经络之气通于体表的特定部位，也是针灸和按摩施术的刺激点。"腧"有输注和转输之意，"穴"是孔隙和聚集之意。腧穴是依靠经络与人体的各个脏腑、组织、器官相联系的。因此，当脏腑等内在组织的功能发生异常时，在与其有关的腧穴部位上会发生病理的征象，如压痛或痛点等。出现这些征象不仅仅有助于诊断，而且有助于进行针灸治疗。腧穴的治疗作用不仅局限于某些病的反应点，更重要的是广泛地运用于临床各种疾病的治疗。

各经腧穴的主治性能是与经络循行分布相联系的，各经腧穴有其主治特点，同时与附近诸经亦有联系。腧穴不仅能治疗本经主证，还可以治疗附近他经主证。十四经中若干具有特殊治疗作用的腧穴，又按照它们不同的功能主治特点分为不同类别。其中包括在躯干、四肢的五输穴、原穴、络穴、郄穴、八脉交会穴、八会穴、下合穴等。

（1）五输穴：五输穴分布在四肢肘膝以下，从四肢末端向肘膝方向排列，说明经气在经脉中流注由小到大，由浅到深。经气穴源为"井"，经气动出为"荥"，经气灌注为"输"，经气所过为"经"，经气所汇为"合"，因此经气运行所过之五输穴，各有其治疗特点。

（2）原穴、络穴：原穴、络穴大部分分部在四肢腕踝关节附近。原穴是脏腑经络中原气驻留的部位，主治五脏六腑的病。阴经原穴即五输穴中的"输穴"。阳经则五输穴之外另有原穴，共十二原穴。络穴大多位于表里两经相接之处，有联络两经的作用，主治表里两经疾病、慢性病。十四经各有一个络穴，加上脾之大络（大包），共十五络穴。原穴、络穴可单独应用，亦可配合应用。原穴和络穴配合运用，故为主客原络配穴法，又叫原络配穴法。

（3）俞穴、募穴：俞穴分布在背部故又叫"背俞穴"，募穴分布在胸腹部。俞穴、募穴与脏腑有密切关系，俞穴、募穴是脏腑之气通达体表的部位，所以脏腑发生病变时，在俞穴、募穴处可能表现有压痛，因此某一脏腑有病可选用其所属俞穴、募穴。临床上五脏有病多取背俞穴，六腑有病多取胸腹部的募穴，正如《难经》所说："阴病行阳，阳病行阴"，或用俞穴治疗与脏腑有关的五官七窍、皮肉、筋骨之病。

（4）八会穴：八会穴是人体全身脏、腑、气、血、筋、脉、骨、髓的精气会聚的部位，如筋会阳陵泉，髓会悬钟等。在临床上凡脏、腑、气、血、筋、脉、骨、髓的病变可取其会穴进行治疗。

（5）郄穴：在十二经脉各有一个郄穴，奇经八脉中的阴维、阳维、阴跷、阳跷也各有一个郄穴，共十六郄穴。"郄"是空隙的意思，是经络气血汇聚深入的所在，郄穴主治本经所属脏腑或循行部位的急性病或顽固宿疾。

（6）交会穴：两经或两经以上经气相交或会合处的穴位称为交会穴，当交会的部位有病时，可取其交会经脉所属的腧穴进行治疗。

（7）下合穴：共有六个穴位，为治疗六腑疾病之穴位，因此总称为"六腑下合穴"，经气从足三阳经上分出，注入六腑部位，六腑与足三阳经关系密切，每一腑有一个下合穴。

（8）八脉交会穴：是指奇经八脉与十二经脉之气相通的八个腧穴，这几个穴位都在腕踝部上下，十二经脉的本部，经气与奇经八脉相通，因此交会穴相配有其主治特点。

得气的实质及意义是在整个神经系统功能完好的情况下，针刺或者按摩穴位时某些感受器兴奋了，可引起酸、麻、重、胀的主观感觉。与此同时，还可反射性地引起一系列生理反应(如局部的肌肉收缩)，反过来加强了原有的针感，使得气感应能维持在一定的水平上，这种得气的感应对机体的各种功能可以产生调整作用，因此，可以达到治疗疾病的目的。

行针得气，就是针刺腧穴，通过捻转提插等各种手法，使针刺部位得到经气的感应。由于补泻手法的性质、刺激量大小不同，对经气的功能动力产生促进或抑制，从而才能达到补虚泄实、扶正祛邪的治疗作用。

同理，按摩腧穴的过程中，能鼓舞人体正气，使低下的功能恢复旺盛的方法是为补法；能疏泄病邪使亢进的功能恢复正常的方法叫做泻法。对补泻的机制和意义有所了解，明确补泻手法的应用原则，熟练掌握其操作方法，对临床治疗有极其重要的指导意义。

第三节　操作方法

一、治疗原则

疾病有虚实寒热之分，病邪有深浅表里的不同，因此，治病必须有施治准则。这个施治准则就是根据"四诊""八纲"进行辨证施治的基础上，以"虚者补之，实则泻之，寒则留之，热则疾之，宛陈则除之"为原则。

"虚者补之"是指身体素日虚弱的患者，或久病不愈，如久泻久痢、瘫痪痿废等证，多采用补法，使脏腑经络的功能逐渐恢复。"实则泻之"实指邪气盛而言，如痰火内闭昏迷、壮热有汗不解或病邪侵犯脏腑经络，发生剧烈疼痛等证，宜用泻法。"寒则留之"是指阳虚寒盛或风寒袭于经络等疾患，如胃肠虚寒、消化不良及风寒湿痹、冷痛等，针下得气比较困难，必须留针，以激发经气，待阳气来复则寒邪自散。"热则疾之"是指邪热在表的疾患，如外感风热，腠理闭塞，卫气不得宣散，以致发热不解，宜用浅刺疾出的方法，疏散热邪。"宛陈则除之"是指络脉瘀阻或邪入血分的一些疾患，如外伤性腰疼、丹毒以及感受秽浊之气，邪热入营之闭厥等症，宜于局部络脉、患部及十二井穴等处针刺出血，有祛瘀、定痛、解毒、泻热之功。

二、针刺操作手法

一般针刺采用毫针，练针是掌握针刺技术的基本功之一。由于毫针针身细软，没有一定的指力和熟练的针刺技巧就难以顺利地进针和随意施行补泻手法，所以，必须加强指力的锻炼。练习时可用细软纸张，叠成约5厘米×8厘米×2厘米的长方形纸块，四周用线扎紧，以左手持纸块，右手拇指、示指、中指持针柄，在纸块上做捻进、捻出的指力练习，先用短针，后用长针，先用粗针，后用细针，先做慢捻，后做快捻。练到一定程度时，可将纸块加厚，再耐心地反复练习，待练针时指力均匀，捻针有力，提、插、捻转操作自如时，方可能在人体上施针。

针具的选择在施针前是必须要注意的。要求针身挺直、光滑，坚韧而富有弹性。以防断针，凡针身有剥蚀、锈痕及弯曲的（尤其是硬弯，也叫死弯）均不能使用。针尖要求尖而不锐，过锐的针尖易弯曲成钩，在进出针和捻转时造成疼痛或皮下出血；针柄上的缠丝必须牢紧，否则捻转时不易着力。在针刺重要器官附近的穴位，如风府、哑门、睛明、球后等穴时，针具的选择更为重要，以免给患者造成不必要的痛苦。

在施针前，患者的体位要根据取穴部位的不同而进行选择。患者体位的选择，一般参照腧穴位置的特点，在保证取穴准确的同时，不仅要使患者体位舒适，又要便于医者的针刺操作。根据腧穴分布情况，在施针时常采用仰卧、俯卧、侧卧、坐位等体位。在条件允许的情况下，可尽量采取卧位，以避免发生晕针现象，尤其是初诊或年老体弱之患者，更宜采取卧位。

进针是针刺操作的基本方法，若进针手法不当，会造成患者穴位局部皮肤疼痛，致使患者惧针甚至晕针，而影响治疗效果。所以进针需要讲究手法，动作敏捷，使针尖以最快的速度穿入表皮，进入皮下，尽量减轻患者的疼痛感。临床针刺时，必须掌握适当的进针角度和深度，才能取穴准确，发挥疗效。

临床常用的针刺角度有直刺、斜刺、横刺三种。

（1）直刺：针体与皮肤表面呈90°角垂直刺入，此法一般适用于肌肉比较丰厚的腧穴。如四肢、腰部、腹部等人体大部分腧穴。在施行提插、呼吸、徐疾、烧山火、透天凉等补泻手法时只有直刺后，方可施术。

（2）斜刺：针体与皮肤呈45°角倾斜刺入，此法一般适用于骨隙中的穴位，如养老、列缺穴等；或穴下有重要脏器的腧穴，如胸背部的腧穴，面部的太阳、大迎、阳白等穴。在施行迎随补泻手法时需作斜刺。

（3）横刺：又名沿皮刺，针体与皮肤呈15°～25°角刺入，此法一般适用于肌腹浅薄部位的腧穴，如头面部的神庭、百会、地仓穴等。需作两穴透刺时亦应横刺，如颊车透地仓、四白透迎香、太阳透下关、阳白透瞳子髎等。

针刺的深度，虽在腧穴各论中均有详细的论述，但在临床的实际操作中，腧穴针刺深度的确定，还必须结合体质、年龄、病情、经脉循行部位、解剖部位以及季节等因素，作全面考虑。

在施行所需的补泻手法或留针后即可出针。出针时左手拇、示二指按在针身两侧的皮肤上，右手拇指、示指持针柄，轻轻捻转上提出针，出针后可用无菌干棉球轻按针孔，防止出血。在施行开阖补泻法时，出针时应按补泻手法的操作要求决定是否揉按针孔。如采用开阖补泻手法的补法时，出针时应急按针孔，勿使气泄；施泻法时，在出针的过程中，渐出渐摇针柄，使之开大针孔，勿按其孔，使邪气得以外泄。

（1）捻转补泻手法是以捻转角度的大小和手法的轻重来分补泻的一种手法。从捻转的角度来讲，一般认为"大指向前为补，大指向后为泻"。具体操作是以病人体位为准，大指向前或向后是指医师在施行手法时拇指开始作用力的方向。十二经脉以任督二脉为中心，左右侧捻转时作用力的方向，向心者为补，即左侧作用力方向为顺时针，右侧为逆时针者为补。具体操作为捻转时加作用力。倒转时自然退回，一捻一转连续不断，即为捻转补法。至于捻转泻法，其作用力的方向左右两侧均为离心，即左侧为逆时针，右侧为顺时针者为泻，任督二脉的经穴多采用小幅度、高频率为补，大幅度、低频率为泻的捻转手法。关于捻转补泻手法中，"捻转幅度小、用力轻为补；捻转辐度大、用力重为泻"的概念，经实验证明：捻转幅度小、用力轻，是指捻转时施行小幅度、高频率捻转，其限度小于90°，频率在每分钟120次以上，才能达到补的作用；捻转幅度大、用力重，是指大幅度、低频率的捻转，其幅度大于180°，频率在每分钟50～60次，才能达到泻的作用。

（2）提插补泻手法是以提插幅度的大小来分补泻。进针得气后，将针上下提插，先浅后深，反复重插轻提为补；反之，先深后浅，反复轻插重提为泻。

（3）徐疾补泻法是以进、退针快慢为依据来分补泻的一种补泻方法。进针时慢慢地刺入，稍微捻转一下，出针时将针退至皮下一、二分时较快出针为补。目的在于扶助正气由浅入深，由表及里，起到补虚的作用。进针时迅速刺入，多加转动，出针时较缓慢地退出为泻。目的在于祛除病邪使其由深至浅、由里达表而散邪。

（4）迎随补泻法是以针尖刺入方向，按经脉循行的顺逆为准的补泻方法。进针时针尖沿着经脉去的方向斜刺，并且顺着经脉依次取穴为补；进针时针尖迎着经脉来的方向斜刺，并且，逆着经脉依次取穴为泻。

（5）呼吸补泻法是以进出针与患者的呼吸关系来分补泻的手法。呼气时进针，吸气时出针为补；吸气时进针，呼气时出针为泻；顺气为补，逆气为泻。吸气时气入胸部，此时进针，则针与气逆，呼气时气出于胸，则腹壁虚而下陷，此时出针，则气随针出，损气有余，令病邪随针外散故为泻法。呼时进针，气出时腹空气虚，此时进针，补正扶虚，吸气时出针，腹满气足，针随气行，可使真气留存不泻故为补法。

（6）开阖补泻法是以出针后是否揉按针孔来分补泻的手法。出针较快，针退出体表时立即以手按揉针孔，勿使气泻为补；出针较慢，渐出针渐摇针柄，使之开大针孔，针退出体表时不按针孔，任气外泄为泻。本法常与徐疾、提插等补泻法同用，构成了复式补泻手法，如烧山火、透天凉的手法组成即有开阖补泻法。

（7）平补平泻法是针刺入穴位后，均匀地提插捻转，提插的幅度，捻转的角度应轻重适中，待针下得气后，留针或立即出针，本法多用于虚实不甚显著或虚实兼有的某些病症，如关节酸痛等；也适用于病虽属实，但体质虚弱的患者。

由于人体表面遍布穴位，针刺时，除了熟悉穴位针刺的深浅外，同时也应了解全身脏器之解剖部位，尤其是内脏重要器官和血管部位。重要部位针刺时，必须特别慎重，避免刺深，或避开血管，免致出血，尤其是在胸腹部位。如《灵枢·终始》所述"十二禁"："凡刺之禁：新内勿刺，新刺勿内；已醉勿刺，已刺勿醉；新怒勿刺，已刺勿怒；新劳勿刺，已刺勿劳；已饱勿刺，已刺勿饱；已饥勿刺，已刺勿饥；已渴勿刺，已刺勿渴；大惊大恐，必定其气乃刺之。乘车来者，卧而休之，如食顷乃刺之。出行来者，坐而休之，如行十里顷乃刺之。凡此十二禁者，其脉乱气散，逆其营卫，经气不次，因而刺之，则阳病入于阴，阴病出为阳，则邪气复生。粗工勿察，是谓伐身。"清楚地说明了在暴饮暴食、情绪波动、过度劳倦、大饥大渴等情况下禁刺，因患者此时正处脉乱气散、阴阳错乱、营卫经气循行失常状态。所以，在上述情况下不宜针刺，必须令其适当休息，待患者心神安宁、气血平定后再行针刺。

除此之外，还应注意以下几点：小儿囟门未合时，头顶部的腧穴不宜针刺；常有自发性出血或损伤后出血不止的患者，不宜针刺；皮肤有感染、溃疡、瘢痕或肿瘤的部位不宜进针；尿潴留等患者在针刺小腹部腧穴时，也应掌握进针的深度、角度，以防止事故发生；妇女怀孕3个月者，不宜针刺小腹部的腧穴。若怀孕3个月以上者，腹部、腰骶部腧穴也不宜针刺。至于三阴交、合谷、昆仑、至阴等一些通经活血的腧穴，在怀孕期亦应予禁刺。如妇女行经时，若非为了调经，慎用针刺。

一旦出现异常情况要进行及时处理：

（1）晕针：患者接受针刺时（或在针前），面色苍白、多汗、心慌、眩晕、眼前发黑，甚至呕吐、四肢厥冷、脉细数或沉伏，血压急剧下降，严重者神志不清，仆倒在地，口唇指甲青紫或二便失禁。处理：发现晕针症状时立即停止针刺，并将针全部拔出，使患者采取平卧。轻者休息片刻，喝些温开水或糖水即可恢复；严重的可指掐人中、合谷等穴，也可灸百会、足三里、气海等穴；出现循环衰竭者可及时给予注射升压药或中枢兴奋剂。待患者苏醒后，仍需卧床休息一段时间方可离去。

（2）滞针：针刺后捻转和提插时感到针下十分沉重紧涩，捻针和出针发生困难。处理：因针身捻转太紧进而滞针，可向相反方向捻转针身，并左右捻转，使针松弛。如因移动体位所致的滞针，医师可将患者肢体稍微移动，复之原位，即可顺利出针。如因肌纤维绕缠过紧，或肌肉痉挛造成滞针者，可在原针刺附近，以右手示指循经上下轻叩或再刺1～2针，以宣散气血，缓解痉挛，然后医师左手拇指、示指按皮肤，右手拇指、示指捻转提针。

（3）弯针：捻针和出针困难，针柄歪斜，改变了原来方向，提插、捻转及出针均感困难，甚至无法出针，捻动针柄时患者感到局部疼痛。处理：针弯曲较小者，可顺针弯曲的角度慢慢退出，不可捻转。如弯曲较大，需轻微摇动针体，顺着弯曲的方向退出，体位移动所致的弯针，需矫正体位，使之复原。如针身弯曲不止一处，需缓慢地分段退出；切勿急躁猛抽，以免造成折针。

（4）折针：行针时或出针后部分针尖和针身遗留在体内，肢体活动时感到局部疼痛。处理：发现折针时医师和患者都应冷静沉着，嘱患者切勿移动体位，以免造成遗留体内的针身随体位移动而走窜。如折针的断端尚露出体表，立即用左手拇指、示指挤压折针周围皮肤，使折针断端暴露增多，然后用镊子取出。如针身已陷入深部，应立即手术取出。

（5）血肿：出针后被刺穴位皮肤下肿起，进而青紫。处理：轻者一般不必处理可自行消退。重者先冷敷止血，使局部血管收缩，待24小时后再做热敷或在局部揉按，以帮助吸收。

（6）气胸：针刺后突然出现气急，胸闷，胸痛，心慌或咯血，面色苍白，多汗等症状，严重者呼吸困难。处理：立即做胸部 X 线透视或摄片，确定气胸面积大小，以便及时进行抢救。轻者半卧位休息，针刺内关开胸顺气，或给予镇静止痛药物，严重者需插管排气。

注意针具、医者双手和患者皮肤的消毒是杜绝针刺后发生皮肤感染的根本预防措施，不应忽视。另外，针刺后局部和被针肢体有酸麻胀疼等感觉，此谓针刺后遗感，一般在出针后数小时即自行消失。如针刺一两天以后针刺后遗感仍不消失或影响肢体运动者，可循经取临近的腧穴再做针刺数次，或局部热敷或做按摩数次，后遗感即可消失。

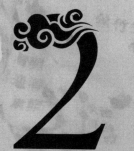

第二章

全身症状

第一节 免疫力低下（Hypoimmunity）

疾病的定义： 人们通常把人体对外来侵袭、识别和排除异物的抵抗力称为"免疫力"，免疫力低下即当人体在受到外来的侵害时，如细菌、病毒入侵时，身体抵抗能力下降的状态。

典型症状： 主要表现为营养不良、体质虚弱、精神萎靡、疲乏无力、感冒、发烧不断、食欲减退、睡眠障碍等多种表现。

治疗方法： 疏通经络，调和阴阳。

处　　方： 足三里、合谷、内关、三阴交。

穴位名：足三里 ST36

位置： 位于小腿前外侧，当犊鼻下 3 寸，距胫骨前缘一横指（中指）。

方法： 直刺 1～2 寸。

方义： 增强抗病能力、调理脾胃、补中益气、通经活络、扶正祛邪。

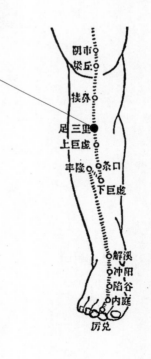

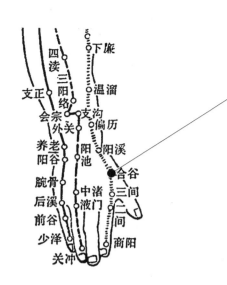

穴位名：合谷 LI4

位置： 在手背，第1、第2掌骨间，当第2掌骨桡侧的中点处。

方法： 直刺0.5～1寸。

方义： 宣泄气中之热，升清降浊，疏风解表，宣通气血。

穴位名：内关 PC6

位置： 在前臂前区，腕掌侧远端横纹上2寸，掌长肌腱与桡侧腕屈肌腱之间。

方法： 直刺0.5～1寸。

方义： 宁心安神、宣痹解郁、宽胸理气、宣肺平喘、缓急止痛、降逆止呕、调补阴阳气血、疏通经脉等。

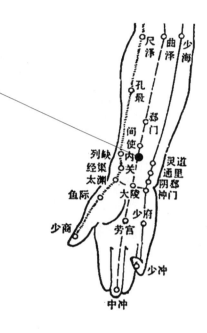

穴位名：三阴交 SP6

位置： 在小腿内侧，内踝尖上3寸，胫骨内侧缘后际。

方法： 直刺1～1.5寸。

方义： 健脾益血，调肝补肾，安神。

第二节　疲劳综合征（Exhaustion syndrome）

疾病的定义： 疲劳综合征是一组以持续或反复发作的疲劳，伴有多种神经、精神症状，但无器质性及精神性疾病为特点的症候群。

1. 气虚

典型症状：气短纳呆，神疲肢倦，食后胃脘不舒，面色萎黄，舌淡苔薄白，脉弱。

治疗方法：健脾益气。

处　　方：脾俞、胃俞、中脘、足三里。

穴位名：脾俞 BL20

位置： 在脊柱区，第11胸椎棘突下，后正中线旁开1.5寸。

方法： 向内斜刺0.5～0.8寸。

方义： 健脾消积。

穴位名：胃俞 BL21

位置： 在脊柱区，第12胸椎棘突下，后正中线旁开1.5寸。

方法： 斜刺0.5～0.8寸。

方义： 疏导胃腑之积滞。

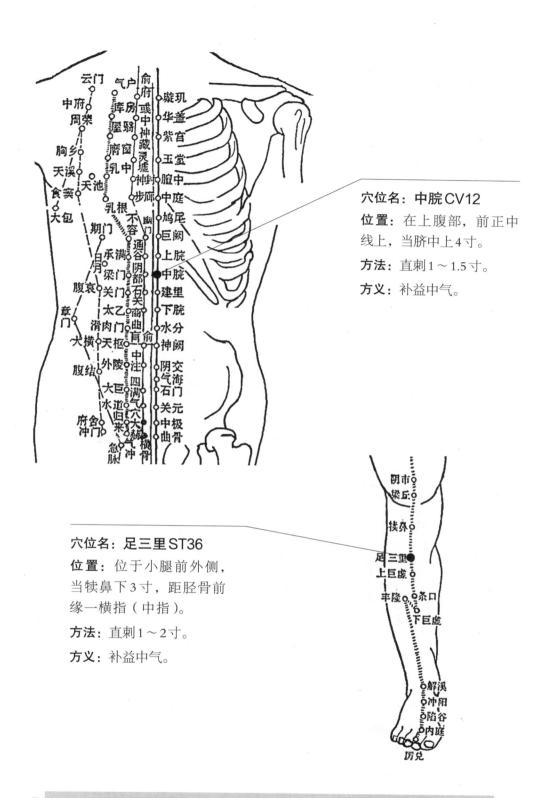

穴位名：中脘CV12

位置：在上腹部，前正中线上，当脐中上4寸。

方法：直刺1～1.5寸。

方义：补益中气。

穴位名：足三里ST36

位置：位于小腿前外侧，当犊鼻下3寸，距胫骨前缘一横指（中指）。

方法：直刺1～2寸。

方义：补益中气。

随诊配穴：心悸怔忡者加厥阴俞；咳喘自汗者加肺俞、膏肓；嗳气呕恶者加内关；便泻不止者加百会、天枢。

2. 血虚

　　典型症状：心悸怔忡，面色不华，健忘，失眠，多梦，舌质淡，脉细或结代。

　　治疗方法：养血安神。

　　处　　方：心俞、巨阙、神门、三阴交。

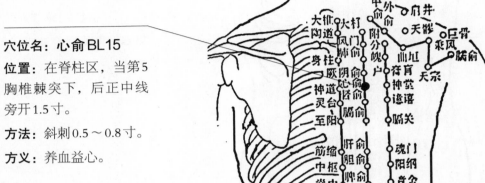

穴位名：心俞 BL15

位置： 在脊柱区，当第5胸椎棘突下，后正中线旁开1.5寸。

方法： 斜刺0.5～0.8寸。

方义： 养血益心。

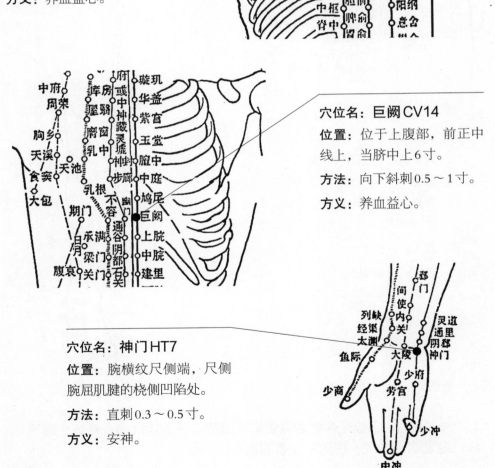

穴位名：巨阙 CV14

位置： 位于上腹部，前正中线上，当脐中上6寸。

方法： 向下斜刺0.5～1寸。

方义： 养血益心。

穴位名：神门 HT7

位置： 腕横纹尺侧端，尺侧腕屈肌腱的桡侧凹陷处。

方法： 直刺0.3～0.5寸。

方义： 安神。

◎ 中医百病治疗常用穴位图谱 ◎

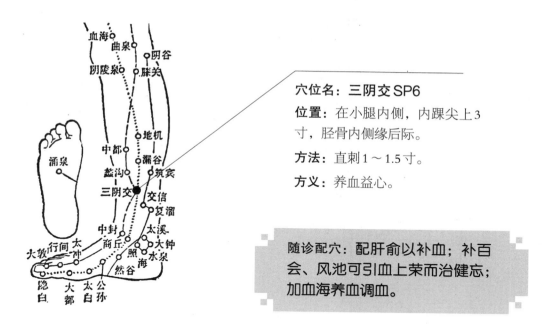

穴位名：三阴交SP6

位置： 在小腿内侧，内踝尖上3寸，胫骨内侧缘后际。

方法： 直刺1～1.5寸。

方义： 养血益心。

> **随诊配穴：** 配肝俞以补血；补百会、风池可引血上荣而治健忘；加血海养血调血。

3. 阳虚

典型症状：形寒肢冷，腰酸腿软，舌质胖淡，苔薄白，脉细沉。

治疗方法：温阳补肾。

处　　方：百会、肾俞、大椎、关元。

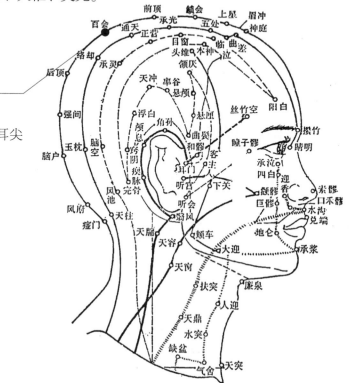

穴位名：百会GV20

位置： 位于头顶正中线与两耳尖连线的交叉处，穴居巅顶。

方法： 平刺0.5～0.8寸。

方义： 振奋一身之阳。

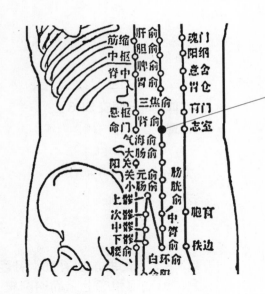

穴位名：肾俞 BL23

位置：在脊柱区，第2腰椎棘突下，后正中线旁开1.5寸。

方法：直刺0.5～1寸

方义：温补肾阳。

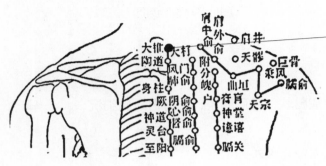

穴位名：大椎 GV14

位置：在脊柱区，在第7颈椎棘突下凹陷中，后正中线上。

方法：向上斜刺0.5～1寸。

方义：振奋一身之阳。

穴位名：关元 CV4

位置：位于脐下3寸处。

方法：直刺1～1.5寸。

方义：温补元气。

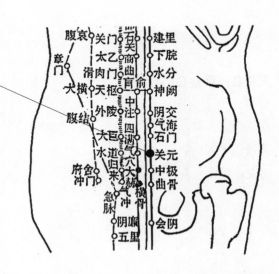

随诊配穴：加命门、大肠俞以补肾阳抑火止泄；曲骨以温精宫；三阴交以固肾涩精。

4. 阴虚

典型症状：五心烦热，腰酸腿软，眩晕耳鸣，舌红少津，脉细沉。

治疗方法：补肾滋阴。

处　　方：膈俞、肾俞、太溪、三阴交。

穴位名：膈俞BL17

位置： 在脊柱区，第7胸椎棘突下，后正中线旁开1.5寸。

方法： 斜刺0.5～0.8寸。

方义： 调营血，化瘀血，和脾胃。

穴位名：肾俞BL23

位置： 在脊柱区，第2腰椎棘突下，后正中线旁开1.5寸。

方法： 直刺0.5～1寸。

方义： 补肾滋阴。

穴位名：太溪KI3

位置： 在足踝区，内踝尖与跟腱之间凹陷中。

方法： 直刺0.5～1寸。

方义： 滋水以济火。

穴位名：三阴交SP6

位置： 在小腿内侧，内踝尖上3寸，胫骨内侧缘后际。

方法： 直刺1～1.5寸。

方义： 滋水以济火。

随诊配穴：加后溪以泻心清火；加鱼际、尺泽以滋阴清肺；加内庭、胃俞以滋阴清胃。

第三节 疼 痛（Pain）

疾病的定义： 疼痛是一种与组织损伤或潜在损伤相关的不愉快的主观感受和情感体验，是大多数临床疾病的共同症状。

1. 实证

典型症状：多因感受外邪，或气滞血瘀，或痰浊凝滞，或食积、虫积、结石等阻滞脏腑、经络，闭塞气机，使气血运行不畅所致，即所谓"不通则痛"。

治疗方法：疏风散寒，通络止痛。

处　　方：太阳、百会、风池、合谷。

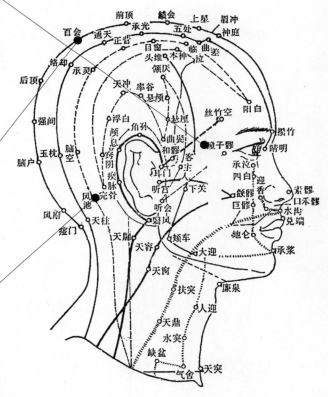

穴位名：太阳 EX-HN5

位置： 在头部，当眉梢与目外眦之间，向后约一横指的凹陷中。

方法： 直刺或斜刺0.3～0.5寸；或点刺出血。

方义： 调和气血，通络止痛。

穴位名：百会 GV20

位置： 位于头顶正中线与两耳尖连线的交叉处，穴居巅顶。

方法： 平刺0.5～0.8寸。

方义： 醒脑开窍、通络止痛。

穴位名：风池 GB20

位置： 在颈后区，当枕骨之下，与风府相平，胸锁乳突肌上端与斜方肌上端之间的凹陷处。

方法： 针尖微下，向鼻尖斜刺0.8～1.2寸。

方义： 清泻肝胆，祛风止痛。

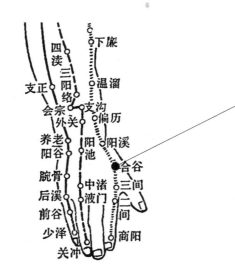

穴位名：合谷 LI4

位置： 在手背，第1、第2掌骨间，当第2掌骨桡侧的中点处。

方法： 直刺0.5～1寸。

方义： 镇静止痛，通经活经，清热解表。

随诊配穴：合谷配丝竹空治偏头痛配脑户、玉枕、风府、上星治目痛不能视。

2. 虚证

典型症状：多因阳气亏虚，精血不足，脏腑经络失养所致，即所谓"不荣则痛"。

治疗方法：补益肝肾，强健筋骨。

处　　方：双膝眼、阳陵泉、委中。

穴位名：膝眼 EX-LE5

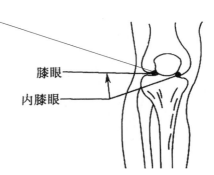

位置： 正坐位，屈膝，在膝关节下方，髌韧带两侧凹陷处，外侧的为外膝眼，内侧的为内膝眼。

方法： 向内侧刺1～1.5寸。

方义： 祛风活络，舒筋止痛。

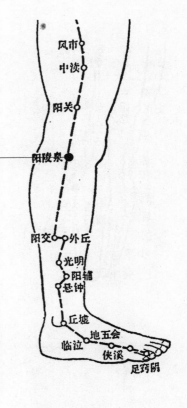

穴位名：阳陵泉 GB34

位置： 在小腿外侧，当腓骨头前下方凹陷处。

方法： 直刺 1～1.5 寸。

方义： 扶正培元、通络止痛。

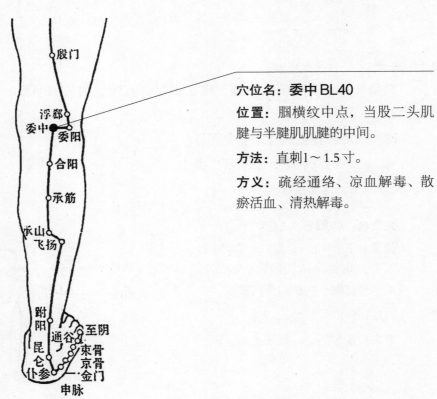

穴位名：委中 BL40

位置： 腘横纹中点，当股二头肌腱与半腱肌肌腱的中间。

方法： 直刺 1～1.5 寸。

方义： 疏经通络、凉血解毒、散瘀活血、清热解毒。

第四节　胸　闷（Chest tightness）

疾病的定义： 是指患者自觉胸中堵塞不畅的一种症状，又称胸痞。

1. 外感风寒

典型症状：发热，恶寒，头痛，身疼，咳嗽或喘，胸闷不舒，舌苔白，脉浮或紧。若素有伏邪于肺，复感寒邪于外，则咳喘明显，胸闷憋气，烦躁，甚至不得安卧。

治疗方法：温阳化饮，宣肺平喘。

处　　方：风门、列缺、合谷。

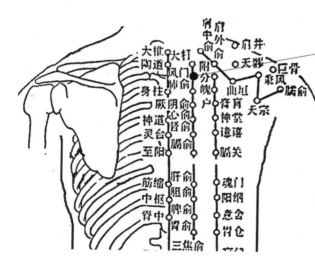

穴位名：风门 BL12

位置： 在脊柱区，第2胸椎棘突下，后正中线旁开1.5寸。

方法： 斜刺0.5～0.8寸。

方义： 祛寒，宣肺解表，益气固表。

穴位名：列缺 LU7

位置： 在前臂，腕掌侧远端横纹上1.5寸，拇短伸肌腱和拇长展肌腱之间，拇长展肌腱沟的凹陷中。

方法： 向上斜刺0.5～0.8寸。

方义： 疏风解表，宣肺理气，止咳平喘。

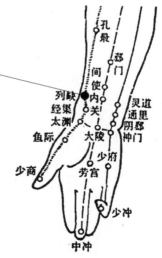

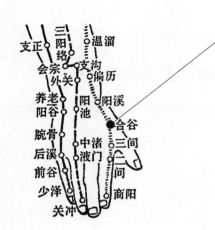

穴位名：合谷 LI4

位置： 在手背，第1、第2掌骨间，当第2掌骨桡侧的中点处。

方法： 直刺0.5～1寸。

方义： 清泻里热。

2. 邪热壅肺

典型症状：发热重，微恶寒或不恶寒，口渴欲饮，上气咳逆。咳吐黄痰，喘鸣迫塞，胸闷憋气，或溲赤便干，舌红苔黄，脉数有力。

治疗方法：疏散风热，解表散邪。

处　　方：曲池、合谷。

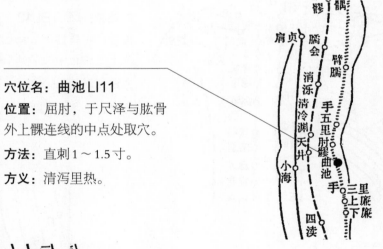

穴位名：曲池 LI11

位置： 屈肘，于尺泽与肱骨外上髁连线的中点处取穴。

方法： 直刺1～1.5寸。

方义： 清泻里热。

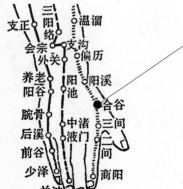

穴位名：合谷 LI4

位置： 在手背，第1、第2掌骨间，当第2掌骨桡侧的中点处。

方法： 直刺0.5～1寸。

方义： 清泻里热。

3. 热壅血瘀

典型症状：胸闷多兼胸中隐隐作痛，发热，咳嗽，吐痰黄浊腥臭，或吐脓血，咽干，口燥，不渴，舌红苔黄，脉数或滑。

治疗方法：泻肺热，化痰浊。

处　　方：丰隆、尺泽、膻中。

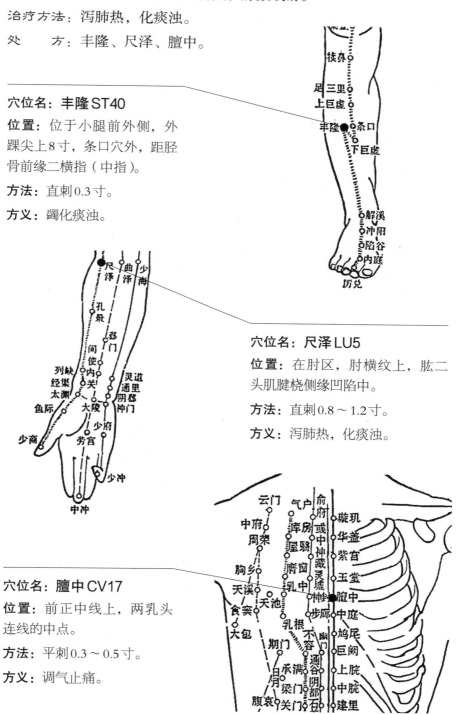

穴位名：丰隆ST40

位置：位于小腿前外侧，外踝尖上8寸，条口穴外，距胫骨前缘二横指（中指）。

方法：直刺0.3寸。

方义：蠲化痰浊。

穴位名：尺泽LU5

位置：在肘区，肘横纹上，肱二头肌腱桡侧缘凹陷中。

方法：直刺0.8～1.2寸。

方义：泻肺热，化痰浊。

穴位名：膻中CV17

位置：前正中线上，两乳头连线的中点。

方法：平刺0.3～0.5寸。

方义：调气止痛。

4. 心血瘀阻

典型症状：胸闷憋气，以夜间为甚，或伴有胸痛隐隐，或引肩臂，心悸，或短气，舌紫暗或有瘀血斑点，脉细涩或结代。

治疗方法：活血化瘀，理气止痛。

处　　方：心俞、膈俞、膻中、期门、中府。

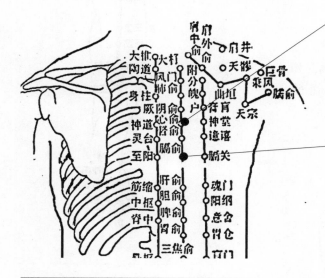

穴位名：**心俞BL15**

位置：在脊柱区，当第5胸椎棘突下，后正中线旁开1.5寸。

方法：斜刺0.5～0.8寸。

方义：调心气，化瘀血。

穴位名：**膈俞BL17**

位置：在脊柱区，第7胸椎棘突下，后正中线旁开1.5寸。

方法：斜刺0.5～0.8寸。

方义：调心气，化瘀血。

穴位名：**膻中CV17**

位置：前正中线上，两乳头连线的中点。

方法：平刺0.3～0.5寸。

方义：宽胸理气。

穴位名：**期门LR14**

位置：位于胸部，当乳头直下，第6肋间隙，前正中线旁开4寸。

方法：斜刺0.5～0.8寸。

方义：疏肝理气。

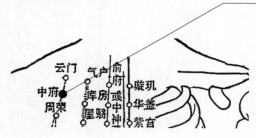

穴位名：**中府LU1**

位置：胸前壁的外上方，云门穴下1寸，前正中线旁开6寸，平第1肋间隙处。

方法：向外斜刺或平刺0.5～0.8寸。

方义：治胸闷逆气。

5. 肝气郁滞

典型症状：胸闷不舒，常太息以呼出为快，伴有胁痛，头目眩晕，口苦，咽干，或寒热往来，急躁易怒，妇女月经不调，苔薄黄，脉弦细。

治疗方法：疏肝理气，宽胸解郁。

处　　方：期门、太冲、膻中、中府。

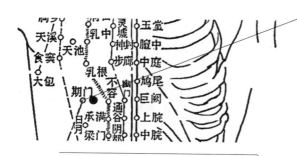

穴位名：期门 LR14

位置：位于胸部，当乳头直下，第6肋间隙，前正中线旁开4寸。

方法：斜刺0.5～0.8寸。

方义：疏肝理气。

穴位名：太冲 LR3

位置：位于足背侧，第1、2跖骨间，跖骨底结合部前方凹陷中。

方法：直刺0.5～1寸。

方义：疏肝理气，解肝之郁滞。

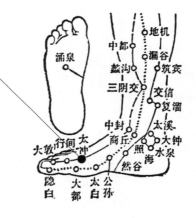

穴位名：膻中 CV17

位置：前正中线上，两乳头连线的中点。

方法：平刺0.3～0.5寸。

方义：调气止痛。

穴位名：中府 LU1

位置：胸前壁的外上方，云门穴下1寸，前正中线旁开6寸，平第1肋间隙处。

方法：向外斜刺或平刺0.5～0.8寸。

方义：胸闷逆气。

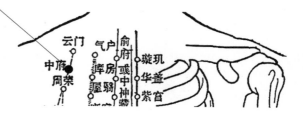

第五节　嗜　睡（Lethargy）

疾病的定义： 是指由于调节睡眠—觉醒节律的中枢神经系统功能障碍而出现的一种以白天睡眠过多为主要临床特征的睡眠障碍。

典型症状：日间过度困倦，可能在任何时间、任何地点毫无征兆地入睡。

治疗方法：理气化痰，调神醒脑。

处　　方：百会、印堂、丰隆、足三里、四神聪。

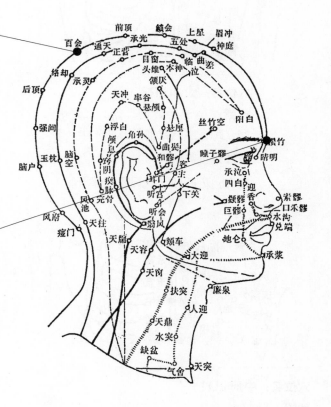

穴位名：百会 GV20

位置： 位于头顶正中线与两耳尖连线的交叉处，穴居巅顶。

方法： 平刺0.5～0.8寸。

方义： 醒脑开窍、通络止痛。

穴位名：印堂 GV29

位置： 在头部，两眉毛内侧中间的凹陷中。

方法： 向下平刺0.3～0.5寸。

方义： 善清头目而止眩晕。

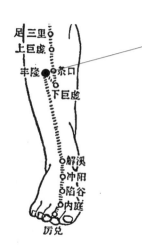

穴位名：丰隆ST40

位置： 位于小腿前外侧，外踝尖上八寸，条口穴外，距胫骨前缘二横指（中指）。

方法： 直刺0.3寸。

方义： 补中益气、通经活络。

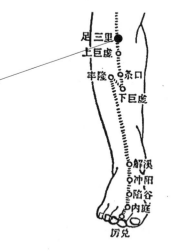

穴位名：足三里ST36

位置： 位于小腿外侧，犊鼻下3寸，犊鼻与解溪连线上。

方法： 泻法，直刺1～2寸。

方义： 通经活络、疏风化湿、扶正祛邪。

穴位名：四神聪EX-HN1

位置： 在头部，百会前后左右各旁开1寸，共4穴。

方法： 平刺0.5～0.8寸。

方义： 泄气血、疏通脉络、通则不痛。

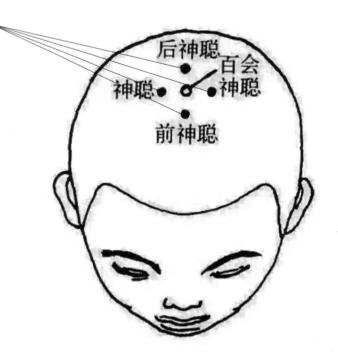

第六节　畏　寒（Chilly）

疾病的定义： 指患者怕冷，但加衣被或近火取暖，可以缓解的一种症状。

1. 里实寒证

典型症状：症见脘腹冷痛，呕吐清水，大便溏泄，小便清长，畏寒肢冷，面色苍白，舌淡苔白润，脉沉迟或微细等。

治疗方法：温中散寒。

处　　方：足三里、关元、神阙、气海、脾俞、肾俞。

穴位名：足三里 ST36

位置： 位于小腿前外侧，当犊鼻下3寸，距胫骨前缘一横指（中指）。

方法： 直刺1～2寸。

方义： 增强抗病能力，调理脾胃，补中益气，通经活络，疏风化湿，扶正祛邪。

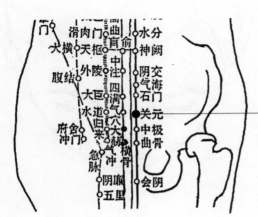

穴位名：关元 CV4

位置： 位于脐下3寸处。

方法： 直刺1～1.5寸。

方义： 培补元气，祛寒止痛。

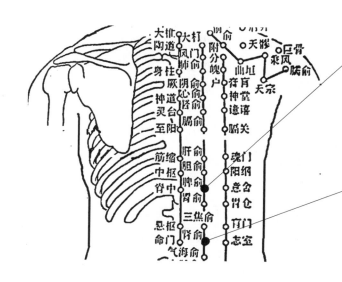

穴位名：脾俞 BL20

位置： 在脊柱区，第11胸椎棘突下，后正中线旁开1.5寸。

方法： 向内斜刺0.5～0.8寸。

方义： 健脾和胃，利湿升清。

穴位名：肾俞 BL23

位置： 在脊柱区，第2腰椎棘突下，后正中线旁开1.5寸。

方法： 直刺0.5～1寸

方义： 益肾助阳，强腰利水。

穴位名：神阙 CV8

位置： 位于命门穴平行对应的肚脐中。

方法： 因消毒不便，故一般不针，多用艾条灸或艾炷隔盐灸。

方义： 收降浊气，温阳救逆，利水固脱。

穴位名：气海 CV6

位置： 位于人体的下腹部，直线连结肚脐与耻骨上方，将其分为十等份，从肚脐3/10的位置，即为此穴。

方法： 直刺1～1.5寸。

方义： 培补元气，益肾固精，补益回阳，益气助阳，延年益寿。

2. 里虚寒证

典型症状：面㿠少华，精神不振，畏寒肢冷，得热则舒，腹痛喜按，小便清长，大便稀薄，舌淡苔白，脉沉迟缓弱。

治疗方法：温阳救逆、利水固脱。

处　　方：神阙、关元、气海、肾俞、命门。

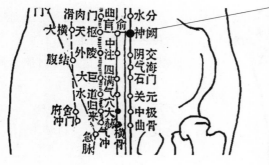

穴位名：神阙 CV8

位置：位于命门穴平行对应的肚脐中。

方法：因消毒不便，故一般不针，多用艾条灸或艾炷隔盐灸。

方义：收降浊气，温阳救逆，利水固脱。

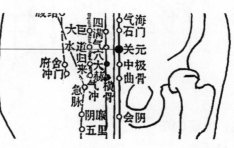

穴位名：关元 CV4

位置：位于脐下3寸处。

方法：直刺1～1.5寸。

方义：培补元气，导赤通淋。

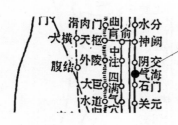

穴位名：气海 CV6

位置：位于人体的下腹部，直线连结肚脐与耻骨上方，将其分为十等份，从肚脐3/10的位置，即为此穴。

方法：直刺1～1.5寸。

方义：培补元气，益肾固精，补益回阳，益气助阳，延年益寿。

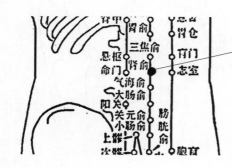

穴位名：肾俞 BL23

位置：在脊柱区，第2腰椎棘突下，后正中线旁开1.5寸。

方法：直刺0.5～1寸

方义：益肾助阳，强腰利水。

穴位名：命门 GV4

位置：位于腰部，当后正中线上，第2腰椎棘突下凹陷中。

方法：直刺0.5～1寸。

方义：温补肾阳，培固肾气。

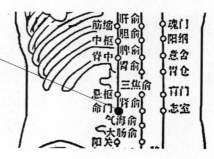

第七节　食欲不振（Loss of appetite）

疾病的定义： 食欲是一种主观感受，指的是对食物需求的愿望。食欲不振是指对食物缺乏需求的愿望，严重的食欲不振称为厌食。

典型症状：不思饮食，呃逆嗳气，精神抑郁，胸胁胀闷或胀痛。呕恶厌食，脘腹痞闷，渴不多饮，疲乏倦怠，肢体困重，大便溏而不爽，舌红，苔黄而腻为脾胃湿热；饥不欲食，口渴喜饮，唇红干燥，大便干结，小便短少，舌红，苔少为胃阴不足；不思饮食，食后腹胀，或进食少许即泛泛欲吐，气短懒言，倦怠少力，舌淡苔白为脾胃气虚；饮食无味，不知饥饿，进食稍多则脘腹闷胀欲吐，脘腹隐痛或阵痛，喜暖畏寒，接之则舒，不欲食，口淡，畏寒肢冷，腹胀或腹痛，为脾胃虚寒；厌食，嗳腐吞酸，脘腹饱胀，大便臭秽或秘结不通，舌苔厚腻，为伤食。

治疗方法：健脾和胃，消食导滞。

处　　方：中脘、气海、足三里、大椎、脾俞、胃俞、三阴交。

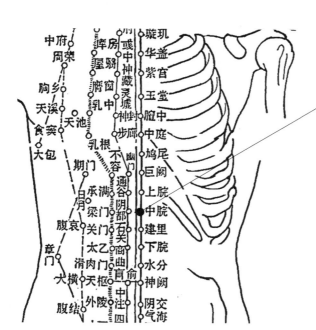

穴位名：中脘 CV12

位置： 位于腹部，脐上4寸的前正中线上。

方法： 泻法。

方义： 和胃健脾、通降腑气、行气活血。

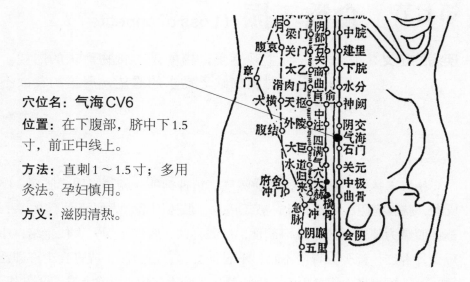

穴位名：气海 CV6

位置： 在下腹部，脐中下1.5寸，前正中线上。

方法： 直刺1～1.5寸；多用灸法。孕妇慎用。

方义： 滋阴清热。

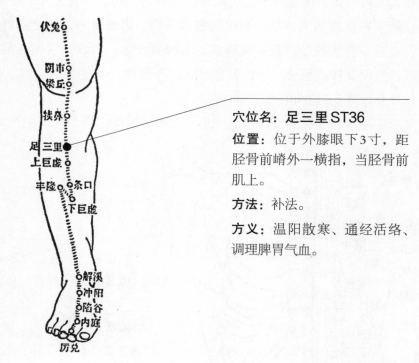

穴位名：足三里 ST36

位置： 位于外膝眼下3寸，距胫骨前嵴外一横指，当胫骨前肌上。

方法： 补法。

方义： 温阳散寒、通经活络、调理脾胃气血。

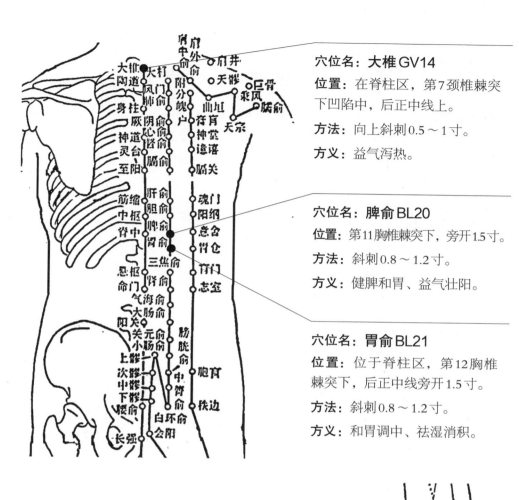

穴位名：大椎 GV14

位置： 在脊柱区，第7颈椎棘突下凹陷中，后正中线上。

方法： 向上斜刺0.5～1寸。

方义： 益气泻热。

穴位名：脾俞 BL20

位置： 第11胸椎棘突下，旁开1.5寸。

方法： 斜刺0.8～1.2寸。

方义： 健脾和胃、益气壮阳。

穴位名：胃俞 BL21

位置： 位于脊柱区，第12胸椎棘突下，后正中线旁开1.5寸。

方法： 斜刺0.8～1.2寸。

方义： 和胃调中、祛湿消积。

穴位名：三阴交 SP6

位置： 在小腿内侧，内踝尖上3寸，胫骨内侧缘后际。

方法： 直刺1～1.5寸。

方义： 滋水以济火。

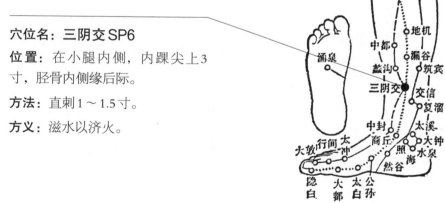

随诊配穴：全不饮食配然谷放血，饥不能食、饮食不下配章门、期门。

第八节 晕 车（Motion sickness）

疾病的定义： 晕车病是晕动病的一种，又称运动病，是由于机体暴露于运动环境中，受到不适宜的运动环境刺激而引起前庭和自主神经反应为主的综合征。

1. 肝阳上亢

典型症状：眩晕，耳鸣，头胀痛，失眠多梦，面红耳赤，口苦。头晕目眩，泛泛欲吐，甚则昏眩欲扑。兼见急躁易怒，头目胀痛，耳鸣，口苦，舌红苔黄，脉弦，为肝阳上亢。

治疗方法：平肝潜阳。

处　　方：风池、百会、内关、太冲。

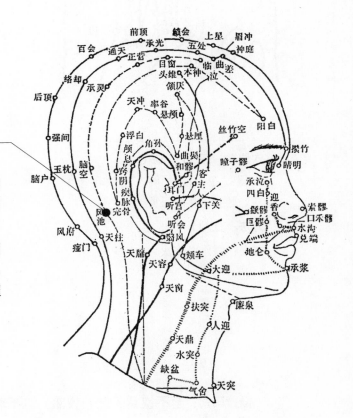

穴位名：风池 GB20

位置： 在颈后区，枕骨之下，胸锁乳突肌上端与斜方肌上端之间的凹陷中。

方法： 针尖微下，向鼻尖斜刺0.8～1.2寸；或平刺透风府穴。深部中间为延髓，必须严格掌握针刺的角度与深度。

方义： 散寒祛风、牵正通络。

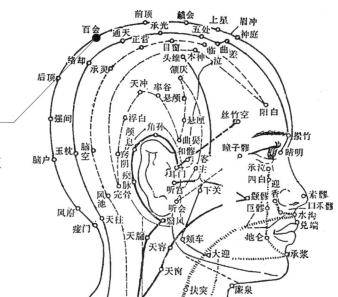

穴位名：百会 GV20

位置： 位于人体的头部，头顶正中心，两耳角直上连线中点。

方法： 泻法。

方义： 平衡机体阴阳、降压。

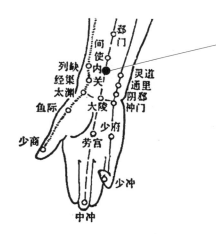

穴位名：内关 PC6

位置： 位于前臂掌侧，在曲泽和大陵之间的连线上，腕远端横纹上2寸，掌长肌腱和桡侧腕屈肌腱之间。

方法： 泻法。

方义： 行气活血、辩证治疗。

穴位名：太冲 LR3

位置： 足背，第1、2跖骨间，跖骨底结合部前方凹陷中，或触及动脉搏动。

方法： 直刺0.5～1寸。

方义： 太冲为肝之原穴、肝经从目系下颊里，环唇内，能柔肝缓急，疏筋通络。

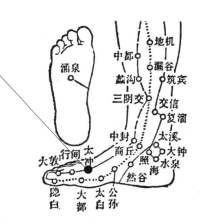

随诊配穴：肝阳上亢型配行间、侠溪、太溪；痰湿中阻型配中脘、丰隆、阴陵泉。

2. 肾精不足

典型症状：耳鸣，腰膝酸软，遗精，舌淡，脉沉细。

治疗方法：益气养血，补肾益精。

处　　方：风池、百会、肝俞、肾俞、足三里。

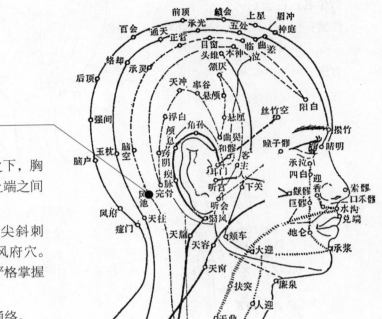

穴位名：风池 GB20

位置：在颈后区，枕骨之下，胸锁乳突肌上端与斜方肌上端之间的凹陷中。

方法：针尖微下，向鼻尖斜刺0.8～1.2寸；或平刺透风府穴。深部中间为延髓，必须严格掌握针刺的角度与深度。

方义：散寒祛风、牵正通络。

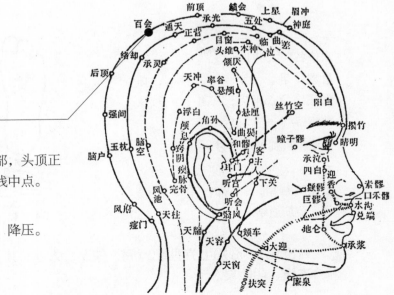

穴位名：百会 GV20

位置：位于人体的头部，头顶正中心，两耳角直上连线中点。

方法：泻法。

方义：平衡机体阴阳、降压。

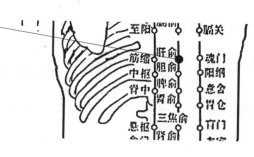

穴位名：肝俞 BL18

位 置： 第9胸椎棘突下，旁
1.5寸。

方 法： 斜刺0.5～0.8寸。

方 义： 疏肝解郁。

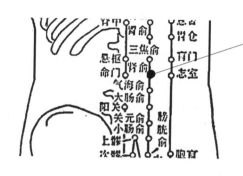

穴位名：肾俞 BL23

位 置： 第2腰椎棘突下，旁开
1.5寸。

方 法： 补法，直刺0.5～1寸。

方 义： 温补肾阳，散寒止痛，用
于腰痛。

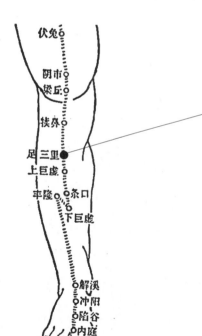

穴位名：足三里 ST36

位 置： 位于小腿外侧，犊鼻下
3寸，犊鼻与解溪连线上。

方 法： 泻法，直刺1～2寸。

方 义： 通经活络、疏风化湿、
扶正祛邪，主治下肢痿痹。

随诊配穴：肾精亏虚配志室、悬钟、三阴交；气血不足配气海、脾
俞、胃俞。

第九节 失 眠（Insomnia）

疾病的定义： 在具有充足的睡眠条件下，患者主诉入睡困难、睡眠维持困难、睡眠质量不佳，进而导致某种形式的日间功能障碍。

典型症状：入睡困难，或寐而易醒，甚则彻夜不眠。兼见情绪不宁，急躁易怒，头晕头痛，胸胁胀满，舌红，脉弦，为肝火扰心；心悸健忘，纳差倦怠，面色无华，易汗出，舌淡，脉细弱，为心脾两虚；五心烦热，头晕耳鸣，腰膝酸软，遗精盗汗，舌红，脉细数，为心肾不交；多梦易惊，心悸胆怯，善惊多恐，多疑善虑，舌淡，脉弦细，为心胆气虚；脘闷嗳气，嗳腐吞酸，心烦口苦，苔厚腻，脉滑数，为脾胃不和。

治疗方法：调和阴阳，安神助眠。

处　方：百会、神门、鸠尾、关元、太冲、三阴交、肾俞、天柱、涌泉、失眠、照海、申脉。

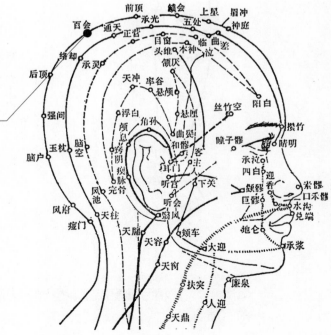

穴位名：百会 GV20

位置： 位于人体的头部，头顶正中心，两耳角直上连线中点。

方法： 泻法。

方义： 平衡机体阴阳、降压。

穴位名：神门 HT7

位置： 腕部，腕掌侧横纹尺侧端，尺侧腕屈肌腱的桡侧凹陷处。

方法： 泻法，直刺0.3～0.5寸。

方义： 舒筋通络，活血止痛。

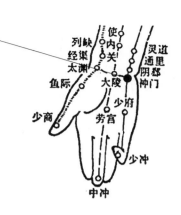

穴位名：鸠尾 CV15

位置： 位于脐上7寸，剑胸结合下1寸。

方法： 和法。

方义： 消除疲劳、治疗晕车晕船、还可以缓解焦躁性格。

穴位名：关元 CV4

位置： 在下腹部，前正中线上，当脐中下3寸。

方法： 直刺1～1.5寸。

方义： 补肾培元，温阳固脱。

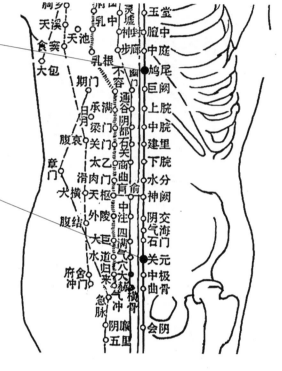

穴位名：太冲 LR3

位置： 位于足背侧，第1、第2跖骨间，跖骨结合部前方凹陷中。

方法： 直刺0.5～1寸。

方义： 疏肝理气。

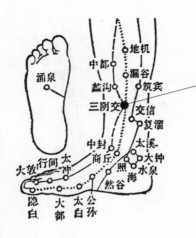

穴位名：三阴交 SP6

位置： 在小腿内侧，内踝尖上3寸，胫骨内侧缘后际。

方法： 直刺1～1.5寸。

方义： 健脾胃助运化。

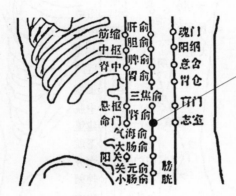

穴位名：肾俞 BL23

位置： 在脊柱区，第2腰椎棘突下，后正中线旁开1.5寸。

方法： 直刺0.5～1寸。

方义： 滋补肝肾，养血益精。

穴位名：天柱 BL10

位置： 在颈后区，横平第2颈棘突上际，斜方肌外缘凹陷中。

方法： 直刺或斜刺0.5～0.8寸，不可向内上方深刺，以免伤及延髓。

方义： 调和气血、通络止痛。

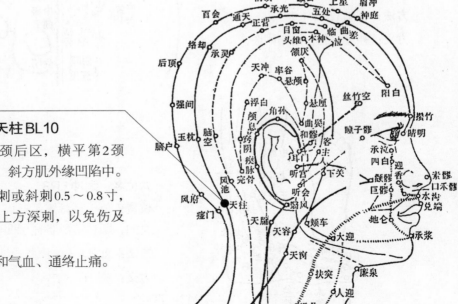

© 中医百病治疗常用穴位图谱 ©

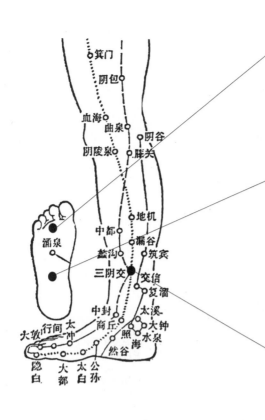

穴位名：涌泉KI1

位置： 在足底，屈足卷趾时足心最凹陷处。

方法： 直刺0.5～1寸。

穴位名：失眠

位置： 位于足跖部后跟的正中点，从外踝高点作一垂线与足底中线相交点是穴。

方法： 直刺0.1～0.3寸。

方义： 主治失眠，足底痛，癫狂，头痛，呕吐等。

穴位名：三阴交SP6

位置： 在小腿内侧，内踝尖上3寸，胫骨内侧缘后际。

方法： 直刺1～1.5寸。

方义： 健脾胃助运化。

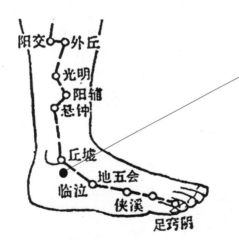

穴位名：申脉BL62

位置： 在踝区，外踝尖直下，外踝下缘与跟骨之间凹陷中。

方法： 直刺0.3～0.5寸。

方义： 疏风解表，宁心安神，疏筋通络。

随诊配穴：肝火扰心配太冲、行间、侠溪；心脾两虚配心俞、脾俞、足三里；心肾不交配心俞、肾俞、太溪；心胆气虚配心俞、胆俞；脾胃不和配丰隆、中脘、足三里。噩梦多配厉兑、隐白；头晕配风池、悬钟；重症不寐配神庭、印堂、四神聪。

第十节　多汗症（Hyperhidrosis）

疾病的定义：指局部或全身皮肤出汗量异常增多的现象。

心脾两虚

典型症状：脸色发红，脾气暴躁，血压波动大。

治疗方法：淡渗利湿与清热并举而治。

处　　方：足三里、三阴交。

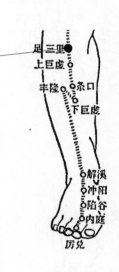

穴位名：足三里 ST36

位置：位于小腿前外侧，当犊鼻下3寸，距胫骨前缘一横指（中指）。

方法：直刺1～2寸。

方义：补中益气。

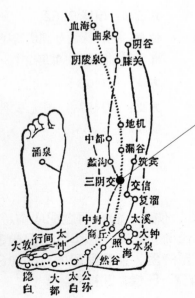

穴位名：三阴交 SP6

位置：在小腿内侧，内踝尖上3寸，胫骨内侧缘后际。

方法：直刺1～1.5寸。

方义：滋水以济火。

随诊配穴：尺泽、中脘、下脘。

第十一节　水　肿（Edema）

疾病的定义： 组织间隙过量的体液潴留。

1. 风水泛滥

典型症状：患者四肢可见浮肿现象，一般有恶寒、发热、小便不利等症状。其中，偏热型患者咽喉会有肿痛出现，并伴有咳嗽、舌红等，切脉可见脉浮数；偏寒的患者可见苔薄而白，脉紧。

治疗方法：疏风利水。

处　　方：肺俞、合谷。

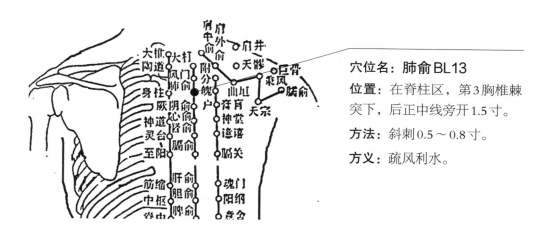

穴位名：肺俞BL13

位置： 在脊柱区，第3胸椎棘突下，后正中线旁开1.5寸。

方法： 斜刺0.5～0.8寸。

方义： 疏风利水。

穴位名：合谷LI4

位置： 在手背，第1、第2掌骨间，当第2掌骨桡侧的中点处。

方法： 直刺0.5～1寸，针刺时手呈半握拳状。孕妇不宜针。

方义： 疏风利水。

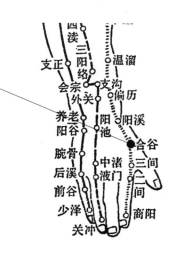

2. 水湿浸淫

典型症状：全身会有浮肿出现，用手指按压可出现严重内陷，存在小便不利、胸闷等症状，切脉可见脉沉而缓。

治疗方法：利尿消肿。

处　　方：合谷。

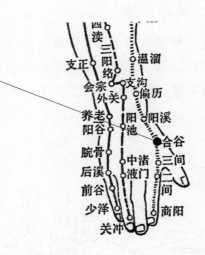

穴位名：合谷LI4

位置：在手背，第1、第2掌骨间，当第2掌骨桡侧的中点处。

方法：直刺0.5～1寸，针刺时手呈半握拳状。孕妇不宜针。

方义：疏风利水。

3. 脾阳不振

典型症状：身肿日久，腰以下为甚，按之凹陷不易恢复，脘腹胀闷，纳减便溏，面色不华，神疲乏力，四肢倦怠，小便短少；舌质淡，苔白腻或白滑，脉沉缓或沉弱。

治疗方法：温运脾阳。

处　　方：不宜针灸。

4. 肾阳衰微

典型症状：水肿反复消长不已，面浮身肿，腰以下甚，按之凹陷不起，尿量减少或反多，腰腹冷痛，四肢厥冷，怯寒神疲，面色苍白，心悸胸闷，喘促难卧，腹大胀满；舌质淡胖、苔白，脉沉细或沉迟无力。

治疗方法：温肾利水。

处　　方：脾俞、肾俞、阴陵泉。

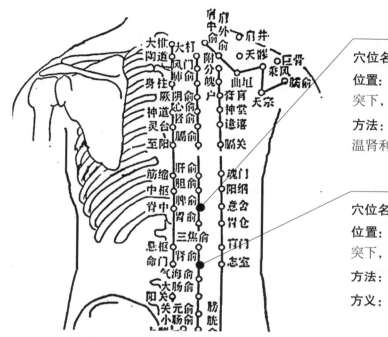

穴位名：脾俞 BL20

位置： 在脊柱区，第11胸椎棘突下，后正中线旁开1.5寸。

方法： 斜刺0.5～0.8寸。**方义：** 温肾利水。

穴位名：肾俞 BL23

位置： 在脊柱区，第2腰椎棘突下，后正中线旁开1.5寸。

方法： 直刺0.5～1寸。

方义： 温肾利水。

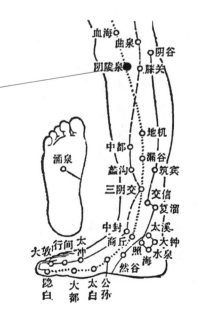

穴位名：阴陵泉 SP9

位置： 在小腿内侧，胫骨内侧髁下缘与胫骨内侧缘之间的凹陷中。

方法： 直刺1～2寸。

方义： 温肾利水。

第十二节　发　热 (Fever)

疾病的定义： 正常人在体温调节中枢的调控下，机体的产热和散热过程经常保持动态平衡，当机体在致热源作用下或体温中枢的功能障碍时，使产热过程增加，而散热不能相应地随之增加或散热减少，体温升高超过正常范围。

1. 肝气郁滞

典型症状：低热或潮热，热势与情绪相关，精神抑郁、胸胁胀满、口苦口干、纳食减少，舌红，苔黄，脉弦。

治疗方法：疏肝理气，解郁泻热。

处　　方：内关、足临泣、外关、丘墟、合谷。

穴位名：**内关PC6**

位置： 掌横纹远端上2寸左右。

方法： 直刺0.5～1寸。

方义： 疏肝理气，解郁泻热。

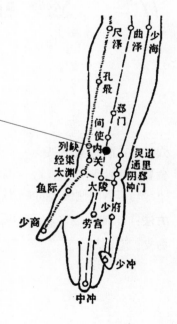

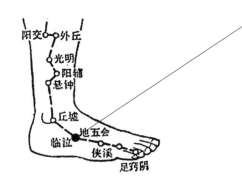

穴位名：足临泣 GB41

位置： 在足背，第4、第5跖骨底结合部的前方，第5趾长伸肌腱外侧凹陷中。

方法： 直刺0.3～0.5寸。

方义： 疏肝理气，解郁泻热。

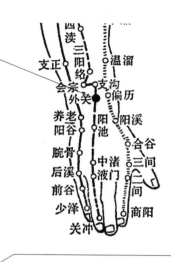

穴位名：外关 TE5

位置： 在前臂后区，腕背横纹上2寸，尺骨与桡骨间隙中点。

方法： 直刺0.5～1寸。

方义： 疏肝理气，解郁泻热。

穴位名：丘墟 GB40

位置： 在踝区，外踝的前下方，趾长伸肌腱的外侧凹陷中。

方法： 直刺0.5～0.8寸。

方义： 疏肝理气，解郁泻热。

穴位名：合谷 LI4

位置： 在手背，第1、第2掌骨间，当第2掌骨桡侧的中点处。

方法： 直刺0.5～1寸，针刺时手呈半握拳状。孕妇不宜针。

方义： 疏风利水。

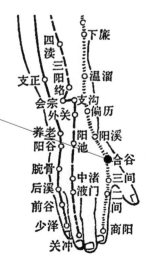

2. 阳明腑实

典型症状：日晡潮热，脐腹部胀满疼痛，拒按，大便秘结，或腹中频转矢气，热结旁流，舌红、苔黄燥或焦黑燥裂，脉沉实。

治疗方法：通腑泻热，润肠通便。

处　　方：中脘、天枢、足三里。

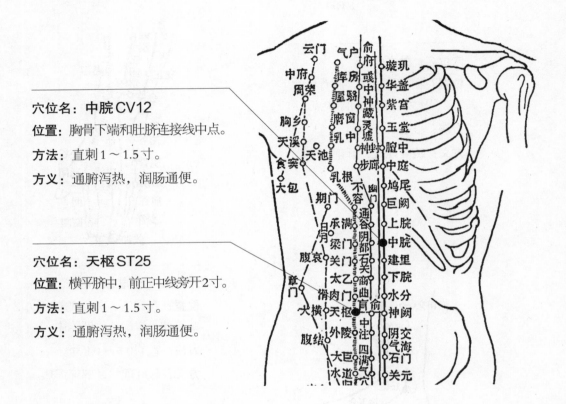

穴位名：中脘 CV12

位置：胸骨下端和肚脐连接线中点。

方法：直刺 1～1.5 寸。

方义：通腑泻热，润肠通便。

穴位名：天枢 ST25

位置：横平脐中，前正中线旁开2寸。

方法：直刺 1～1.5 寸。

方义：通腑泻热，润肠通便。

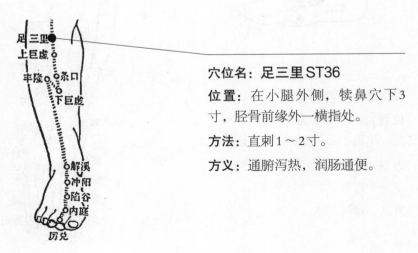

穴位名：足三里 ST36

位置：在小腿外侧，犊鼻穴下3寸，胫骨前缘外一横指处。

方法：直刺 1～2 寸。

方义：通腑泻热，润肠通便。

3. 阴虚发热

典型症状：午后潮热，或夜间发热，不欲近衣，手足心热，烦躁，少寐多梦，盗汗，口干咽燥，舌质红，或有裂纹，舌苔少甚至无苔，脉细数。

治疗方法：滋阴清热。

处　　方：气海、关元、大椎。

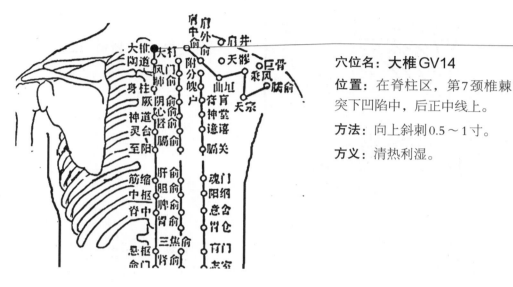

穴位名：大椎GV14

位置：在脊柱区，第7颈椎棘突下凹陷中，后正中线上。

方法：向上斜刺0.5～1寸。

方义：清热利湿。

穴位名：气海CV6

位置：在下腹部，脐中下1.5寸，前正中线上。

方法：直刺1～1.5寸；多用灸法。孕妇慎用。

方义：滋阴清热。

穴位名：关元CV4

位置：在下腹部，脐中下3寸，前正中线上。

方法：直刺1～1.5寸。

方义：滋阴清热。

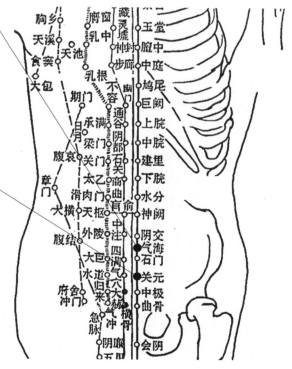

4. 阳虚发热

典型症状：发热而欲近衣，形寒怯冷，四肢不温，热势时高时低，少气懒言，腰膝酸软，纳少便溏，面色㿠白，舌淡胖伴齿痕，苔白润，脉沉细无力。

治疗方法：温补阳气。

处　　方：肾俞、中脘、气海、关元。

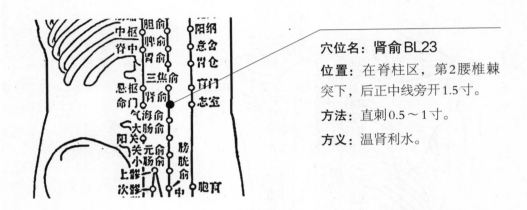

穴位名：肾俞 BL23

位置：在脊柱区，第2腰椎棘突下，后正中线旁开1.5寸。

方法：直刺0.5～1寸。

方义：温肾利水。

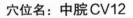

穴位名：中脘 CV12

位置：在上腹部，脐中上4寸，前正中线上。

方法：直刺1～1.5寸。

方义：通腑泻热，润肠通便。

穴位名：气海 CV6

位置：在下腹部，脐中下1.5寸，前正中线上。

方法：拇指按揉直刺1～1.5寸；多用灸法。孕妇慎用。

方义：滋阴清热。

穴位名：关元 CV4

位置：在下腹部，脐中下3寸，前正中线上。

方法：直刺1～1.5寸，需排尿后进行针刺；多用灸法。孕妇慎用。

方义：滋阴清热。

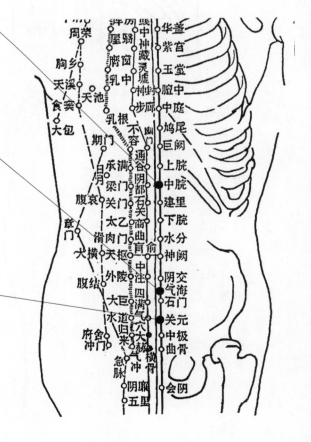

第十三节　中　暑（Heatstroke）

疾病的定义： 在暑热季节、高温和（或）高湿环境下，由于体温调节中枢功能障碍、汗腺功能衰竭和水电解质丢失过多而引起的以中枢神经和（或）心血管功能障碍为主要表现的急性疾病。

1. 阳暑证

典型症状：身热口渴，大汗，胸闷，心悸，全身乏力，小便黄赤，或壮热面赤，烦渴引饮，汗出恶热，舌淡红，苔薄白，脉洪大有力或滑数。

治疗方法：补充津液。

处　　方：合谷、十宣、风门。

穴位名：合谷 LI4

位置： 在手背，第2掌骨桡侧的中点处。

方法： 直刺 0.5～1 寸，针刺时手呈半握拳状。孕妇不宜针。

方义： 清窍闭塞。

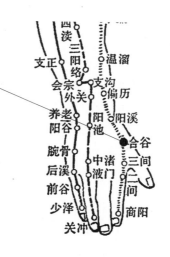

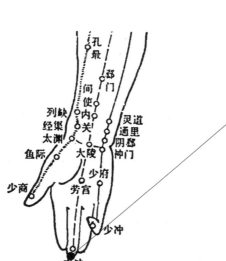

穴位名：十宣 EX-UE11

位置： 在手指，十指尖端，距指甲游离缘 0.1 寸。

方法： 浅刺 0.1～0.2 寸；或点刺出血。

方义： 清窍闭塞。

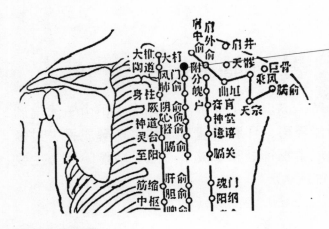

穴位名：风门BL12

位置： 在脊柱区，第2胸椎棘突下，后正中线旁开1.5寸。

方法： 斜刺0.5～0.8寸。

方义： 清窍启闭。

2. 阴暑证

典型症状：身热头痛，恶寒无汗，口渴不甚，胸闷不舒，困倦，舌苔白腻，脉洪大而缓，或自利不渴，呕吐腹痛，泄泻，不欲饮食，苔白腻，脉沉迟，多由阳暑转化而来。

治疗方法：疏调经脉，通络止痛。

处　方：内关、合谷。

穴位名：内关PC6

位置： 掌横纹远端上2寸左右，掌长肌腱与桡侧腕屈肌腱之间。

方法： 直刺0.5～1寸。

方义： 疏肝理气，解郁泻热。

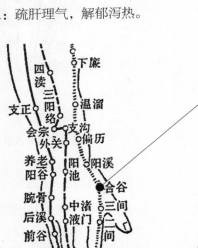

穴位名：合谷LI4

位置： 在手背，第2掌骨桡侧的中点处。

方法： 直刺0.5～1寸，针刺时手呈半握拳状。孕妇不宜针。

方义： 清窍闭塞。

随诊配穴： 针刺人中、百会、大椎、少商等穴，用泻法强刺激。

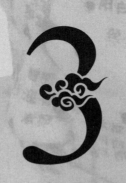

第三章

头面部症状

第一节 头 痛（Headache）

疾病的定义： 患者自觉头部疼痛为主症的病证，可见于临床各科急慢性疾病。

1. 风寒

典型症状：呈发作性，偏头痛或痛连项部，恶风寒，遇冷风则病发作或加重，舌暗苔薄白，脉紧或缓。

治疗方法：祛风活血，通络止痛。

处　　　方：风府、外关。

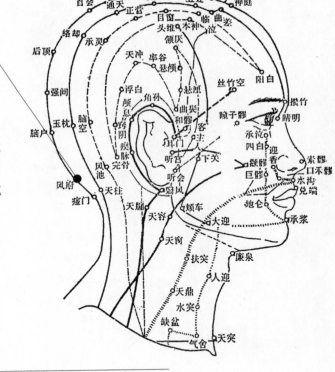

穴位名：风府 GV16

位置： 在颈后区，枕外隆凸直下，两侧斜方肌之间凹陷中。

方法： 正坐位，头微前倾，项部放松，向下颌方向缓慢刺入0.5～1寸；不可向上深刺，以免刺入枕骨大孔，伤及延髓。

方义： 祛风活血，通络止痛。

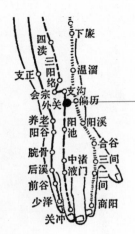

穴位名：外关 TE5

位置： 在前臂后区，腕背侧远端横纹上2寸，尺骨与桡骨间隙中点。

方法： 直刺0.5～1寸。

方义： 祛风活血，通络止痛。

2. 风热

典型症状：头痛剧烈，冷风吹则头痛减轻，遇热发作或加剧，可见面红目赤、小便短涩，大便干结，舌红苔薄黄，脉浮数或有力。

治疗方法：疏调经脉，通络止痛。

处　　方：曲池、风门。

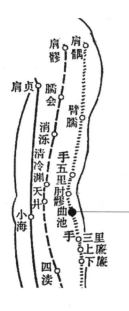

穴位名：曲池LI11

位置：在肘区，在尺泽与肱骨外上髁连线中点凹陷处。

方法：直刺1～1.5寸。

方义：利湿清热。

穴位名：风门BL12

位置：在脊柱区，第2胸椎棘突下，后正中线旁开1.5寸。

方法：斜刺0.5～0.8寸。

方义：清窍启闭。

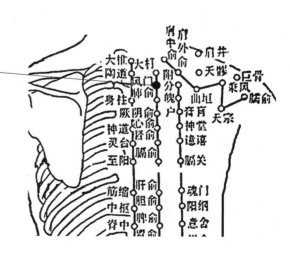

随诊配穴：风池、百会、太阳、额厌、后溪、太冲。

第二节　头　晕（Dizziness）

疾病的定义： 指患者自觉头昏眼花，视物旋转翻覆，不能坐立，常伴有恶心呕吐、出汗等症状。

1. 虚证

典型症状：头晕目眩，但视物无旋转翻覆之感，劳累易于复发或症状加重，面色少华，神情疲倦，心悸，少寐，腰酸，时有耳鸣，舌质淡，脉细。

治疗方法：培补气血。

处　　　方：百会、风池、膈俞、肾俞、足三里。

穴位名：百会 GV20

位置： 位于头顶正中线与两耳尖连线的交叉处，穴居巅顶。

方法： 平刺 0.5～0.8 寸。

方义： 升清阳。

穴位名：风池 GB20

位置： 在项部，当枕骨之下，与风府相平，胸锁乳突肌与斜方肌上端之间的凹陷处。

方法： 针尖微下，向鼻尖斜刺 0.8～1.2 寸。

方义： 平息内风。

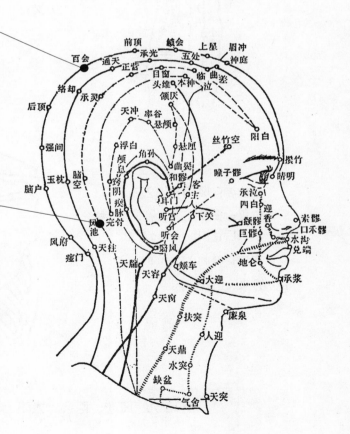

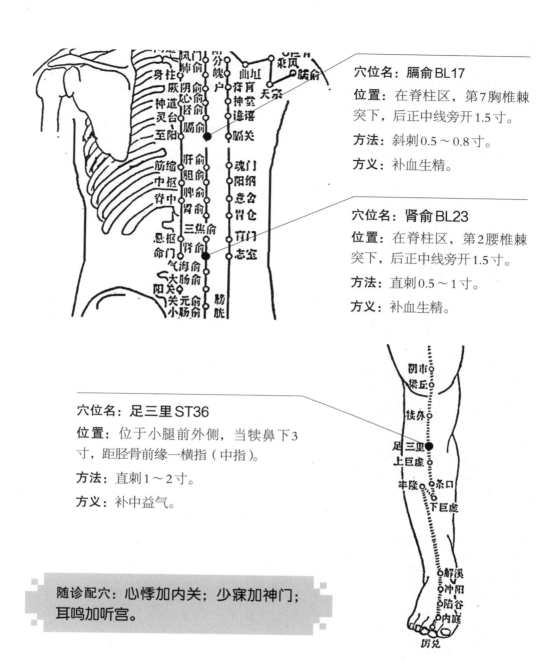

穴位名：膈俞BL17

位置： 在脊柱区，第7胸椎棘突下，后正中线旁开1.5寸。

方法： 斜刺0.5～0.8寸。

方义： 补血生精。

穴位名：肾俞BL23

位置： 在脊柱区，第2腰椎棘突下，后正中线旁开1.5寸。

方法： 直刺0.5～1寸。

方义： 补血生精。

穴位名：足三里ST36

位置： 位于小腿前外侧，当犊鼻下3寸，距胫骨前缘一横指（中指）。

方法： 直刺1～2寸。

方义： 补中益气。

随诊配穴：心悸加内关；少寐加神门；耳鸣加听宫。

2. 实证

典型症状：眩晕呈阵发性。视物旋转翻覆，头肿胀或昏重如裹，多烦易怒，胸胁胀痛，恶心、呕吐痰涎，不思饮食，舌质偏红，舌苔厚腻或兼浮黄，脉象弦劲或滑数。

治疗方法：平肝潜阳，和胃化痰。

处　　　方：中脘、阴陵泉、行间、水泉、印堂。

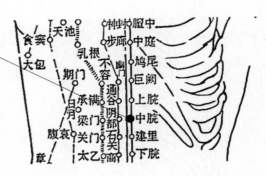

穴位名：中脘CV12

位置： 在上腹部，前正中线上，当脐中上4寸。

方法： 直刺1～1.5寸。

方义： 和中止呕。

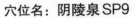

穴位名：阴陵泉SP9

位置： 位于小腿内侧，胫骨内侧髁下缘与胫骨内侧缘之间的凹陷中。

方法： 直刺1～2寸。

方义： 健脾化湿。

穴位名：行间LR2

位置： 足背第一、二趾趾蹼缘后方赤白肉际处。

方法： 直刺0.5～0.8寸。

方义： 平肝降逆。

穴位名：水泉KI5

位置： 在足内侧，内踝后下方，当太溪直下1寸，跟骨结节的内侧凹陷处。

方法： 直刺0.3～0.5寸。

方义： 滋阴潜阳。

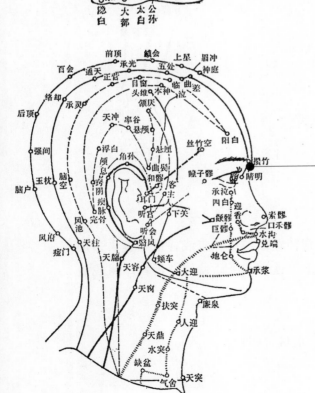

穴位名：印堂GV29

位置： 在头部，两眉毛内侧端中间的凹陷中。

方法： 提捏局部皮肤，平刺0.3～0.5寸，或用三棱针点刺出血。

方义： 清头目而止眩晕。

随诊配穴：胁胀加阳陵泉；头重如裹加头维。

◎ 中医百病治疗常用穴位图谱 ◎

第三节　斑　秃（Alopecia areata）

疾病的定义： 斑秃是指头皮部毛发突然发生斑状脱落的病证，严重者头发可全部脱落，又称"油风"，俗称"鬼剃头"。

1. 气血两虚

典型症状：脱发范围由小而大，呈进行性加重，脱发区存留参差不齐、易于脱落的残发，面色白，神疲乏力，心悸气短，少气懒言，舌淡，苔薄白，脉细弱。

治疗方法：养血生发。

处　　方：膈俞、太渊。

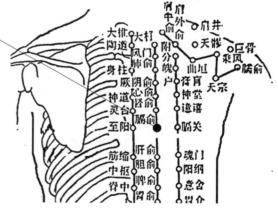

穴位：膈俞 BL17

位置： 在脊柱区，第7胸椎棘突下，后正中线旁开1.5寸。

方法： 斜刺0.5～0.8寸。

方义： 血会膈俞，补能益气养血，泻能活血化瘀。

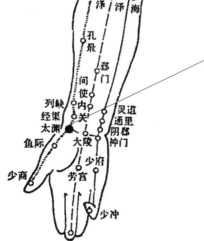

穴位：太渊 LU9

位置： 在腕前区，腕横纹上，桡动脉桡侧凹陷。

方法： 避开桡动脉，直刺0.3～0.5寸。

方义： 太渊为脉会，且为肺之原穴，补能益气养血，泻能活血化瘀。

2. 肝肾不足

典型症状：头发焦黄或花白，成片脱落，严重时可全部脱落，头晕耳鸣，五心潮热，失眠多梦，腰膝酸软，盗汗遗泄，舌红少苔，脉细数。

治疗方法：滋补肝肾，养血益精。

处　　方：肝俞、肾俞。

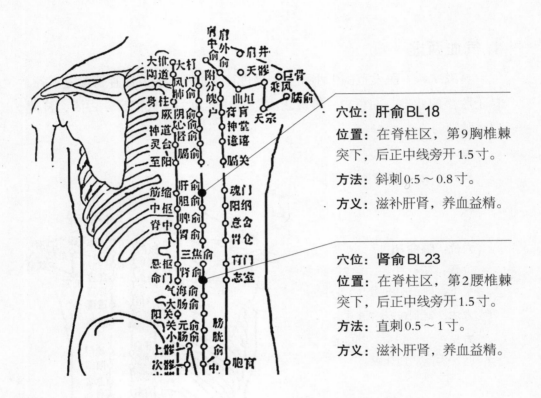

穴位：**肝俞 BL18**

位置：在脊柱区，第9胸椎棘突下，后正中线旁开1.5寸。

方法：斜刺0.5～0.8寸。

方义：滋补肝肾，养血益精。

穴位：**肾俞 BL23**

位置：在脊柱区，第2腰椎棘突下，后正中线旁开1.5寸。

方法：直刺0.5～1寸。

方义：滋补肝肾，养血益精。

3. 气滞血瘀

典型症状：脱发前头痛或头皮刺痛，胸闷胁痛，夜寐噩梦，烦热难眠，妇女月经不调，舌质紫暗或有瘀斑，脉弦涩或细涩。

治疗方法：活血化瘀。

处　　方：百会、风池。

穴位：百会 GV20

位置： 在头部，前发际正中直上5寸。

方法： 平刺0.5～0.8寸；升阳举陷可用灸法。

方义： 百会为足太阳经与督脉之交会穴，配风池可疏散在表的风邪。

穴位名：风池 GB20

位置： 在颈后区，枕骨之下，胸锁乳突肌上端与斜方肌上端之间的凹陷中。

方法： 针尖微下，向鼻尖斜刺0.8～1.2寸；或平刺透风府穴。深部中间为延髓，必须严格掌握针刺的角度与深度。

方义： 百会为足太阳经与督脉之交会穴，配风池可疏散在表的风邪。

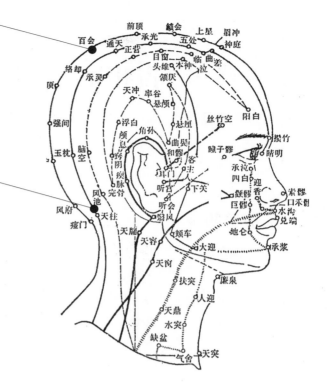

4. 血热生风

典型症状：脱发较快，头部烘热，烦躁易怒，舌红，苔少，脉细数。

治疗方法：祛风活血。

处　　方：血海、三阴交。

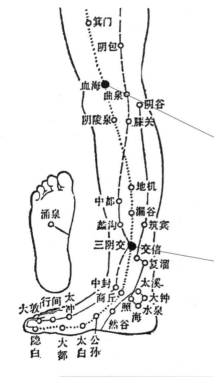

穴位名：血海 SP10

位置： 在股前区，髌底内侧端上2寸，股内侧肌隆起处。

方法： 直刺1～1.5寸。

方义： 调理血分。

穴位名：三阴交 SP6

位置： 在小腿内侧，内踝尖上3寸，胫骨内侧缘后际。

方法： 直刺1～1.5寸。孕妇禁针。

方义： 调理血分。

随诊配穴：气血两虚配足三里、三阴交；肝肾不足配肝俞、肾俞；气滞血瘀配太冲、血海；血热生风配血海、三阴交。

第四节 舌根痛（Glossalgia）

疾病的定义：指在舌根部位出现的疼痛。

肝肾阴亏

典型症状：口内灼热，如烫伤感，口唇干燥，潮热盗汗，心悸健忘，头晕耳鸣，腰酸乏力，苔薄少津或有剥苔，舌质偏红或有裂纹，脉细无力。

治疗方法：滋养肾阴，清热降火。

处　　方：廉泉。

穴位：廉泉CV23

位置：在颈前区，喉结上方，舌骨上缘凹陷中，前正中线上。

方法：向舌根斜刺0.5～0.8寸。

方义：廉泉为阴维脉、任脉之会，可滋阴降火。

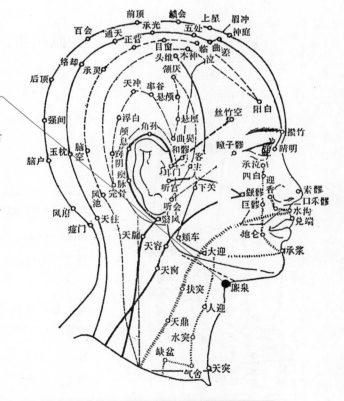

随诊配穴：舌强不语、舌下肿痛、舌缓流涎、暴喑配金津、玉液、天突、少商。

第五节　眼疲劳（Asthenopia）

疾病的定义： 由于过度或长时间用眼而出现的眼干、眼涩、眼酸胀，视物模糊甚至视力下降等症状的一种眼科常见病。

1. 肝气郁结

典型症状： 视物模糊，泪液减少，两目干涩，伴有情志不舒，急躁易怒，善叹息，胸胁满闷，目红面赤，口干舌燥，渴欲饮水，舌红苔黄或舌红少津，脉象弦数。

治疗方法： 通络活血，养肝明目。

处　　方： 风池、光明。

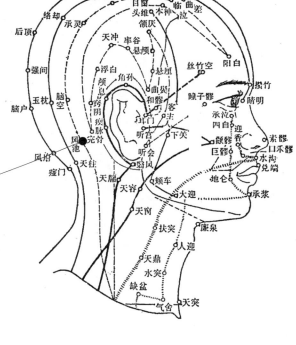

穴位：风池 GB20

位置： 在颈后区，枕骨之下，胸锁乳突肌上端与斜方肌上端之间的凹陷中。

方法： 针尖微下，向鼻尖斜刺0.8～1.2寸；或平刺透风府穴。深部中间为延髓，必须严格掌握针刺的角度与深度。

方义： 风胜则动，息风止搐。

穴位：光明 GB37

位置： 在小腿外侧，外踝尖上5寸，腓骨前缘。

方法： 直刺1～1.5寸。

方义： 与肝相通，可疏调眼络，养肝明目。

2.气血两虚

典型症状：视物昏花，模糊不清，伴有面色萎黄，形体消瘦，心悸气短，乏力自汗，食欲减退，脘腹胀满，大便不调，舌淡苔薄，脉象细弱。

治疗方法：通经活络，益气明目。

处　　方：睛明、承泣、四白、太阳。

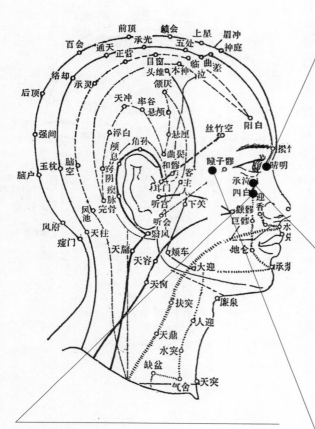

穴位：睛明BL1

位置： 在面部，目内眦内上方眶内侧壁凹陷中。

方法： 嘱患者闭目，医者押手轻推眼球向外侧固定，刺手缓慢进针，紧靠眶缘直刺0.5～1寸。遇到阻力时，不宜强行进针，应改变进针方向或退针。不捻转，不提插（或只轻微地捻转和提插）。出针后按压针孔片刻，以防出血。针具宜细，消毒宜严。禁直接灸。

方义： 通经活络，益气明目。

穴位：承泣ST1

位置： 在面部，眼球与眶下缘之间，目正视，瞳孔直下。

方法： 以左手拇指向上轻推眼球，紧靠眶缘缓慢直刺0.5～1.5寸，不宜提插捻转，以防刺破血管引起血肿。出针时按压针孔片刻，以防出血。

方义： 通经活络，益气明目。

穴位：四白ST2

位置： 在面部，眶下孔处。

方法： 直刺或微向上斜刺0.3～0.5寸，不可深刺，以免伤及眼球，不可过度提插捻转。

方义： 通经活络，益气明目。

穴位名：太阳EX-HN5

位置： 在头部，当眉梢与目外眦之间，向后约1横指的凹陷中。

方法： 直刺或斜刺0.3～0.5寸；或点刺出血。

方义： 宣泄眼部之郁热，有消肿止痛明目之功。

3. 肾精亏虚

典型症状：视物昏蒙，眼干泪少，伴有腰膝酸软，精神匮乏，失眠健忘，多梦遗精，舌淡苔薄，脉象虚弱。

治疗方法：补肾填精。

处　　方：养老。

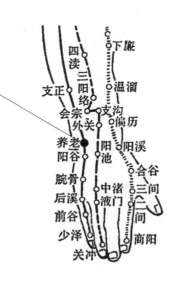

穴位名：养老SI6

位置：在前臂后区，腕背横纹上1寸，尺骨头桡侧凹陷中。

方法：直刺或斜刺0.5～0.8寸。强身保健可用温和灸。

方义：养血明目。

随诊配穴：舌强不语、舌下肿痛、舌缓流涎、暴喑配金津、玉液、天突、少商。

第六节　眼睛充血/眼痛（Red eyes/Ophthalmalgia）

疾病的定义： 一种常见的眼科病症，又称"风热眼""天行赤眼""红眼病"等。多因风热或疫毒之邪侵袭目窍，或肝胆火盛，循经上扰目窍而发病。

1. 风热外袭

典型症状：起病较急，患眼灼热，羞明，流泪，眼睑肿胀，白睛红赤，痒痛皆作，眵多黄黏，伴头痛，鼻塞。舌红，苔薄白或微黄，脉浮数。

治疗方法：疏风散热，消肿止痛。

处　　　方：睛明、太阳、风池、合谷、太冲。

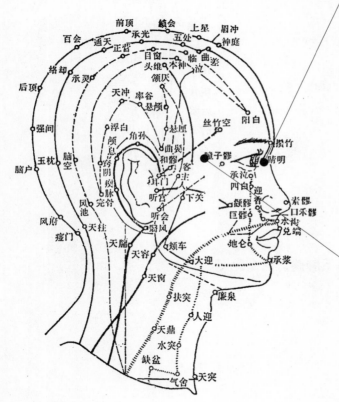

穴位：睛明 BL1

位置：在面部，目内眦内上方眶内侧壁凹陷中。

方法：嘱患者闭目，医者押手轻推眼球向外侧固定，刺手缓慢进针，紧靠眶缘直刺0.5～1寸。遇到阻力时，不宜强行进针，应改变进针方向或退针。不捻转，不提插（或只轻微地捻转和提插）。出针后按压针孔片刻，以防出血。针具宜细，消毒宜严。禁直接灸。

方义：通经活络，益气明目。

穴位名：太阳 EX-HN5

位置：在头部，当眉梢与目外眦之间，向后约一横指的凹陷中。

方法：直刺或斜刺0.3～0.5寸；或点刺出血。

方义：宣泄眼部之郁热，有消肿止痛明目之功。

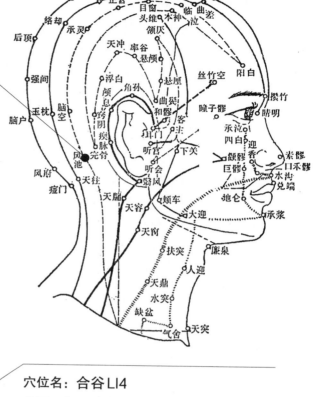

穴位名：风池 GB20

位置： 在颈后区，枕骨之下，胸锁乳突肌上端与斜方肌上端之间的凹陷中。

方法： 针尖微下，向鼻尖斜刺0.8～1.2寸；或平刺透风府穴。深部中间为延髓，必须严格掌握针刺的角度与深度。

方义： 风胜则动，息风止搐。

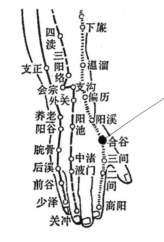

穴位名：合谷 LI4

位置： 位于手背，第2掌骨桡侧的中点处。

方法： 直刺0.5～1寸，针刺时手呈半握拳状。孕妇不宜针。

方义： 能疏散一身热邪。

穴位名：太冲 LR3

位置： 足背，第1、2跖骨间，跖骨底结合部前方凹陷中，或触及动脉搏动。

方法： 直刺0.5～1寸。

方义： 可导肝胆之火下行。

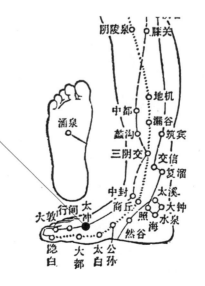

2. 肝胆火盛

典型症状：病初眼有异物感，视物模糊不清，畏光羞明，涩痛，白睛混赤肿胀，伴口苦咽干，耳鸣，尿赤便秘。舌红，苔黄，脉弦数。

治疗方法：清热解毒，消肿止痛。

处　方：太阳、攒竹、风池、合谷、太冲。

穴位名：太阳 EX-HN5

位置：在头部，当眉梢与目外眦之间，向后约1横指的凹陷中。

方法：直刺或斜刺 0.3～0.5 寸；或点刺出血。

方义：宣泄眼部之郁热，有消肿止痛明目之功。

穴位名：攒竹 BL2

位置：在面部，眉头凹陷中，额切迹处。

方法：平刺或斜刺 0.3～0.5 寸，或直刺 0.2～0.3 寸。禁直接灸。

方义：风胜则动，息风止搐。

穴位名：风池 GB20

位置：在颈后区，枕骨之下，胸锁乳突肌上端与斜方肌上端之间的凹陷中。

方法：针尖微下，向鼻尖斜刺 0.8～1.2 寸；或平刺透风府穴。深部中间为延髓，必须严格掌握针刺的角度与深度。

方义：风胜则动，息风止搐。

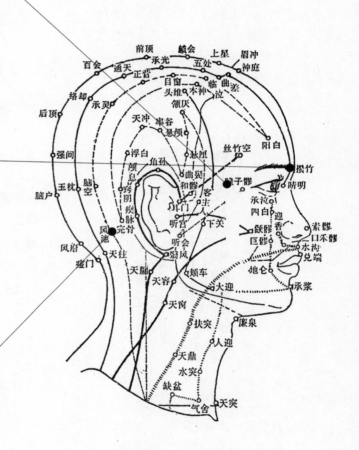

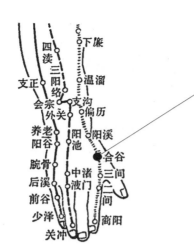

穴位名：合谷 LI4

位置： 位于手背，第2掌骨桡侧的中点处。

方法： 直刺0.5～1寸，针刺时手呈半握拳状。孕妇不宜针。

方义： 疏散热邪。

穴位名：太冲 LR3

位置： 足背，第1、2跖骨间，跖骨底结合部前方凹陷中，或触及动脉搏动。

方法： 直刺0.5～1寸。

方义： 可导肝胆之火下行。

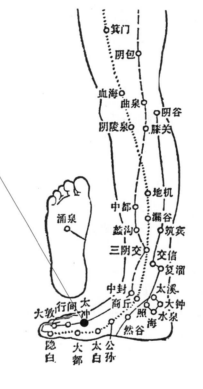

随诊配穴：风热外袭配外关→少商；肝胆火盛配行间→侠溪。

第七节　结膜炎（Conjunctivitis）

疾病的定义： 结膜炎是一种急性传染性疾病，俗称"红眼"或"火眼"。多发于春夏两季，多由患者的眵泪，直接或间接传入眼内而发病。

1. 风热犯眼

典型症状：目赤多眵，眼干涩，灼热而畏光，流泪或伴有头痛、发热，舌红苔黄，脉浮数。

治疗方法：清热疏风。

处　　方：风池、攒竹、鱼腰、丝竹空、太阳、合谷、四白。

穴位名：风池 GB20

位置： 在项部，当枕骨之下，与风府相平，胸锁乳突肌与斜方肌上端之间的凹陷处。

方法： 直刺1.5寸。

方义： 醒脑开窍，疏风清热，活血通经，明目益聪。

穴位名：攒竹 BL2

位置： 在面部，眉头凹陷中，额切迹处。

方法： 可向眉中或向眼眶内缘平刺或斜刺0.3～0.5寸，或直刺0.2～0.3寸。禁直接灸。

方义： 清泻眼部郁热而散结。

穴位名：鱼腰 EX-HN4

位置： 在头部，瞳孔直上，眉毛中。

方法： 平刺0.3～0.5寸。

方义： 去风邪、清头目。

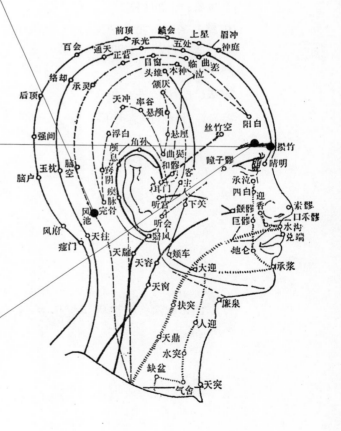

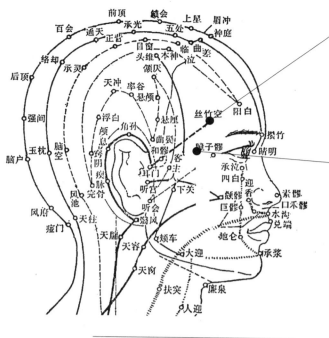

穴位名：丝竹空 TE23

位置： 在面部，眉梢凹陷中。

方法： 斜刺0.5～1寸。

方义： 散风止痛，清火明目。

穴位名：太阳 EX-HN5

位置： 在头部，当眉梢与目外眦之间，向后约1横指的凹陷中。

方法： 斜刺0.5～1寸。

方义： 调和气血，通络止痛。

穴位名：合谷 LI4

位置： 在手背，第1、第2掌骨间，当第2掌骨桡侧的中点处。

方法： 直刺0.5～1寸，针刺时手呈半握拳状。孕妇不宜进针。

方义： 疏风清热，消炎止痛，醒脑开窍，通调气血。

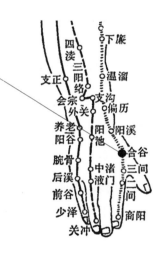

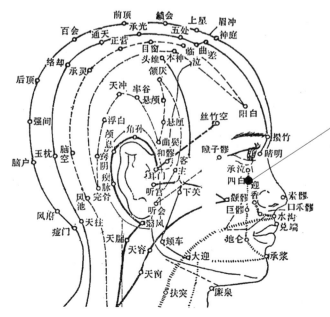

穴位名：四白 ST2

位置： 在面部，眶下孔处。

方法： 直刺或微向上斜刺0.3～0.5寸，不可深刺，以免伤及眼球，不可过度提插捻转。

方义： 疏风泻热，通经活络。

2. 火毒炽盛

典型症状：目赤，眼睑红肿，有大量黄稠分泌物，可伴有口渴、便秘，舌红苔黄脉弦数等症。

治疗方法：清热疏风或泻火解毒。

处　　方：风池、合谷、少商、商阳、行间、光明。

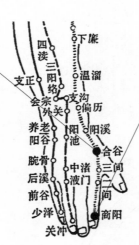

穴位名：**风池 GB20**

位置：在项部，当枕骨之下，与风府相平，胸锁乳突肌与斜方肌上端之间的凹陷处。

方法：直刺1.5寸。

方义：醒脑开窍，疏风清热，活血通经，明目益聪。

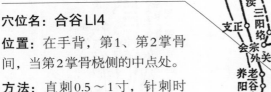

穴位名：**合谷 LI4**

位置：在手背，第1、第2掌骨间，当第2掌骨桡侧的中点处。

方法：直刺0.5～1寸，针刺时手呈半握拳状。

方义：疏风清热，消炎止痛，醒脑开窍，通调气血。

穴位名：**商阳 LI1**

位置：在手指，示指末节桡侧，指甲根角侧上方0.1寸（指寸）。

方法：浅刺0.1寸，或点刺出血。

方义：醒脑苏厥，清阳明经热，利咽止痛。

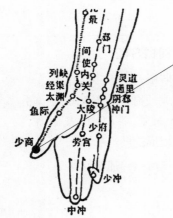

穴位名：**少商 LU11**

位置：在手指，拇指末节桡侧，指甲根角侧上方0.1寸（指寸）。

方法：浅刺0.1寸，或点刺出血。

方义：苏厥救逆，清热利咽。

随诊配穴：合谷配风池、大椎、曲池、太阳，治外感发热头痛；配复溜，治多汗或少汗；配颊车治下牙痛；配迎香治鼻病；配太冲、印堂，治小儿惊风。

◎ 中医百病治疗常用穴位图谱 ◎

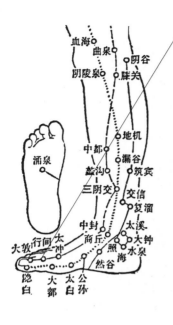

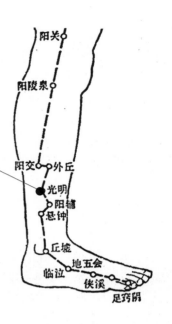

穴位名：行间 LR2

位置： 在足背，第1、2趾间，趾蹼缘后方赤白肉际处。

方法： 直刺0.5～0.8寸。

方义： 疏肝理气。

穴位：光明 GB37

位置： 在小腿外侧，外踝尖上5寸，腓骨前缘。

方法： 直刺1～1.5寸。

方义： 与肝相通，可疏调眼络，养肝明目。

第八节　睑腺炎（Hordeolum）

疾病的定义： 是指胞睑边缘生小硬结，红肿疼痛，形似麦粒，易于溃脓的眼病，又名"针眼""土疳""麦粒肿"，俗称"偷针眼"。

　　典型症状：胞睑边缘生小硬结，红肿疼痛并渐行扩大；数日后硬结顶端出现黄色脓点，破溃后脓自流出。风热外袭：多发于上睑，睑腺炎初起，痒痛微作，局部硬结微红肿，触痛明显，或伴有头痛发热，全身不适。舌红，苔薄黄，脉浮数。热毒炽盛：多发于下睑，胞睑红肿，硬结较大，灼热疼痛，有黄白色脓点，口渴喜饮，便秘尿赤。舌红，苔黄或腻，脉数。脾胃湿热：多发于下睑，睑腺炎屡发，红肿不甚，或经久难消，伴有口黏口臭，腹胀便秘。舌红，苔黄腻，脉数。

　　治疗方法：清热解毒，消肿散结。

　　处　　方：攒竹、太阳、厉兑。

穴位名：攒竹 BL2

位置： 在面部，眉头凹陷中，额切迹处。

方法： 可向眉中或向眼眶内缘平刺或斜刺 0.3～0.5 寸，或直刺 0.2～0.3 寸。禁直接灸。

方义： 清泻眼部郁热而散结。

穴位名：太阳 EX-HN5

位置： 在头部，当眉梢与目外眦之间，向后约一横指的凹陷中。

方法： 直刺或斜刺 0.3～0.5 寸；或点刺出血。

方义： 调和气血，通络止痛。

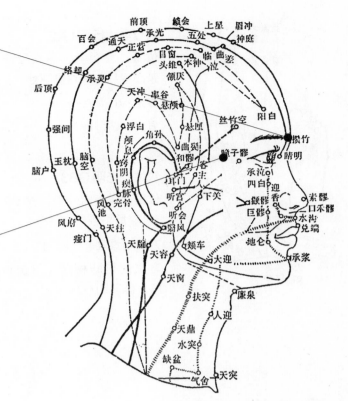

穴位名：厉兑 ST45

位置： 在足趾，第 2 趾末节外侧，趾甲根角侧后方 0.1 寸（指寸）。

方法： 浅刺 0.1 寸。

方义： 通经气，苏厥逆，清阳明，定神志。

随诊配穴：风热外袭配风池、商阳；热毒炽盛配大椎、曲池；脾胃湿热配内庭、阴陵泉。

◎ 中医百病治疗常用穴位图谱 ◎

第九节　鼻　炎（Rhinitis）

疾病的定义： 急性鼻炎是上呼吸道感染的局部表现，如屡次发作或鼻腔黏膜长期受致病因的刺激，可形成慢性鼻炎，慢性鼻炎在一定条件下也可转化为急性鼻炎。风邪袭肺，肺气不宣，肺窍不通，风邪客久化热，而阻塞孔窍，窒而不通，津液不得上布，故鼻干无涕。

典型症状：主要为鼻塞，夜眠尤甚，鼻黏膜充血肿胀，鼻涕清稀。

治疗方法：疏风清热，宣肺通窍。

处　　方：攒竹、迎香、合谷、大椎。

穴位名：攒竹 BL2

位置： 在面部，眉头凹陷中，额切迹处。

方法： 可向眉中或向眼眶内缘平刺或斜刺0.3～0.5寸，或直刺0.2～0.3寸。禁直接灸。

方义： 清泻眼部郁热而散结。

穴位名：迎香 LI20

位置： 在面部，鼻翼外缘中点旁，鼻唇沟中。

方法： 略向内上方斜刺或平刺0.3～0.5寸。

方义： 清肺热，散风邪，通鼻窍。

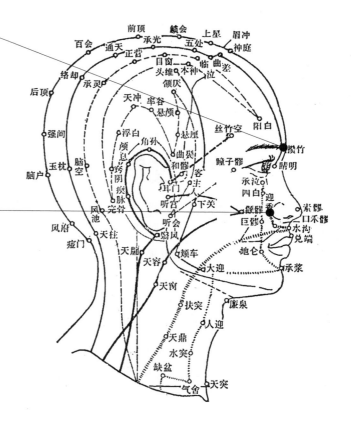

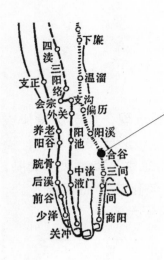

穴位名：合谷LI4

位置： 在手背，第1、第2掌骨间，当第2掌骨桡侧的中点处。

方法： 直刺0.5～1寸，针刺时手呈半握拳状。

方义： 疏风清热，消炎止痛，醒脑开窍，通调气血。

穴位名：大椎GV14

位置： 在脊柱区，在第7颈椎棘突下凹陷中，后正中线上。

方法： 向上斜刺0.5～1寸。

方义： 清热解表。

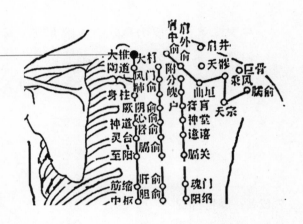

第十节　过敏性鼻炎（Allergic rhinitis）

疾病的定义： 是身体对某些过敏原等敏感性增高而在鼻部出现的异常反应。是以突然和反复发作性鼻痒、打喷嚏、流涕和鼻塞为主要症状的一类鼻科常见病。

典型症状： 阵发性突发鼻腔发痒，喷嚏，流清水样鼻涕，鼻塞，发病快消失也快。鼻黏膜水肿，呈灰白色或蓝灰色。

治疗方法： 疏邪通窍。

处　　方： 印堂、迎香、合谷、风池。

　　　　　　　　　　　　　◎ 中医百病治疗常用穴位图谱 ◎

穴位名：印堂 GV29

位置：在头部，两眉毛内侧端中间的凹陷中。

方法：向下平刺0.3～0.5寸，或用三棱针点刺出血。

方义：清头明目，通鼻开窍。

穴位名：迎香 LI20

位置：在面部，鼻翼外缘中点旁，鼻唇沟中。

方法：略向内上方斜刺或平刺0.3～0.5寸。

方义：清肺热，散风邪，通鼻窍。

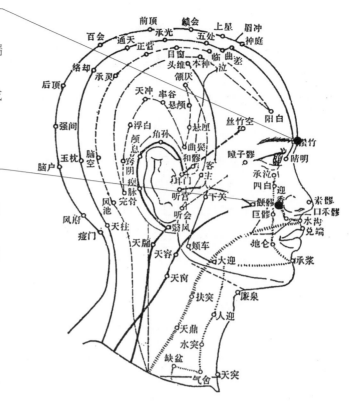

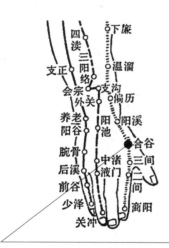

穴位名：合谷 LI4

位置：在手背，第1、第2掌骨间，当第2掌骨桡侧的中点处。

方法：直刺0.5～1寸，针刺时手呈半握拳状。

方义：疏风清热，消炎止痛，醒脑开窍，通调气血。

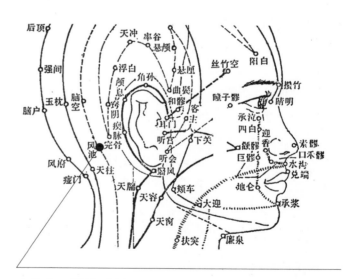

穴位名：风池 GB20

位置：在项部，当枕骨之下，与风府相平，胸锁乳突肌与斜方肌上端之间的凹陷处。

方法：直刺1.5寸。

方义：醒脑开窍，疏风清热，活血通经，明目益聪。

第十一节 耳 鸣 (Tinnitus)

疾病的定义： 耳鸣是以耳内鸣响，如蝉如潮，妨碍听觉为主症的病证。

典型症状：耳鸣是患者在缺乏外部声源的情况下，耳内或颅内产生嗡嗡、嘶鸣等不成形的异常声幻觉。这种声音感觉可以是一种或一种以上，并且持续一定的时间。

治疗方法：疏风泻火，通络开窍。

处　　　方：听会、翳风、中渚、侠溪。

穴位名：听会 GB2

位置： 位于耳屏间切迹的前方，下颌骨髁状突的后缘，张口有凹陷处。

方法： 微张口，直刺 0.5～1 寸。

方义： 疏风泄热，通窍聪耳，活络止痛。

穴位名：翳风 TE17

位置： 在颈部，耳垂后方，乳突下方前端凹陷中。

方法： 微张口，直刺 0.5～0.8 寸。

方义： 疏风泄热，通窍聪耳，活络止痛。

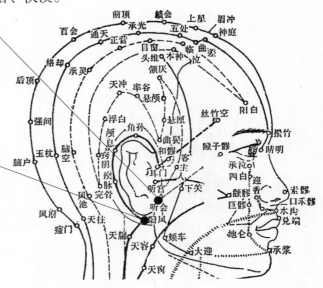

穴位名：中渚 TE3

位置： 在手背，第 4、第 5 掌骨间，第 4 掌指关节近端凹陷中。

方法： 向腕部斜刺 0.5～0.8 寸。

方义： 散风清热，通窍聪耳，疏经活络。

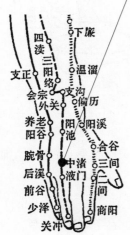

穴位名：侠溪 GB43

位置： 在足背，第 4、第 5 趾间，趾蹼缘后方赤白肉际处。

方法： 直刺 0.3～0.5 寸。

方义： 清热息风，消肿止痛。

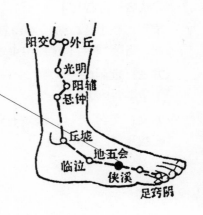

第十二节 鼻 衄（Epistaxis）

疾病的定义： 鼻衄是指鼻腔不因外伤而出血的病证。古代文献又称
"鼻红""鼻洪"，妇女经期鼻出血可能为"倒经"。

1. 肺热伤络

典型症状：鼻出血，发热、咳嗽、少痰、口干、舌红苔黄、脉浮数。

治疗方法：清热、降火、止衄。

处　　方：风池、迎香、孔最。

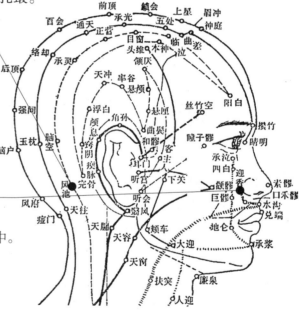

穴位名：风池 GB20

位置： 在项部，当枕骨之下，与风府
相平，胸锁乳突肌与斜方肌上端之间
的凹陷处。

方法： 直刺1.5寸。

方义： 醒脑开窍，疏风清热，活血通
经，明目益聪。

穴位名：迎香 LI20

位置： 在面部，鼻翼外缘中点旁，鼻唇沟中。

方法： 略向内上方斜刺或平刺0.3～0.5寸。

方义： 清肺热，散风邪，通鼻窍。

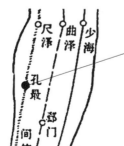

穴位名：孔最 LU6

位置： 在前臂前区，腕掌侧远端横纹
上7寸，尺泽与太渊连线上。

方法： 直刺0.5～1寸。

方义： 润肺利咽，解表清热。

随诊配穴：肺经郁热配尺泽、鱼际；胃火炽盛配内庭；肝火上炎配行间。

2. 胃火上逆

典型症状：鼻衄、口干有臭味，心中烦躁，便秘，舌红苔黄，脉滑数。

治疗方法：清胃降火，止衄。

处　　方：风池、迎香、内庭。

穴位名：风池GB20

位置：在项部，当枕骨之下，与风府相平，胸锁乳突肌与斜方肌上端之间的凹陷处。

方法：直刺1.5寸。

方义：醒脑开窍，疏风清热，活血通经，明目益聪。

穴位名：迎香LI20

位置：在面部，鼻翼外缘中点旁，鼻唇沟中。

方法：略向内上方斜刺或平刺0.3～0.5寸。

方义：清肺热，散风邪，通鼻窍。

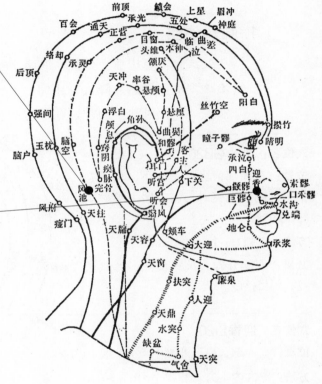

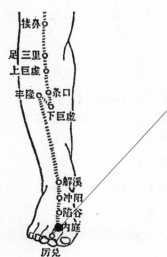

穴位名：内庭ST44

位置：在足背，第2、第3趾间，趾蹼缘后方赤白肉际处。

方法：直刺或斜刺0.5～0.8寸。

方义：清胃肠湿热，通阳明腑气。

3. 肝火上升

典型症状：头晕、头胀痛、衄血、目赤、口苦、烦躁易怒、舌红苔黄、脉弦数。

治疗方法：清肝泻火。

处　　方：风池、迎香、太冲。

穴位名：**风池 GB20**

位置：在项部，当枕骨之下，与风府相平，胸锁乳突肌与斜方肌上端之间的凹陷处。

方法：直刺1.5寸。

方义：醒脑开窍，疏风清热，活血通经，明目益聪。

穴位名：**迎香 LI20**

位置：在面部，鼻翼外缘中点旁，鼻唇沟中。

方法：略向内上方斜刺或平刺0.3～0.5寸。

方义：清肺热，散风邪，通鼻窍。

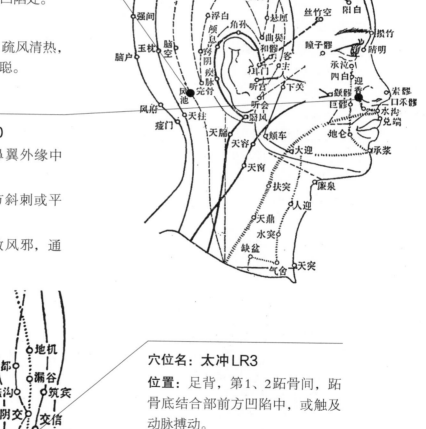

穴位名：**太冲 LR3**

位置：足背，第1、2跖骨间，跖骨底结合部前方凹陷中，或触及动脉搏动。

方法：直刺0.5～1寸。

方义：泻肝火、清头目、行气血、代湿热。

4. 阴虚火旺

典型症状：头昏目眩，鼻衄，耳鸣，咽干，虚烦，失眠，舌红苔薄黄，脉细数无力。

治疗方法：滋阴，降火，止衄。

处　　方：风池、迎香、太溪。

穴位名：风池GB20

位置：在项部，当枕骨之下，与风府相平，胸锁乳突肌与斜方肌上端之间的凹陷处。

方法：直刺1.5寸。

方义：醒脑开窍，疏风清热，活血通经，明目益聪。

穴位名：迎香LI20

位置：在面部，鼻翼外缘中点旁，鼻唇沟中。

方法：略向内上方斜刺或平刺0.3～0.5寸。

方义：清肺热，散风邪，通鼻窍。

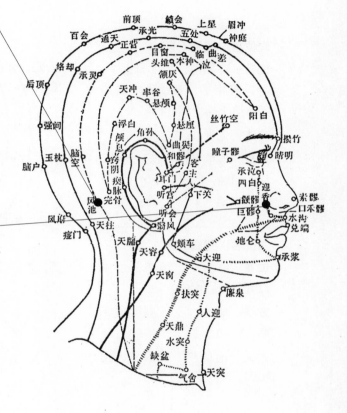

穴位名：太溪KI3

位置：在足踝区，内踝尖与跟腱之间凹陷中。

方法：直刺0.5～1寸。

方义：滋补下焦，调理冲任，清肺止咳。

第十三节　牙　疼（Toothache）

疾病的定义： 牙疼是指因各种原因引起的牙齿疼痛，为口腔疾患中最常见的症状之一。

典型症状：牙齿疼痛。风火牙痛：发作急骤，牙痛剧烈，牙龈红肿，喜凉恶热，伴发热。舌红，苔薄黄，脉浮数。胃火牙痛：牙痛剧烈，牙龈红肿甚至出血，遇热加剧，伴口渴，口臭，便秘，尿赤。舌红，苔黄，脉洪数。虚火牙痛：牙齿隐隐作痛，时作时止，午后或夜晚加重，日久不愈，可见齿龈萎缩，甚则牙齿浮动，伴腰膝酸软，手足心热，头晕眼花。舌红，少苔或无苔，脉细数。

治疗方法：祛风泻火，通络止痛。取手足阳明经穴为主。

处　　方：颊车、下关、合谷、内庭。

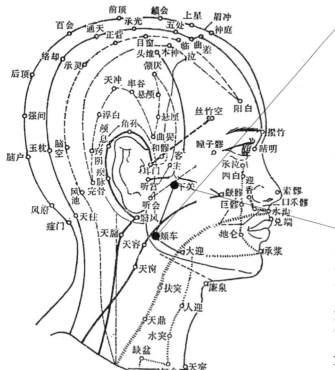

穴位名：颊车 ST6

位置： 在面部，下颌角前上方一横指（中指），闭口咬紧牙时咬肌隆起，放松时按之有凹陷处。

方法： 直刺0.3～0.5寸或平刺0.5～1寸，可向地仓穴透刺。

方义： 散风活络，通关调气。

穴位名：下关 ST7

位置： 在面部，颧弓下缘中央与下颌切迹之间凹陷中。

方法： 直刺0.5～1寸，留针时不可做张口动作，以免弯针、折针。

方义： 散风通窍，消炎止痛。

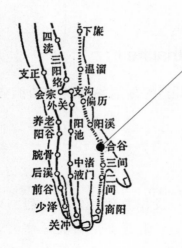

穴位名：合谷LI4

位置： 在手背，第1、第2掌骨间，当第2掌骨桡侧的中点处。

方法： 直刺0.5～1寸，针刺时手呈半握拳状。

方义： 疏风清热，消炎止痛，醒脑开窍，通调气血。

穴位名：内庭ST44

位置： 在足背，第2、第3趾间，趾蹼缘后方赤白肉际处。

方法： 直刺或斜刺0.5～0.8寸。

方义： 清胃肠湿热，通阳明腑气。

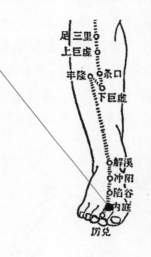

随诊配穴：颊车配承浆、合谷治疗口噤不开；配翳风、合谷治急性扁桃体炎；配地仓、颧髎治口眼歪斜。下关配翳风、听宫治疗中耳炎；配内庭治疗上牙痛、三叉神经痛。

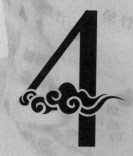

4 第四章

消化系统
疾病和症状

第一节 腹 痛 （Abdominal pain）

疾病的定义： 是指以腹部疼痛为主要临床表现的疾病。

1. 寒邪内积

典型症状：痛势急暴，遇冷则重，得温则痛减。口淡不渴，怕冷蜷卧，小便清利，大便溏稀。苔白或白腻，脉沉紧或沉弦。

治疗方法：温中散寒，理气止痛。

处　　方：中脘、神阙、关元、足三里、公孙。

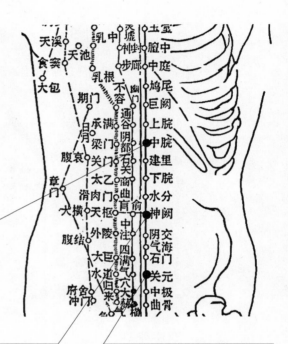

穴位名：中脘 CV12

位置： 前正中线上，当脐上4寸。

方法： 直刺1～1.5寸。

方义： 健脾和胃。

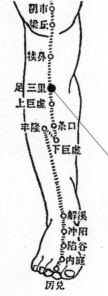

穴位名：神阙 CV8

位置： 神阙穴即肚脐，又名脐中。

方法： 灸法。

方义： 收降浊气。

穴位名：关元 CV4

位置： 在前正中线上，当脐下3寸。

方法： 直刺1～1.5寸。

方义： 补肾培元、温阳固脱。

穴位名：足三里 ST36

位置： 位于小腿外侧，犊鼻下3寸，犊鼻与解溪连线上。左右各一。

方法： 泻法，直刺1～2寸。

方义： 通经活络、疏风化湿、扶正祛邪，主治下肢痿痹。

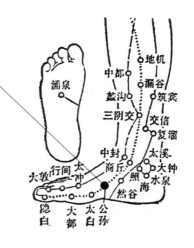

穴位名：公孙SP4

位置： 当第1跖骨基底的前下方，赤白肉际处。

方法： 直刺0.6～1.2寸。

方义： 健脾益胃，通调经脉。

2. 湿热积滞

典型症状：腹痛腹胀，硬满拒按。口干渴，小便黄赤，大便秘结。舌苔黄或黄腻，或焦黄起刺，脉洪数或弦数，或沉实有力。

治疗方法：清热化湿，通腑导滞。

处　　方：上巨虚、内庭、下巨虚、阴陵泉。

穴位名：上巨虚ST37

位置： 在犊鼻穴下6寸，足三里穴下3寸。

方法： 直刺1～1.5寸。

方义： 清利湿热。

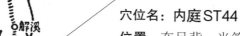

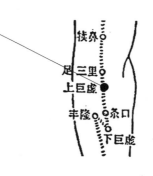

穴位名：内庭ST44

位置： 在足背，当第2、第3跖骨结合部前方凹陷处。

方法： 直刺0.3～0.6寸。

方义： 清降胃火、通涤腑气。

穴位名：下巨虚ST39

位置： 当犊鼻下9寸，距胫骨前缘一横指（中指）。

方法： 直刺1～1.5寸。

方义： 调肠胃，通经络。

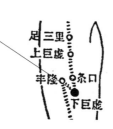

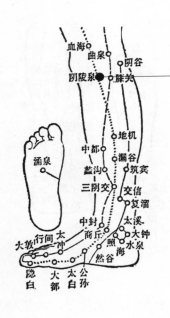

穴位名：阴陵泉 SP9

位置：位于小腿内侧，胫骨内侧下缘与胫骨内侧缘之间的凹陷中。

方法：直刺0.8～1.2寸。

方义：健脾利水、通利三焦。

3. 实邪内阻

典型症状：腹胀痛拒按，大便或秘或痛而欲泻，泻后痛减，舌苔厚腻脉滑实。

治疗方法：通调肠胃，行气导滞。

处　　方：中脘、天枢、神阙。

穴位名：中脘 CV12

位置：前正中线上，当脐上4寸。

方法：直刺1～1.5寸。

方义：健脾和胃。

穴位名：天枢 ST25

位置：位于腹部，横平脐中，前正中线旁开2寸。

方法：直刺0.8～1.2寸。

方义：理气止痛，消食导滞。

穴位名：神阙 CV8

位置：神阙穴即肚脐，又名脐中。

方法：灸法。

方义：收降浊气。

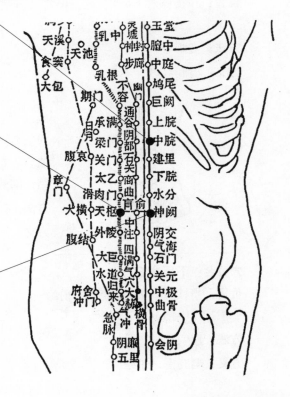

第二节　胃　胀（Stomach distension）

疾病的定义： 胃胀，病名，胀病之一。主症胀满、胃脘痛。引起胃胀的原因有多种多样，如：生活作息不规律，饮食不卫生等。

1. 脾胃虚寒

典型症状： 胃脘部胀痛隐隐，喜温喜按。舌淡苔白，脉虚弱或迟缓。

治疗方法： 健脾益气，温中和胃。

处　　方： 天枢、中脘、神阙、足三里。

穴位名：天枢 ST25

位置： 位于腹部，横平脐中，前正中线旁开2寸。

方法： 直刺0.8～1.2寸。

方义： 理气止痛，消食导滞。

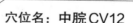

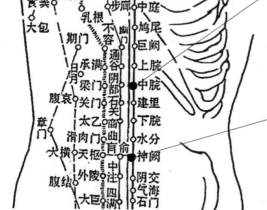

穴位名：中脘 CV12

位置： 前正中线上，当脐上4寸。

方法： 直刺0.8～1.2寸。

方义： 健脾和胃。

穴位名：神阙 CV8

位置： 神阙穴即肚脐，又名脐中。

方法： 灸法。

方义： 收降浊气。

穴位名：足三里 ST36

位置： 位于小腿外侧，犊鼻下3寸。

方法： 直刺0.8～1.2寸。

方义： 燥化脾湿，生发胃气。

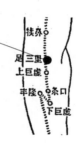

2. 食积停滞

典型症状：腹部胀满疼痛拒按，不欲饮食，泄后痛减，舌苔黄腻、脉滑数。

治疗方法：消食导滞，行气止痛。

处　　方：中脘、足三里、公孙、内庭。

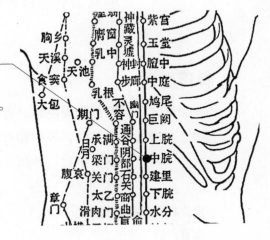

穴位名：中脘CV12

位置：前正中线上，当脐上4寸。

方法：直刺0.8～1.2寸。

方义：健脾和胃。

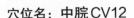

穴位名：足三里ST36

位置：位于小腿外侧，犊鼻下3寸。

方法：直刺0.8～1.2寸。

方义：燥化脾湿，生发胃气。

穴位名：公孙SP4

位置：当第1跖骨底的前下方，赤白肉际处。

方法：直刺0.8～1.2寸。

方义：健脾益胃，通调经脉。

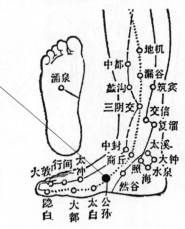

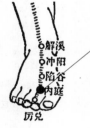

穴位名：内庭ST44

位置：在足背，当第2、3跖骨结合部前方凹陷处。

方法：直刺0.3～0.6寸。

方义：清降胃火，通涤腑气。

第三节　呃　逆（Hiccup）

疾病的定义： 呃逆即打嗝，指气从胃中上逆，喉间频频作声，声音急而短促，由横膈膜痉挛收缩引起。

1. 脾胃虚寒

典型症状：呃声低，胃脘部隐隐作痛，喜热饮，手足不温，便稀，舌淡苔白脉虚弱。

治疗方法：温中散寒，降逆止呃。

处　　方：膈俞、脾俞、胃俞、公孙、足三里。

穴位名：膈俞 BL17

位置： 在脊柱区，第7胸椎棘突下，旁开1.5寸处。

方法： 斜刺0.8～1.2寸。

方义： 八会穴之血会，生血行血。

穴位名：脾俞 BL20

位置： 在脊柱区，第11胸椎棘突下，旁开1.5寸。

方法： 斜刺0.8～1.2寸。

方义： 健脾和胃，益气壮阳。

穴位名：胃俞 BL21

位置： 在脊柱区，第12胸椎棘突下，后正中线旁开1.5寸。

方法： 斜刺0.8～1.2寸。

方义： 和胃调中，祛湿消积。

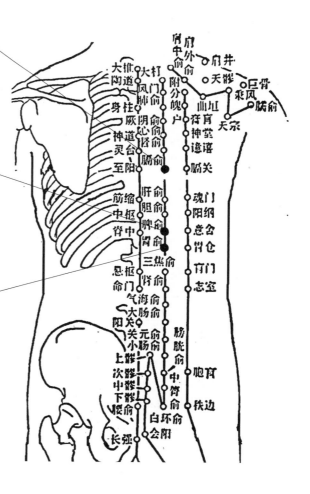

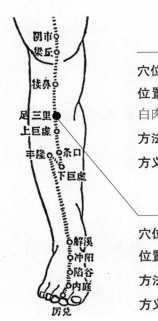

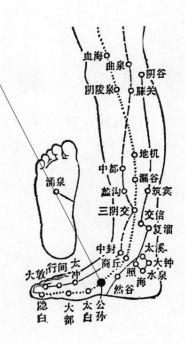

穴位名：**公孙SP4**

位置：当第1跖骨底的前下方，赤白肉际处。

方法：直刺0.3～0.6寸。

方义：健脾益胃，通调经脉。

穴位名：**足三里ST36**

位置：位于小腿外侧，犊鼻下3寸。

方法：直刺0.8～1.2寸。

方义：燥化脾湿，生发胃气。

2. 胃气上逆

典型症状：不思饮食，胃脘部胀痛，嗳气恶心，反胃。

治疗方法：和胃降逆止呃。

处　　方：攒竹、公孙、足三里。

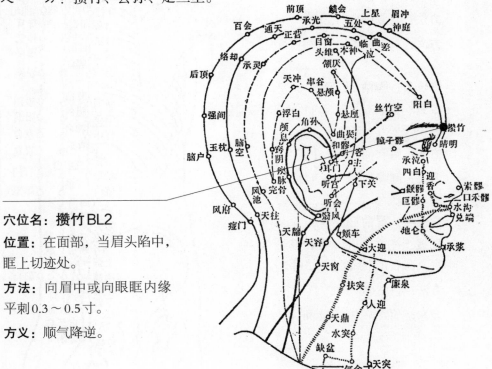

穴位名：**攒竹BL2**

位置：在面部，当眉头陷中，眶上切迹处。

方法：向眉中或向眼眶内缘平刺0.3～0.5寸。

方义：顺气降逆。

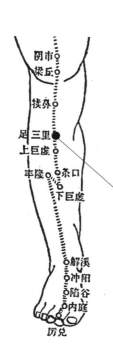

穴位名：**公孙 SP4**

位置：当第1跖骨底的前下方，赤白肉际处。

方法：直刺0.3～0.5寸。

方义：健脾益胃，通调胃气。

穴位名：**足三里 ST36**

位置：位于小腿外侧，犊鼻下3寸。

方法：直刺0.8～1.2寸。

方义：平胃气。

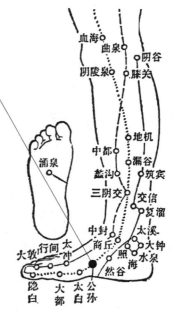

第四节　恶　心（Nausea）

疾病的定义：是指胃中不舒，时时泛恶，欲吐不吐的症状。常与呕吐相伴，但亦有恶心而不呕吐者。

1. 痰湿中阻

　　典型症状：恶心呕吐，口中粘腻，不欲饮食。舌苔白腻，舌侧有齿痕，脉沉濡。

　　治疗方法：健脾益气，燥湿化痰。

　　处　　方：丰隆、阴陵泉、天枢、中脘。

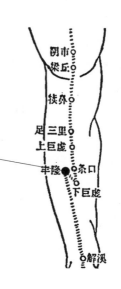

穴位名：**丰隆 ST40**

位置：位于小腿前外侧，外踝尖上8寸，条口穴外1寸，距胫骨前缘2横指（中指）。

方法：直刺0.8～1.2寸。

方义：沉降胃浊，燥湿化痰。

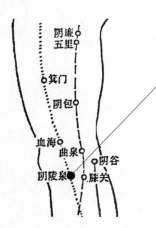

穴位名：阴陵泉 SP9

位置：位于小腿内侧，胫骨内侧下缘与胫骨内侧缘之间的凹陷中。

方法：直刺 0.8～1.2 寸。

方义：健脾利水、通利三焦。

穴位名：天枢 ST25

位置：位于腹部，横平脐中，前正中线旁开2寸。

方法：直刺 0.8～1.2 寸。

方义：理气止痛，消食导滞。

穴位名：中脘 CV12

位置：前正中线上，当脐上4寸。

方法：直刺 0.8～1.2 寸。

方义：健脾和胃。

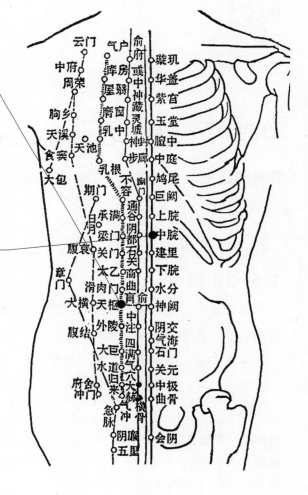

2. 肝气犯胃

典型症状：情志不舒，喜叹息或易怒，不思饮食，每因情志过激而加重，脉弦或弦细。

治疗方法：疏肝理气和胃。

处　　方：太冲、合谷、中脘。

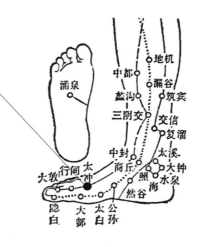

穴位名：太冲LR3

位置：位于足背，第1、第2跖骨间，跖骨底结合部前方凹陷中。

方法：直刺0.3～0.6寸。

方义：平肝息风，清热利湿。

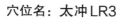

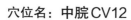

穴位名：合谷LI4

位置：位于第2掌骨的中点处。

方法：直刺0.8～1.2寸。

方义：调理气机。

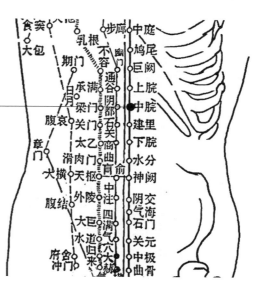

穴位名：中脘CV12

位置：前正中线上，当脐上4寸。

方法：直刺0.8～1.2寸。

方义：健脾和胃。

第五节 口腔溃疡（Oral discomfort）

疾病的定义： 复发性口疮又称阿弗他口腔炎，系口腔黏膜发生小而疼痛的溃疡，具有复发性。本病多与精神紧张、内分泌失调、营养缺乏、感染、遗传、免疫功能异常、消化系统疾病等因素有关。

1. 心脾积热

典型症状：口腔灼痛，口渴口臭，心烦失眠，便秘尿赤，脉滑数或弦数。舌质红，苔黄腻。

治疗方法：滋阴清热。

处　　方：三阴交、内庭、隐白、承浆。

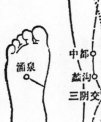

穴位名：三阴交 SP6
位置： 位于下肢，内踝尖上3寸，胫骨内侧缘后际。
方法： 直刺0.8～1.2寸。
方义： 滋阴清热。

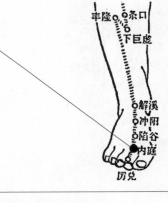

穴位名：内庭 ST44
位置： 在足背当第2、3跖骨结合部前方凹陷处。
方法： 直刺0.3～0.5寸。
方义： 清降胃火，通涤腑气。

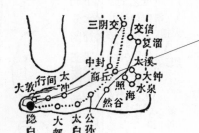

穴位名：隐白 SP1
位置： 位于足大趾末节内侧，趾甲角旁开0.1寸。
方法： 直刺0.1寸。
方义： 清心宁神，调脾气。

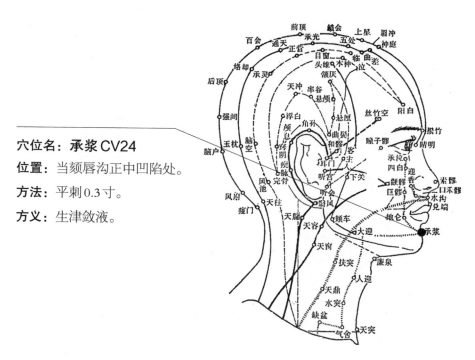

穴位名：承浆CV24

位置：当颏唇沟正中凹陷处。

方法：平刺0.3寸。

方义：生津敛液。

2. 阴虚火旺

典型症状：口干口渴，不欲饮水。疲劳无力，手足心热。尿便不利，焦虑心烦，心悸不安，舌红少，苔脉细数。

治疗方法：滋阴清火。

处　　　方：三阴交、涌泉、太冲、承浆。

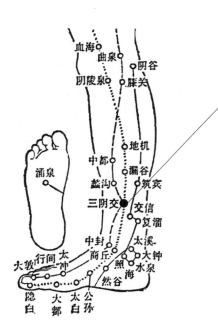

穴位名：三阴交SP6

位置：位于下肢，内踝尖上3寸，胫骨内侧缘后际。

方法：直刺0.8～1.2寸。

方义：滋阴清热。

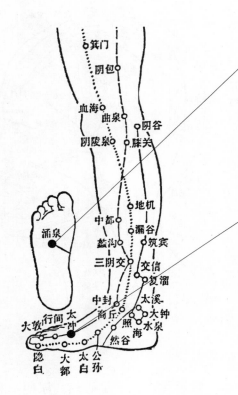

穴位名：涌泉 KI1

位置： 位于足底部，蜷足时足前部凹陷处，约当足底第2、第3跖趾缝纹头端与足跟连线的前1/3与后2/3交点上。

方法： 直刺0.3～0.8寸。

方义： 开窍、泻热、降逆。

穴位名：太冲 LR3

位置： 位于足背，第1、第2跖骨间，跖骨结合部前方凹陷中。

方法： 直刺0.3～0.6寸。

方义： 平肝息风，清热利湿。

穴位名：承浆 CV24

位置： 当颏唇沟正中凹陷处。

方法： 平刺0.3寸。

方义： 生津敛液。

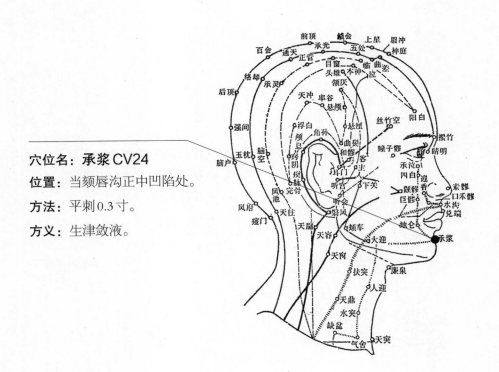

◎ 中医百病治疗常用穴位图谱 ◎

第六节　吞咽困难（Dysphagia）

疾病的定义： 吞咽困难是指食物从口腔至胃、贲门运送过程中受阻而产生咽部、胸骨后或食管部位的梗阻停滞感觉。

气滞血瘀

典型症状：吞咽困难，或见紫斑，肿块，或出血色暗，舌紫暗有斑点，脉沉涩。

治疗方法：行气活血祛瘀。

处　　方：承浆、廉泉、天突。

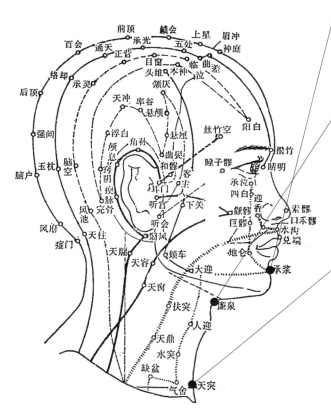

穴位名：承浆 CV24

位置： 当颏唇沟正中凹陷处。

方法： 平刺0.3寸。

方义： 生津敛液。

穴位名：廉泉 CV23

位置： 位于的颈部，当前正中线上，结喉上方，舌骨上缘凹陷处。

方法： 平刺0.3寸。

方义： 改善咽部供血。

穴位名：天突 CV22

位置： 位于颈部，当前正中线上，胸骨上窝中央，在左右胸锁乳突肌之间。

方法： 平刺0.3寸。

方义： 宽胸理气，通利气道。

第七节 口 臭（Halitosis）

疾病的定义： 指从口腔或其他充满空气的空腔中如鼻、鼻窦、咽，所散发出的臭气。

1. 肠腑实热

典型症状：大便秘结、口干、口臭，小便黄赤，脉数。

治疗方法：滋阴清热通便。

处　　方：支沟、足三里、内庭。

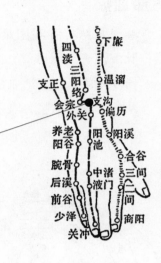

穴位名：支沟 TE6

位置： 前臂背侧，腕背横纹上3寸，尺骨与桡骨间隙中点。

方法： 直刺0.8～1.2寸。

方义： 疏利三焦。

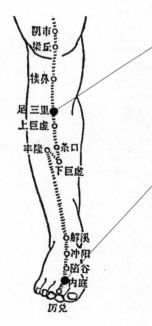

穴位名：足三里 ST36

位置： 位于小腿外侧，犊鼻下3寸。

方法： 直刺0.8～1.2寸。

方义： 清泄阳明腑热。

穴位名：内庭 ST44

位置： 在足背当第2、第3跖骨结合部前方凹陷处。

方法： 直刺0.3～0.6寸。

方义： 清降胃火，通涤腑气。

2. 胃火灼盛

典型症状：口舌生疮，口干舌燥，喜食冷饮，脉细数。

治疗方法：清热泻火。

处　　方：内庭、曲池、上巨虚。

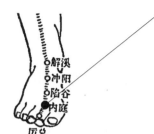

穴位名：内庭ST44

位置：在足背当第2、第3跖骨结合部前方凹陷处。

方法：直刺0.3～0.6寸。

方义：清降胃火，通涤腑气。

穴位名：曲池LI11

位置：在肘横纹外侧端，屈肘，当尺泽与肱骨外上髁连线中点。

方法：直刺0.8～1.2寸。

方义：清热理气。

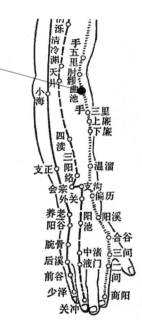

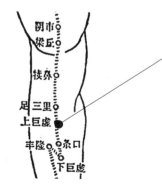

穴位名：上巨虚ST37

位置：在犊鼻穴下6寸，足三里穴下3寸。

方法：直刺0.8～1.2寸。

方义：调和肠胃。

第八节　慢性胃炎（Chronic gastritis）

疾病的定义： 慢性胃炎系指不同病因引起的胃黏膜的慢性炎症或萎缩性病变。

1. 肝气犯胃

典型症状：呕吐吞酸，两胁胀痛，常因精神刺激而发作。舌苔薄白，脉弦。

治疗方法：疏肝和胃。

处　　方：足三里、内关、阴陵泉、太冲。

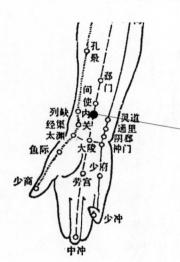

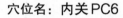

穴位名：足三里ST36

位置： 位于小腿外侧，犊鼻下3寸。

方法： 直刺0.8～1.2寸

方义： 健脾益气。

穴位名：内关PC6

位置： 位于前臂掌侧，当曲泽与大陵的连线上，腕横纹上2寸，掌长肌腱与桡侧腕屈肌腱之间。

方法： 直刺0.6～0.8寸。

方义： 清泄阳明腑热。

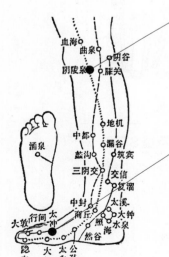

穴位名：阴陵泉SP9

位置： 位于小腿内侧，胫骨内侧下缘与胫骨内侧缘之间的凹陷中。

方法： 直刺0.8～1.2寸。

方义： 健脾利水，通利三焦。

穴位名：太冲LR3

位置： 位于足背，第1、第2跖骨间，跖骨结合部前方凹陷中。

方法： 直刺0.3～0.6寸。

方义： 平肝息风，清热利湿。

2. 脾胃虚寒

典型症状：食多即吐，时作时止，面色㿠白，四肢不温，大便溏泻。舌淡苔薄白，脉细无力。

治疗方法：健脾温中止呕。

处　　方：中脘、内关、足三里、脾俞、胃俞。

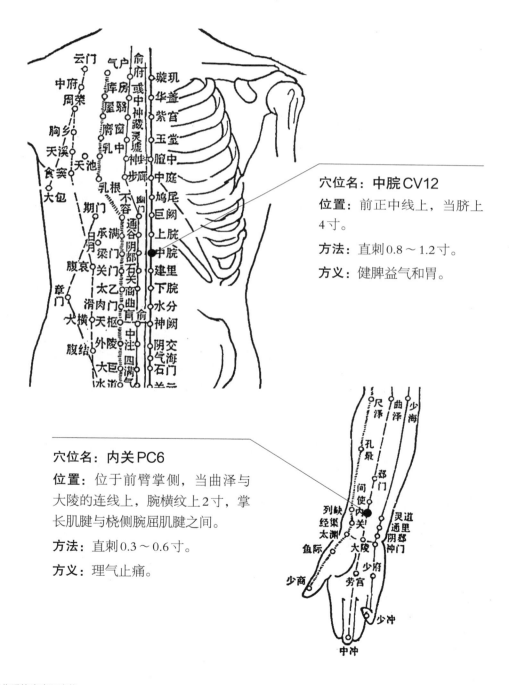

穴位名：**中脘CV12**

位置：前正中线上，当脐上4寸。

方法：直刺0.8～1.2寸。

方义：健脾益气和胃。

穴位名：**内关PC6**

位置：位于前臂掌侧，当曲泽与大陵的连线上，腕横纹上2寸，掌长肌腱与桡侧腕屈肌腱之间。

方法：直刺0.3～0.6寸。

方义：理气止痛。

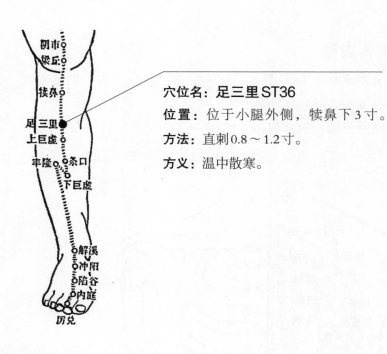

穴位名：足三里ST36

位置： 位于小腿外侧，犊鼻下3寸。

方法： 直刺0.8～1.2寸。

方义： 温中散寒。

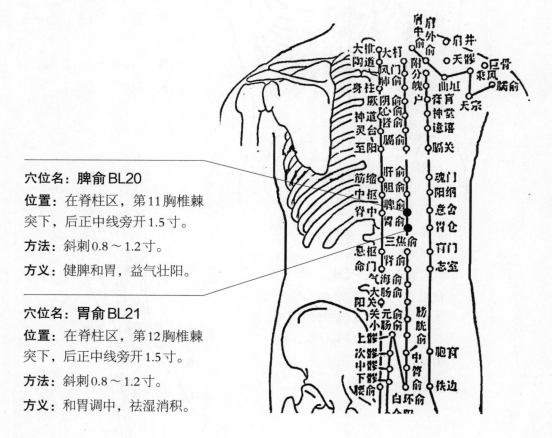

穴位名：脾俞BL20

位置： 在脊柱区，第11胸椎棘突下，后正中线旁开1.5寸。

方法： 斜刺0.8～1.2寸。

方义： 健脾和胃，益气壮阳。

穴位名：胃俞BL21

位置： 在脊柱区，第12胸椎棘突下，后正中线旁开1.5寸。

方法： 斜刺0.8～1.2寸。

方义： 和胃调中，祛湿消积。

第九节　胃下垂（Gastroptosis）

疾病的定义： 是指胃全部（包括胃大弯和胃小弯）下降至不正常的位置，严重者垂入盆腔的一种消化道疾病。

中气下陷

典型症状：消瘦，乏力，胃纳减少，胸脘胀闷不舒，腹内牵引感，进食后腹胀下坠或见呕吐，嗳气，大便溏或便秘，平卧时症状减轻，舌苔薄白，脉沉细少力。

治疗方法：补益中气，健脾和胃。

处　　方：足三里、中脘、关元、百会。

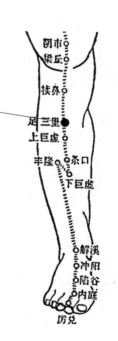

穴位名：足三里ST36

位置：位于小腿外侧，犊鼻下3寸。

方法：直刺0.8～1.2寸。

方义：清泄阳明腑热。

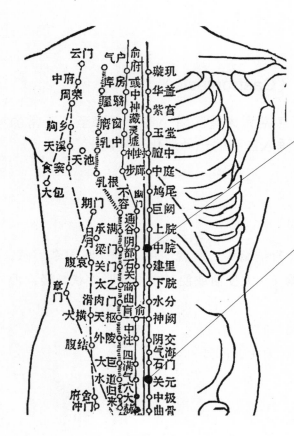

穴位名：中脘 CV12

位置：前正中线上，当脐上4寸。

方法：拇指点按。直刺0.8～1.2寸。

方义：健脾益气和胃。

穴位名：关元 CV4

位置：在下腹部，前正中线上，当脐下3寸。

方法：直刺0.8～1.2寸。

方义：补肾培元、温阳固脱。

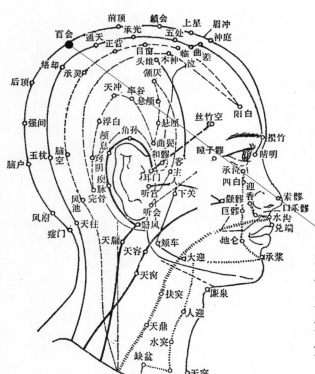

穴位名：百会 GV20

位置：位于头部，前发际正中直上5寸。

方法：直刺0.1～0.3寸。

方义：回阳固脱。

第十节　胃十二指肠溃疡（Gastroduodenal ulcer）

疾病的定义：是一种常见病。常因情绪波动、不健康生活习惯、药物的不良作用诱发。典型表现为饥饿不适、饱胀嗳气、泛酸或餐后定时的慢性中上腹疼痛，严重时可有黑便与呕血。一般经药物治疗后，症状缓解或消失。

1. 血瘀

典型症状：胃脘刺痛，痛有定处，拒按，食后痛甚，或见呕血便黑，舌紫暗或见瘀斑，脉弦涩。

治疗方法：化瘀和胃。

处　　方：内关、中脘、足三里、膈俞。

穴位名：内关 PC6

位置：位于前臂掌侧，当曲泽与大陵的连线上，腕横纹上2寸，掌长肌腱与桡侧腕屈肌腱之间。

方法：直刺0.3～0.8寸。

方义：活血行血。

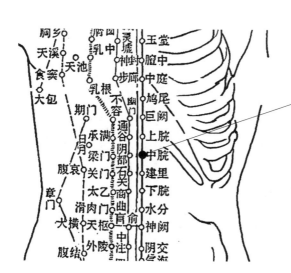

穴位名：中脘 CV12

位置：前正中线上，当脐上4寸。

方法：直刺0.8～1.2寸。

方义：健脾益气和胃。

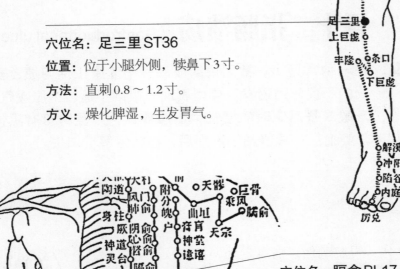

穴位名：足三里ST36

位置： 位于小腿外侧，犊鼻下3寸。

方法： 直刺0.8～1.2寸。

方义： 燥化脾湿，生发胃气。

穴位名：膈俞BL17

位置： 在脊柱区，第7胸椎棘突下，后正中线旁开1.5寸处。

方法： 斜刺0.8～1.2寸。

方义： 八会穴之血会，生血行血。

2. 气滞

典型症状：胃脘胀痛，或痛及两胁，心烦易怒，吞酸太息，舌苔薄白，脉弦细。

治疗方法：疏肝理气和胃。

处　　　方：中脘、足三里、太冲。

穴位名：中脘CV12

位置： 前正中线上，当脐上4寸。

方法： 直刺0.8～1.2寸。

方义： 健脾益气和胃。

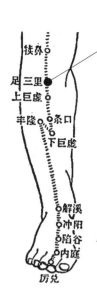

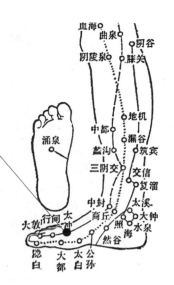

穴位名：足三里 ST36

位置： 位于小腿外侧，犊鼻下3寸。

方法： 直刺0.8～1.2寸。

方义： 燥化脾湿，生发胃气。

穴位名：太冲 LR3

位置： 位于足背，第1、第2跖骨间，跖骨结合部前方凹陷中。

方法： 直刺0.3～0.5寸。

方义： 疏肝理气。

第十一节　腹　泻（Diarrhea）

疾病的定义： 以排便次数增多，粪质稀薄或完谷不化，甚至泻出如水样为特征的病症。本病一年四季均可发生，可见于任何年龄。

1. 湿邪困脾

典型症状： 大便稀薄或夹黏液，腹痛肠鸣，肢体沉重，苔白腻或黄腻。

治疗方法： 健脾利湿，理肠止泻。

处　　方： 神阙、中脘、天枢、大肠俞、上巨虚、阴陵泉。

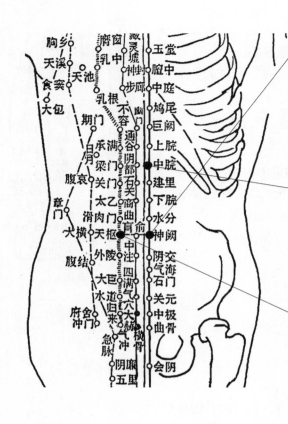

穴位名：神阙CV8
位置：在脐区，脐中央。
方法：一般不针，多用艾条灸或艾炷隔盐灸法。
方义：既可温阳散寒除湿，又可清利湿热。

穴位名：中脘CV12
位置：在上腹部，脐中上4寸，前正中线上。
方法：直刺1～1.5寸。
方义：和胃健脾。

穴位名：天枢ST25
位置：在腹部，横平脐中，前正中线旁开2寸。
方法：直刺1～1.5寸。
方义：调理肠腑而止泻。

穴位名：大肠俞BL25
位置：在脊柱区，第4腰椎棘突下，后正中线旁开1.5寸。
方法：直刺0.8～1.2寸。
方义：调理肠腑而止泻。

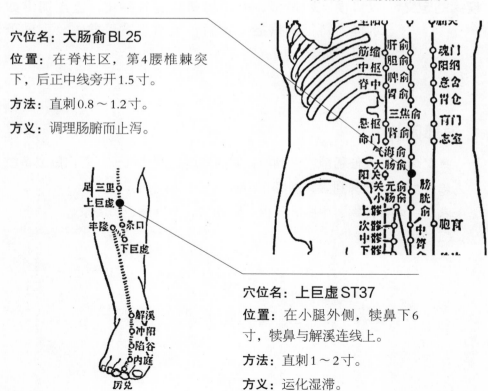

穴位名：上巨虚ST37
位置：在小腿外侧，犊鼻下6寸，犊鼻与解溪连线上。
方法：直刺1～2寸。
方义：运化湿滞。

◎ 中医百病治疗常用穴位图谱 ◎

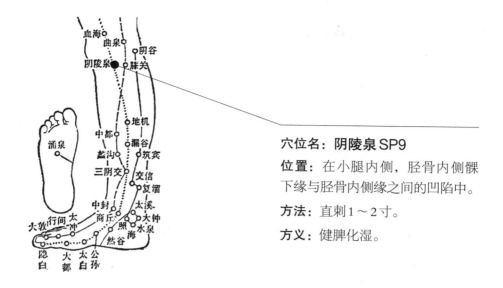

穴位名：阴陵泉 SP9

位置： 在小腿内侧，胫骨内侧髁下缘与胫骨内侧缘之间的凹陷中。

方法： 直刺 1～2 寸。

方义： 健脾化湿。

2. 饮食失节

典型症状：腹痛肠鸣，泻下粪便臭秽如败卵，泻后痛减，嗳腐酸臭，苔垢浊。

治疗方法：消食导滞。

处　　方：天枢、足三里、脾俞、胃俞。

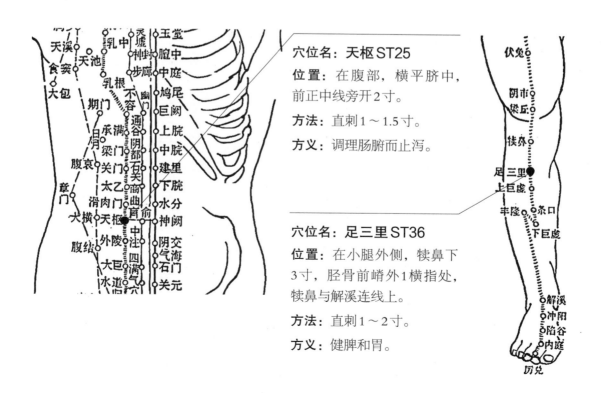

穴位名：天枢 ST25

位置： 在腹部，横平脐中，前正中线旁开 2 寸。

方法： 直刺 1～1.5 寸。

方义： 调理肠腑而止泻。

穴位名：足三里 ST36

位置： 在小腿外侧，犊鼻下 3 寸，胫骨前嵴外 1 横指处，犊鼻与解溪连线上。

方法： 直刺 1～2 寸。

方义： 健脾和胃。

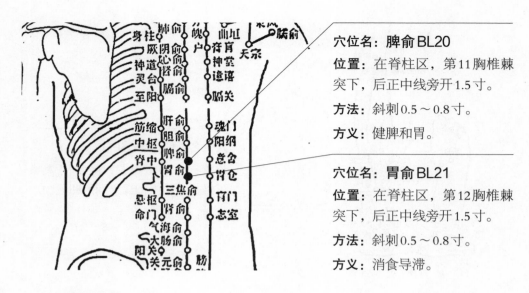

穴位名：脾俞 BL20

位置： 在脊柱区，第11胸椎棘突下，后正中线旁开1.5寸。

方法： 斜刺0.5～0.8寸。

方义： 健脾和胃。

穴位名：胃俞 BL21

位置： 在脊柱区，第12胸椎棘突下，后正中线旁开1.5寸。

方法： 斜刺0.5～0.8寸。

方义： 消食导滞。

3. 情志失调

典型症状： 胸胁痞满，烦闷易怒，每以精神刺激而泻，肠鸣腹痛，嗳气食少，苔薄。

治疗方法： 疏肝理气，健脾止泻。

处　　方： 期门、中脘、章门、肝俞、胆俞、太冲。

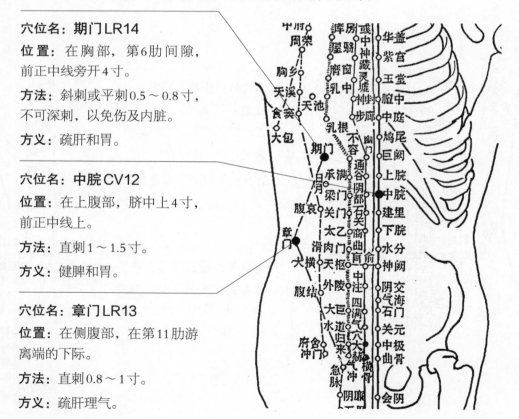

穴位名：期门 LR14

位置： 在胸部，第6肋间隙，前正中线旁开4寸。

方法： 斜刺或平刺0.5～0.8寸，不可深刺，以免伤及内脏。

方义： 疏肝和胃。

穴位名：中脘 CV12

位置： 在上腹部，脐中上4寸，前正中线上。

方法： 直刺1～1.5寸。

方义： 健脾和胃。

穴位名：章门 LR13

位置： 在侧腹部，在第11肋游离端的下际。

方法： 直刺0.8～1寸。

方义： 疏肝理气。

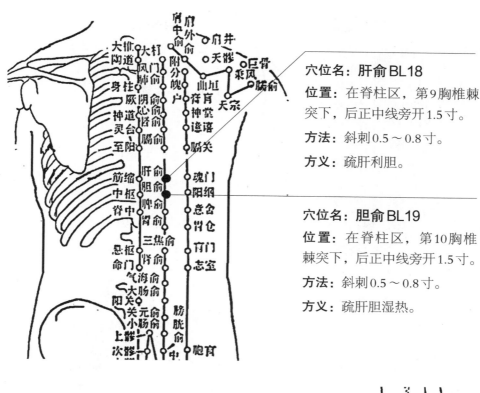

穴位名：**肝俞BL18**

位置：在脊柱区，第9胸椎棘突下，后正中线旁开1.5寸。

方法：斜刺0.5～0.8寸。

方义：疏肝利胆。

穴位名：**胆俞BL19**

位置：在脊柱区，第10胸椎棘突下，后正中线旁开1.5寸。

方法：斜刺0.5～0.8寸。

方义：疏肝胆湿热。

穴位名：**太冲LR3**

位置：在足背，第1、第2跖骨间，跖骨底结合部前方凹陷中。

方法：直刺0.5～1寸。

方义：疏肝理气。

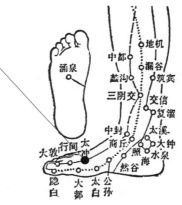

4. 脾肾阳虚

典型症状：黎明前脐腹作痛，肠鸣即泻，泻后痛减，腰酸冷痛，舌淡苔薄白。

治疗方法：温肾壮阳，固涩止泻。

处　　方：气海、关元、肾俞、命门、足三里。

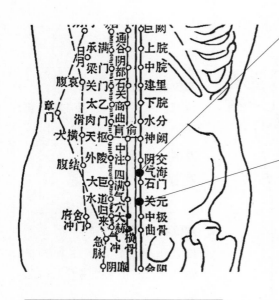

穴位名：**气海 CV6**

位置：在下腹部，前正中线上，当脐下1.5寸。

方法：直刺0.5～1寸。

方义：利下焦，补元气。

穴位名：**关元 CV4**

位置：在下腹部，前正中线上，当脐中下3寸。

方法：直刺0.8～1.2寸。

方义：培元固体，补益下焦。

穴位名：**肾俞 BL23**

位置：在脊柱区，第2腰椎棘突下，后正中线旁开1.5寸。

方法：直刺0.5～1寸。

方义：温肾壮阳。

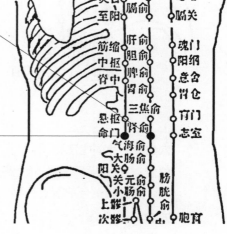

穴位名：**命门 GV4**

位置：在脊柱区，第2腰椎棘突下凹陷中，后正中线上。

方法：直刺或向上斜刺0.5～1寸。

方义：培元固本，因涩止泻。

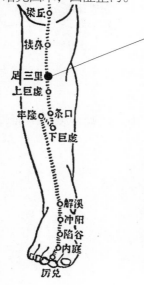

穴位名：**足三里 ST36**

位置：在小腿外侧，犊鼻下3寸，胫骨前嵴外1横指处，犊鼻与解溪连线上。

方法：直刺1～2寸。

方义：健脾和胃。

随诊配穴：**属寒湿内盛者配关元、水分；完谷不化者配脾俞、胃俞、大肠俞；食滞胃肠者配中脘、建里；慢性腹泻配脾俞、足三里；泻下脓血配曲池、合谷、三阴交、内庭。**

第十二节 便 秘（Constipation）

疾病的定义： 指排便时间延长，或大便秘结、排出艰难，或欲大便而艰涩不畅的病症。以老年人多发。

1. 虚秘

典型症状：大便干结，临厕努挣，艰涩难下，便后汗出，少气懒言，面白少华，心悸，形体消瘦，腰膝酸软或见大便如羊屎状，舌淡苔薄白。

治疗方法：健脾补气，养血润燥。

处　　方：中脘、关元、足三里、脾俞、胃俞、八髎。

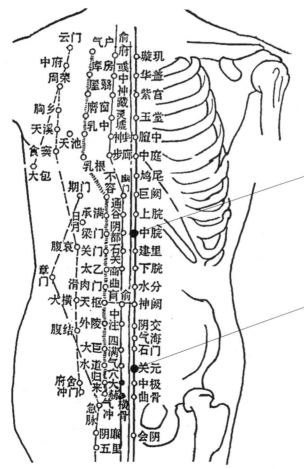

穴位名：中脘 CV12

位置： 在上腹部，脐中上4寸，前正中线上。

方法： 直刺1～1.5寸。

方义： 健脾和胃。

穴位名：关元 CV4

位置： 在下腹部，前正中线上，当脐中下3寸。

方法： 直刺0.8～1.2寸。

方义： 培元固体，补益下焦。

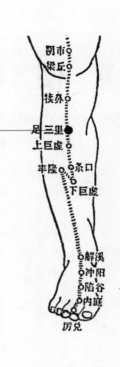

穴位名：足三里 ST36

位置： 在小腿外侧，犊鼻下3寸，胫骨前嵴外1横指处，犊鼻与解溪连线上。

方法： 直刺1～2寸。

方义： 健脾和胃。

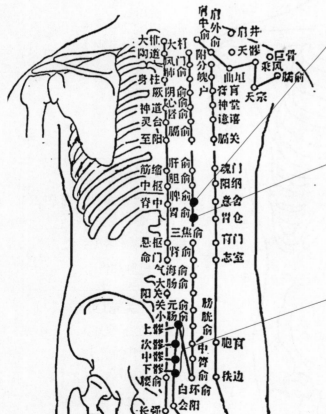

穴位名：脾俞 BL20

位置： 在脊柱区，第11胸椎棘突下，后正中线旁开1.5寸。

方法： 斜刺0.5～0.8寸。

方义： 健脾补益。

穴位名：胃俞 BL21

位置： 在脊柱区，第12胸椎棘突下，后正中线旁开1.5寸。

方法： 斜刺0.5～0.8寸。

方义： 和胃通滞。

穴位名：八髎 BL31～BL34

位置： 在第1、第2、第3、第4骶后孔中，包括上髎、次髎、中髎、下髎，左右共8个穴位。

方法： 擦法。

方义： 温通气血。

2. 实秘

典型症状：大便秘结，口臭溲赤，面红身热，或胸胁胀痛，嗳气频作，苔黄燥。

治疗方法：清热润燥，顺气导滞。

处　　方：中脘、水道、大椎、曲池、大肠俞、八髎。

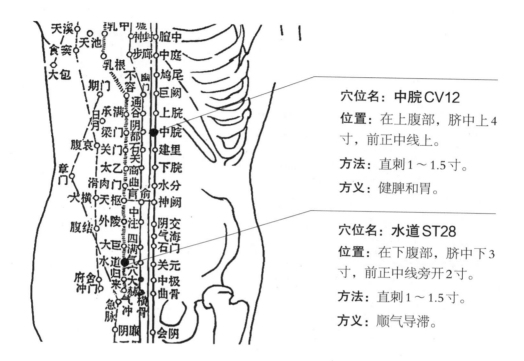

穴位名：中脘CV12

位置：在上腹部，脐中上4寸，前正中线上。

方法：直刺1～1.5寸。

方义：健脾和胃。

穴位名：水道ST28

位置：在下腹部，脐中下3寸，前正中线旁开2寸。

方法：直刺1～1.5寸。

方义：顺气导滞。

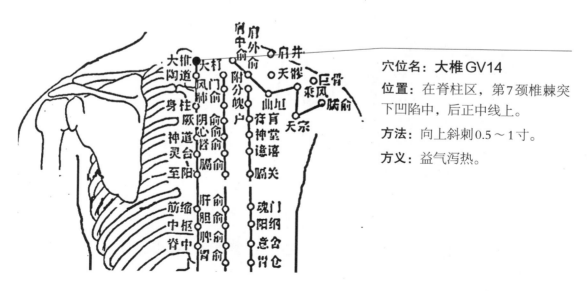

穴位名：大椎GV14

位置：在脊柱区，第7颈椎棘突下凹陷中，后正中线上。

方法：向上斜刺0.5～1寸。

方义：益气泻热。

穴位名：**曲池 LI11**

位置：在肘区，在尺泽与肱骨外上髁连线中点凹陷处。

方法：直刺1～1.5寸。

方义：调和气血。

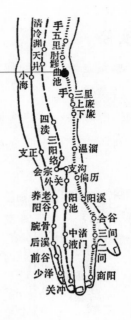

穴位名：**大肠俞 BL25**

位置：在脊柱区，第4腰椎棘突下，后正中线旁开1.5寸。

方法：直刺0.8～1.2寸。

方义：疏通大肠腑气。

穴位名：**八髎 BL31～BL34**

位置：在第1、第2、第3、第4骶后孔中，包括上髎、次髎、中髎、下髎，左右共8个穴位。

方法：直刺0.8～1.2寸。

方义：松弛肛门括约肌，增加直肠蠕动。

随诊配穴：如为冷秘者配神阙、关元；血虚便秘者配足三里、三阴交。

◎ 中医百病治疗常用穴位图谱 ◎

第十三节　慢性肝炎（Chronic hepatitis）

疾病的定义： 指由肝炎病毒所引起的肝脏慢性炎症性传染病，病程达6个月以上。

典型症状：食欲不振、全身疲乏无力、肝区或右上腹胀痛、排便习惯改变、腹胀、腹泻、低热、失眠、体力明显下降，可有肝掌及蜘蛛痣等。

治疗方法：扶正祛邪，标本兼治。

处　　方：足三里、三阴交、太冲、期门、阳陵泉。

穴位名：三阴交SP6

位置： 在小腿内侧，内踝尖上3寸，胫骨内侧缘后际。

方法： 直刺1～1.5寸。

方义： 滋肾养肝，健脾化湿。

穴位名：太冲LR3

位置： 在足背，第1、第2跖骨间，跖骨底结合部前方凹陷中，或触及动脉搏动。

方法： 直刺0.5～1寸。

方义： 疏肝解郁，理气止痛。

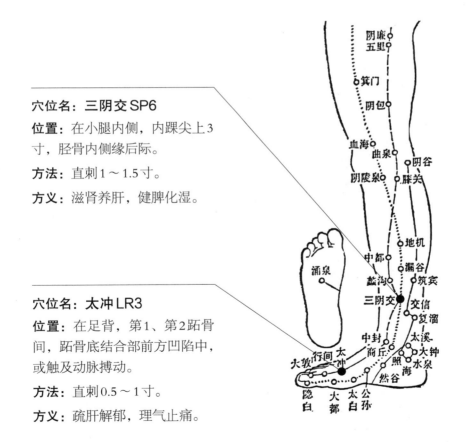

穴位名：足三里 ST36

位置：在小腿外侧，犊鼻下3寸，胫骨前嵴外1横指处，犊鼻与解溪连线上。

方法：直刺1～2寸。

方义：健脾化湿。

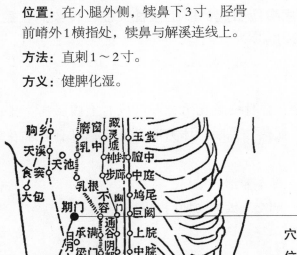

穴位名：期门 LR14

位置：在胸部，第6肋间隙，前正中线旁开4寸。

方法：斜刺或平刺0.5～0.8寸，不可深刺，以免伤及内脏。

方义：疏肝解郁。

穴位名：阳陵泉 GB34

位置：在小腿外侧，当腓骨头前下方凹陷处。

方法：直刺0.8～1.2寸。

方义：扶正培元，通络止痛。

随诊配穴：脾虚甚配中脘、脾俞，阴虚甚配太溪、肾俞，胁痛甚配支沟、悬钟，瘀血甚配血海、膈俞。

第十四节　胆囊炎（Cholecystitis）

疾病的定义： 由于胆囊管梗阻、化学性刺激和细菌感染引起的胆囊急性炎症性病变。急性胆囊炎反复发作可导致慢性胆囊炎。此处主要介绍慢性胆囊炎的治疗。

典型症状：上腹部胀痛或者右胁肋部疼痛、右上腹的胀痛，可放射到右肩背部，伴口苦、黄疸，为肝胆气滞。

治疗方法：疏肝利胆，行气止痛。

处　　方：膈俞、肝俞、胆俞、章门、期门、阳陵泉、胆囊、太冲、行间。

穴位名：膈俞 BL17

位置： 在脊柱区，第7胸椎棘突下，后正中线旁开1.5寸。

方法： 斜刺0.5～0.8寸。

方义： 理气宽中。

穴位名：肝俞 BL18

位置： 在脊柱区，第9胸椎棘突下，后正中线旁开1.5寸。

方法： 斜刺0.5～0.8寸。

方义： 疏肝解郁，行气止痛。

穴位名：胆俞 BL19

位置： 在脊柱区，第10胸椎棘突下，后正中线旁开1.5寸。

方法： 斜刺0.5～0.8寸。

方义： 疏肝利胆。

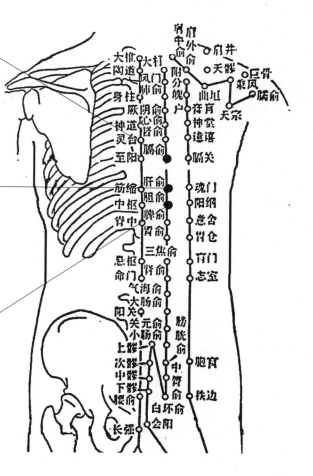

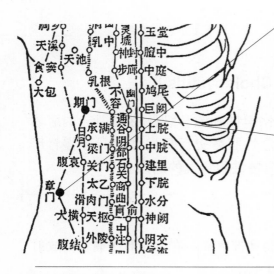

穴位名：章门 LR13

位置： 在侧腹部，在第11肋游离端的下际。

方法： 直刺0.8～1寸。

方义： 疏肝理气。

穴位名：期门 LR14

位置： 在胸部，第6肋间隙，前正中线旁开4寸。

方法： 斜刺或平刺0.5～0.8寸，不可深刺，以免伤及内脏。

方义： 疏肝和胃。

穴位名：阳陵泉 GB34

位置： 在小腿外侧，腓骨头前下方凹陷中。

方法： 直刺1～1.5寸。

方义： 清热利胆、理气止痛。

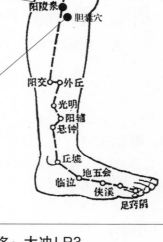

穴位名：胆囊 EX-LE6

位置： 在小腿外侧，当腓骨头前下方凹陷处直下2寸。

方法： 直刺1～1.5寸。

方义： 利胆通络。

穴位名：太冲 LR3

位置： 在足背，第1、第2跖骨间，跖骨底结合部前方凹陷中，或触及动脉搏动。

方法： 直刺0.5～1寸。

方义： 疏肝解郁，理气止痛。

穴位名：行间 LR2

位置： 在足背，第1、2趾间，趾蹼缘后方赤白肉际处。

方法： 直刺0.5～0.8寸。

方义： 疏肝理气。

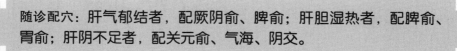

随诊配穴：肝气郁结者，配厥阴俞、脾俞；肝胆湿热者，配脾俞、胃俞；肝阴不足者，配关元俞、气海、阴交。

第十五节　痔　疮（Hemorrhoid）

疾病的定义： 痔静脉扩大和曲张所形成的静脉团称为"痔"，多发于成年人。痔分为内痔、外痔和混合痔，内痔系直肠上静脉曲张所致，位于齿线以上；外痔系直肠下静脉和肛门静脉曲张所致，位于齿线以下；内外痔连为一体的称为混合痔。

典型症状：肛门部出现小肉状突出物，无症状或仅有异物感，也可伴有肛门处疼痛、肿胀和大便时出血。兼见局部肿胀、疼痛、潮湿。舌红，苔腻，脉滑数，为湿热下注；痔疮日久，伴有脱肛、乏力，舌淡，苔白，脉弱，为气虚下陷。

治疗方法：疏经散瘀。

处　　方：承山、次髎、长强、二白。

穴位名：承山 BL57

位置： 在小腿后区，腓肠肌两肌腹与肌腱交角形成的凹陷处。

方法： 直刺1～2寸。不宜做过强的刺激，以免引起腓肠肌痉挛。

方义： 清利湿热，疏导膀胱经气而消瘀滞。

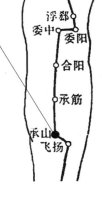

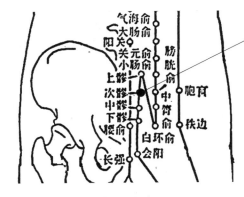

穴位名：次髎 BL32

位置： 在骶区，正对第2骶后孔中。

方法： 直刺1～1.5寸。

方义： 清利湿热，疏导膀胱经气而消瘀滞。

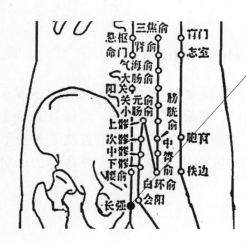

穴位名：长强 GV1

位置： 在会阴区，尾骨下方，尾骨端与肛门连线的中点处。

方法： 靠尾骨前面斜刺0.8～1寸。不宜直刺，以免伤及直肠。

方义： 直接疏通病所。

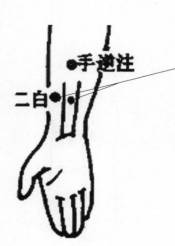

穴位名：二白 EX-UE2

位置： 在前臂前区，腕掌侧远端横纹上4寸，桡侧腕屈肌腱的两侧，一肢2穴。

方法： 直刺0.5～0.8寸。

方义： 治疗痔疮的经验效穴。

随诊配穴：肝气郁结者，配厥阴俞、脾俞；肝胆湿热者，配脾俞、胃俞；肝阴不足者，配关元俞、气海、阴交。

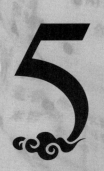

5

第五章

呼吸系统

第一节 慢性支气管炎（Chronic bronchitis）

疾病的定义： 多由急性支气管炎转变而来，也有因支气管哮喘、支气管扩张，使支气管分泌物引流不畅，血液循环供给不足所致。

1. 肺虚

典型症状： 干咳少痰，痰色白而粘或痰中带血，气短乏力，口燥咽干或午后潮热，神疲体瘦，舌质淡红，脉细数。

治疗方法： 滋阴润肺，止咳化痰。

处　　方： 肺俞、列缺、尺泽、三阴交、太溪、足三里、膏肓。

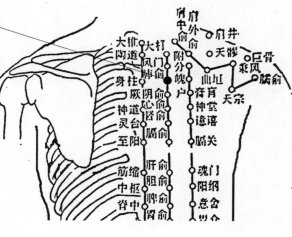

穴位名：肺俞 BL13

位置： 在脊柱区，第3胸椎棘突下，后正中线旁开1.5寸。

方法： 斜刺0.5～0.8寸。

方义： 调肺气，补虚劳，清虚热，和营血。

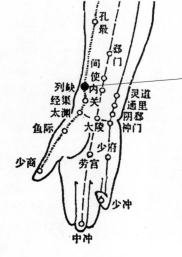

穴位名：列缺 LU7

位置： 在前臂，腕掌侧远端横纹上1.5寸，拇短伸肌腱和拇长展肌腱之间，拇长展肌腱沟的凹陷中。

方法： 向上斜刺0.5～0.8寸。

方义： 宣肺理气，疏风解表，通经活络，利咽宽膈。

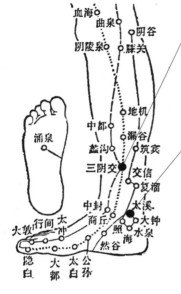

穴位名：尺泽LU5

位置：在肘区，肘横纹上，肱二头肌腱桡侧缘凹陷中。

方法：直刺0.8～1.2寸。

方义：疏经络，清肺热，降肺气，通水道，和肠胃。

穴位名：三阴交SP6

位置：在小腿内侧，内踝尖上3寸，胫骨内侧缘后际。

方法：直刺1～1.5寸。

方义：滋补肝肾，健脾和胃，通经活络。

穴位名：太溪KI3

位置：在足踝区，内踝尖与跟腱之间凹陷中。

方法：直刺0.5～1寸。

方义：滋补下焦，调理冲任，清肺止咳。

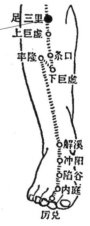

穴位名：足三里ST36

位置：在小腿外侧，犊鼻下3寸，胫骨前嵴外1横指处，犊鼻与解溪连线上。

方法：直刺1～2寸。

方义：补益脾胃，和肠化滞，调和气血，疏通经络，扶正培元，驱邪防病。

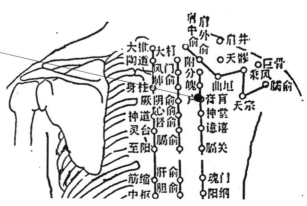

穴位名：膏肓BL43

位置：在脊柱区，第4胸椎棘突下，后正中线旁开3寸。

方法：斜刺0.5～0.8寸。

方义：健脾胃，补肺虚，培肾元，宁心神。

2. 肝火烁肺

典型症状：咳嗽阵作，气逆而咳，痰少质黏，咳时胸肋引痛，咽干，可受情志波动的影响，苔黄质红少津，脉弦数。

治疗方法：平肝降火，清肺止咳。

处　　方：肺俞、尺泽、阳陵泉、太冲。

穴位名：肺俞 BL13

位置：在脊柱区，第3胸椎棘突下，正中线旁开1.5寸。

方法：斜刺0.5～0.8寸。

方义：宣肺清热。

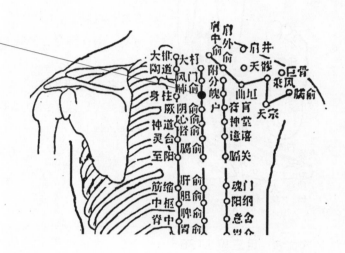

穴位名：尺泽 LU5

位置：在肘区，肘横纹上，肱二头肌腱桡侧缘凹陷中。

方法：直刺0.8～1.2寸。

方义：疏经络，清肺热，降肺气，通水道，和肠胃。

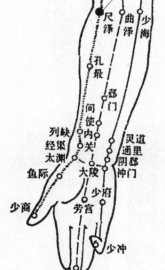

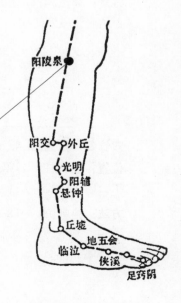

穴位名：阳陵泉 GB34

位置：在小腿外侧，腓骨头前下方凹陷中。

方法：直刺1～1.5寸。

方义：清热利胆、理气止痛。

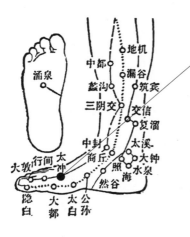

穴位名：太冲LR3

位置： 在足背，第1、第2跖骨间，跖骨底结合部前方凹陷中，或触及动脉搏动。

方法： 直刺0.5～1寸。

方义： 泻肝火，清头目，行气血，化湿热。

3. 肾虚

典型症状：咳嗽痰多，气短乏力，动则咳喘，汗出不得平卧，纳呆，腰酸腿软，颜面及下肢多呈现浮肿，舌质淡，脉沉。

治疗方法：温肾纳气，平喘止咳。

处　　方：华佗夹脊（胸1至胸7）、肾俞、太溪。

穴位名：肾俞BL23

位置： 在脊柱区，第2腰椎棘突下，后正中线旁开1.5寸。

方法： 直刺0.5～1寸。

方义： 壮元阳，补腰肾，祛水湿，充耳目。

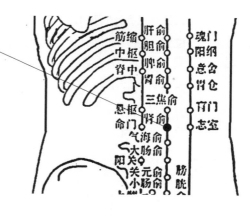

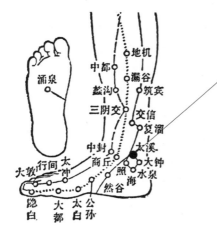

穴位名：太溪KI3

位置： 在足踝区，内踝尖与跟腱之间凹陷中。

方法： 直刺0.5～1寸。

方义： 滋补下焦，调理冲任，清肺止咳。

第二节 咳 嗽（Cough）

疾病的定义： 肺失宣肃，肺气上逆，以发出咳声或咳吐痰液为主症
的病证。

1. 外感咳嗽

典型症状：咳嗽病程较短，起病急骤，或兼有表证。

治疗方法：疏风解表，宣肺止咳。

处　　方：肺俞、列缺、合谷。

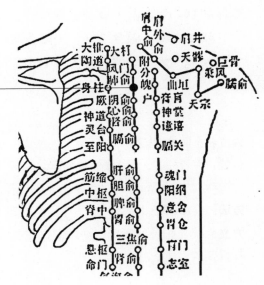

穴位名：肺俞BL13

位置： 在脊柱区，第3胸椎棘
突下，后正中线旁开1.5寸。

方法： 斜刺0.5～0.8寸。

方义： 调肺气，补虚劳，清虚
热，和营血。

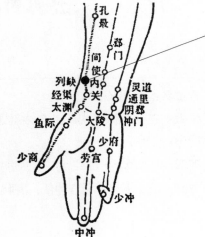

穴位名：列缺LU7

位置： 在前臂，腕掌侧远端横纹
上1.5寸，拇短伸肌腱和拇长展肌
腱之间，拇长展肌腱沟的凹陷中。

方法： 向上斜刺0.5～0.8寸。

方义： 宣肺理气，疏风解表，通
经活络，利咽宽膈。

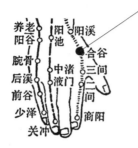

穴位名：合谷 LI4

位置： 在手背，第2掌骨桡侧的中点处。

方法： 直刺0.5～1寸。

方义： 疏风清热，消炎止痛，醒脑开窍，通调气血。

随诊配穴：外感风寒者配风门；外感风热者配大椎、风池；咽喉痛者配少商。

2. 内伤咳嗽

典型症状：咳嗽起病缓慢，病程较长，可兼脏腑功能失调症状。

治疗方法：肃肺理气，止咳化痰。

处　　方：肺俞、中府、太渊、三阴交。

穴位名：肺俞 BL13

位置： 在脊柱区，第3胸椎棘突下，正中线旁开1.5寸。

方法： 斜刺0.5～0.8寸。

方义： 宣肺清热。

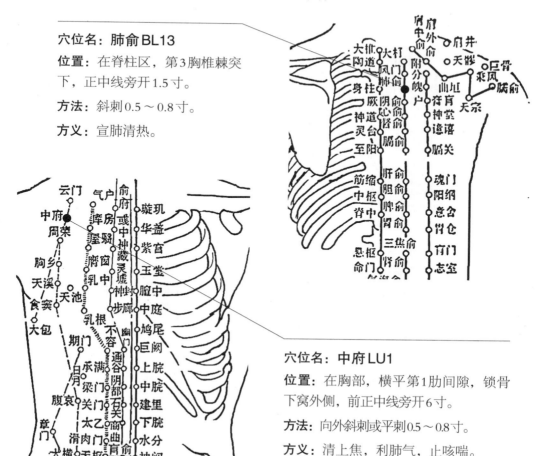

穴位名：中府 LU1

位置： 在胸部，横平第1肋间隙，锁骨下窝外侧，前正中线旁开6寸。

方法： 向外斜刺或平刺0.5～0.8寸。

方义： 清上焦，利肺气，止咳喘。

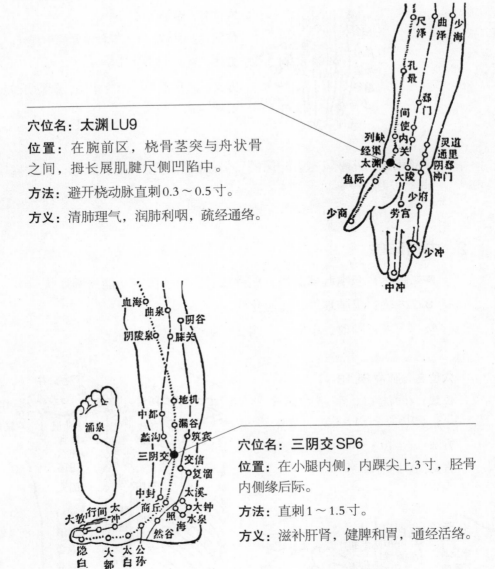

穴位名：太渊 LU9

位置： 在腕前区，桡骨茎突与舟状骨之间，拇长展肌腱尺侧凹陷中。

方法： 避开桡动脉直刺 0.3～0.5 寸。

方义： 清肺理气，润肺利咽，疏经通络。

穴位名：三阴交 SP6

位置： 在小腿内侧，内踝尖上 3 寸，胫骨内侧缘后际。

方法： 直刺 1～1.5 寸。

方义： 滋补肝肾，健脾和胃，通经活络。

随诊配穴：痰湿侵肺者配阴陵泉、丰隆；肝火犯肺者配行间、鱼际；肺阴亏虚者配膏肓、太溪；胸痛者配膻中；咽喉干痒者配太溪。

◎ 中医百病治疗常用穴位图谱 ◎

第三节　咽喉炎（Pharyngolaryngitis）

疾病的定义： 急性咽喉炎发作久治不愈会转成慢性咽喉炎，或因经常接触粉尘、化学气体以及烟酒过度刺激也可引起咽喉炎。

典型症状：咽干，咽痛，咽红灼烧热感，或见周身不适、微发热、头痛、舌质红苔薄黄少津、脉细数；喉内发热，喉痒喉干，音哑，舌质红少津苔薄，脉弦数或沉弦。

治疗方法：清热利咽。

处　　方：尺泽、少商、合谷、照海。

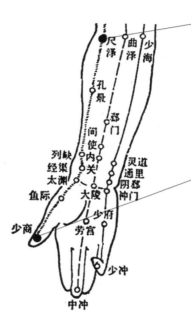

穴位名：尺泽LU5

位置： 在肘区，肘横纹上，肱二头肌腱桡侧缘凹陷中。

方法： 直刺0.8～1.2寸。

方义： 疏经络，清肺热，降肺气，通水道，和肠胃。

穴位名：少商LU11

位置： 在手指，拇指末节桡侧，指甲根角侧上方0.1寸（指寸）。

方法： 浅刺0.1寸。

方义： 苏厥救逆，清热利咽。

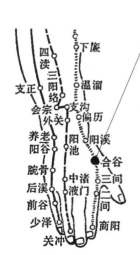

穴位名：合谷LI4

位置： 在手背，第2掌骨桡侧的中点处。

方法： 直刺0.5～1寸。

方义： 疏风清热，消炎止痛，醒脑开窍，通调气血。

穴位名：照海KI6

位置： 在踝区，内踝尖下1寸，内踝下缘边际凹陷中。

方法： 直刺0.5～0.8寸。

方义： 调经合营，清利下焦，清心安神，利咽止痛。

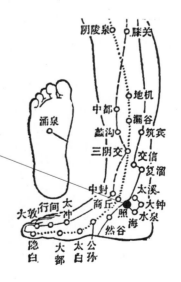

第四节　感　冒（Cold）

疾病的定义： 感冒是一种常见的急性上呼吸道病毒性感染性疾病，多由鼻病毒、副流感病毒、呼吸道合胞病毒、埃可病毒、柯萨奇病毒、冠状病毒、腺病毒等引起。

1. 风寒证

典型症状：鼻塞流涕，咽喉微痒，喷嚏，咳嗽，咯痰清稀，恶寒重发热轻，无汗，头痛，舌苔薄白，脉象浮紧。

治疗方法：祛风散寒，解表宣肺。

处　　方：列缺、迎香、支正、风门、风池、合谷。

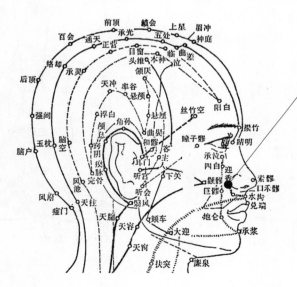

穴位名：列缺LU7

位置： 在前臂，腕掌侧远端横纹上1.5寸，拇短伸肌腱和拇长展肌腱之间，拇长展肌腱沟的凹陷中。

方法： 向上斜刺0.5～0.8寸。

方义： 配迎香，宣肺利窍，以治鼻塞、喉痒、咳嗽等症。

穴位名：迎香LI20

位置： 在面部，鼻翼外缘中点旁，鼻唇沟中。

方法： 略向内上方斜刺或平刺0.3～0.5寸。

方义： 配列缺，宣肺利窍，以治鼻塞、喉痒、咳嗽等症。

◎ 中医百病治疗常用穴位图谱 ◎

穴位名：支正 SI7

位置：在前臂背面尺侧，当阳谷与小海的连线上，腕背横纹上5寸。

方法：直刺或斜刺0.5～0.8寸。

方义：配风门，祛风散寒，以治恶寒、发热、头痛等症。

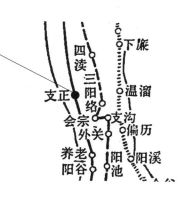

穴位名：风门 BL12

位置：在脊柱区，第2胸椎棘突下，后正中线旁开1.5寸。

方法：斜刺0.5～0.8寸。

方义：配支正，祛风散寒，以治恶寒、发热、头痛等症。

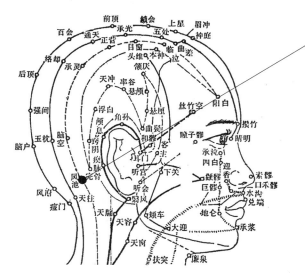

穴位名：风池 GB20

位置：在项部，当枕骨之下，与风府相平，胸锁乳突肌与斜方肌上端之间的凹陷处。

方法：直刺1.5寸。

方义：祛风。

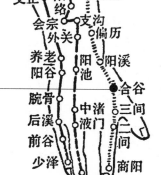

穴位名：合谷 LI4

位置：在手背，第1、第2掌骨间，当第2掌骨桡侧的中点处。

方法：直刺0.5～0.8寸。

方义：疏利阳明。

2. 风热证

典型症状：鼻塞而干，少涕，咽喉肿痛，口渴，咳嗽，痰黄稠，恶寒轻发热重，有汗不解，头痛，目赤，苔薄黄，脉浮数。

治疗方法：疏散风热，清利肺气。

处　　方：尺泽、鱼际、内庭、曲池、大椎。

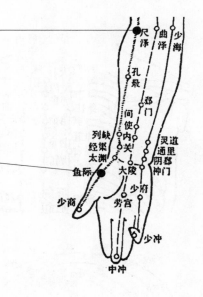

穴位名：尺泽 LU5

位置：在肘区，肘横纹上，肱二头肌腱桡侧缘凹陷中。

方法：直刺 0.8～1.2 寸。

方义：清泄肺热，以化痰止咳而利咽喉。

穴位名：鱼际 LU10

位置：在手外侧，第1掌骨桡侧中点赤白肉际处。

方法：直刺 0.5～0.8 寸。

方义：清泄肺热，以化痰止咳而利咽喉。

穴位名：内庭 ST44

位置：在足背，第2、第3趾间，趾蹼缘后方赤白肉际处。

方法：直刺 0.3～0.5 寸。

方义：清热保津以治鼻干、口渴。

穴位名：曲池 LI11

位置：屈肘，于尺泽与肱骨外上髁连线的中点处取穴。

方法：直刺 1～1.5 寸。

方义：清热保津以治鼻干、口渴。

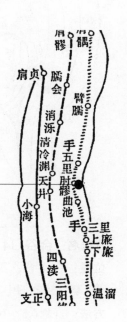

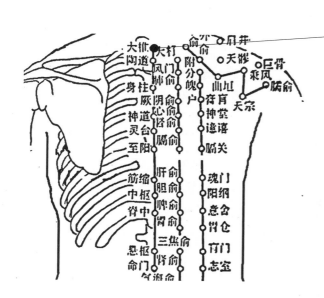

穴位名：大椎 GV14

位置：在脊柱区，在第7颈椎棘突下凹陷中，后正中线上。

方法：向上斜刺 0.5～1 寸。

方义：疏散高热，解除头痛，目赤。

> **随诊配穴**：咽喉肿痛加少商，用三棱针点刺出血；小儿高热惊厥加人中、十宣，毫针浅刺疾出，不按孔穴，并可挤出血珠。

3. 暑湿证

典型症状：头重如裹，肢体关节酸困重痛，身热不扬，恶寒少汗，咳嗽不甚，痰白而黏，胸闷，呕恶，甚则腹胀，便溏，小便短黄，口中淡腻不渴，或渴喜热饮，舌苔厚腻或黄腻，脉象缓或浮数。

治疗方法：清暑化湿，疏表和里。

处　　方：孔最、合谷、中脘、足三里、支沟。

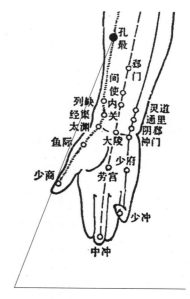

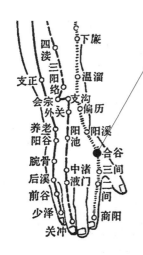

穴位名：合谷 LI4

位置：在手背，第1、第2掌骨间，当第2掌骨桡侧的中点处。

方法：直刺 0.5～0.8 寸。

方义：宣肺解表，清暑化湿，以治头重、肢困、咳嗽、寒热等症。

穴位名：孔最 LU6

位置：在前臂前区，腕掌侧远端横纹上7寸，尺泽与太渊连线上。

方法：直刺 0.5～1 寸。

方义：润肺利咽，解表清热。

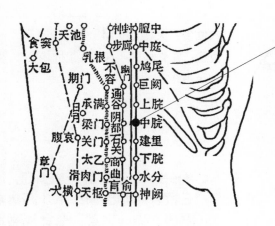

穴位名：中脘 CV12

位置： 在上腹部，前正中线上，当脐中上4寸。

方法： 直刺1～1.5寸。

方义： 和中健胃，化湿降浊，以治脘痞、呕恶、口中淡腻等症。

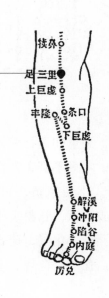

穴位名：足三里 ST36

位置： 位于小腿前外侧，当犊鼻下3寸，距胫骨前缘一横指（中指）。

方法： 直刺1～2寸。

方义： 和中健胃，化湿降浊，以治脘痞、呕恶、口中淡腻等症。

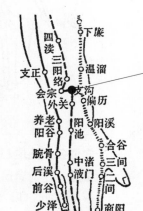

穴位名：支沟 TE6

位置： 在前臂背侧，当阳池与肘尖的连线上，腕背横纹上3寸，尺骨与桡骨之间。

方法： 直刺0.5～1寸。

方义： 通调三焦气化，去暑化湿。

随诊配穴：热重加大椎；湿重加阴陵泉；腹胀便溏加天枢。阳虚、气虚加灸足三里、膏肓。阴虚、血虚加肺俞、血海、复溜，针用补法。

◎ 中医百病治疗常用穴位图谱 ◎

第五节　哮　喘（Asthma）

疾病的定义： 是一种常见的过敏性疾患，可见有阵发性呼吸困难，四季均可发病，尤以寒冷季节及气候骤变时发病较多，其病多由于某些物质（动物皮毛、花粉、油漆、粉尘等），食物（鱼、蟹）诱发急性哮喘发作。

典型症状：突然发作，呼吸困难，胸闷气促，张口抬肩，鼻煽，喉中痰鸣，口唇爪甲发绀，舌质暗淡，脉沉细。

治疗方法：宣肺理气，驱邪平喘。

处　　方：风门、肺俞、心俞、膈俞、定喘。

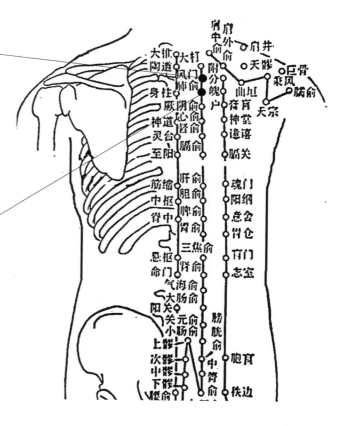

穴位名：风门 BL12

位置： 在脊柱区，第2胸椎棘突下，后正中线旁开1.5寸。

方法： 斜刺0.5～0.8寸。

方义： 宣肺解表，祛风泻热。

穴位名：肺俞 BL13

位置： 在脊柱区，第3胸椎棘突下，后正中线旁开1.5寸。

方法： 斜刺0.5～0.8寸。

方义： 调肺气，补虚劳，清虚热，和营血。

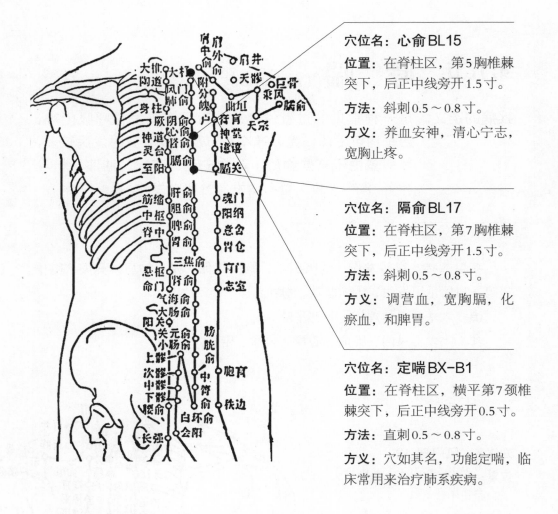

穴位名：心俞 BL15

位置： 在脊柱区，第5胸椎棘突下，后正中线旁开1.5寸。

方法： 斜刺0.5～0.8寸。

方义： 养血安神，清心宁志，宽胸止疼。

穴位名：隔俞 BL17

位置： 在脊柱区，第7胸椎棘突下，后正中线旁开1.5寸。

方法： 斜刺0.5～0.8寸。

方义： 调营血，宽胸膈，化瘀血，和脾胃。

穴位名：定喘 BX-B1

位置： 在脊柱区，横平第7颈椎棘突下，后正中线旁开0.5寸。

方法： 直刺0.5～0.8寸。

方义： 穴如其名，功能定喘，临床常用来治疗肺系疾病。

随诊配穴：风寒外袭者配合谷；痰热阻肺者配丰隆、曲池；喘甚者配天突；肺气虚者配气海、膻中；肾气虚者配阴谷、关元。

第六章

骨骼与肌肉系统

第一节　颈椎病（Cervical spondylosis）

疾病的定义： 指颈椎骨质增生、颈项韧带钙化和颈椎间盘萎缩退化等改变，刺激或压迫颈部神经、脊髓和血管而产生的一系列症状和体征的综合征。

典型症状：头枕、颈项、肩背及上肢等部位疼痛以及进行性肢体感觉和运动功能障碍。

治疗方法：舒筋骨，通经络。

处　　方：夹脊、天柱、后溪、申脉、悬钟。

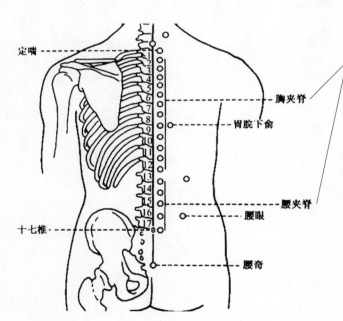

穴位名：夹脊EX-B2

位置： 在脊柱区，第1胸椎至第5腰椎棘突下两侧，后正中线旁开0.5寸，一侧17穴。

方法： 直刺0.3～0.5寸。

方义： 胸1～5夹脊治心肺、胸部及上肢疾病；胸6～12夹脊治胃肠、肝、脾、胆疾病；腰1～5夹脊治腰骶部、小腹及下肢疾病。

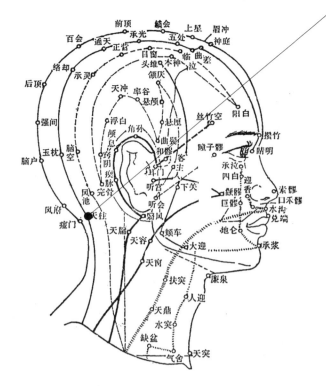

穴位名：天柱BL10

位置： 在颈后区，横平第2颈椎棘突上际，斜方肌外缘凹陷中。

方法： 直刺或斜刺0.5～0.8寸，不可向内上方深刺，以免伤及延髓。

方义： 散风邪，舒筋脉，止疼痛。

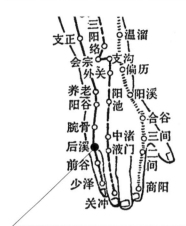

穴位名：后溪SI3

位置： 在手内侧，第5掌指关节尺侧近端赤白肉际凹陷中。

方法： 直刺0.5～1寸。

方义： 解表清热，醒神通阳。

穴位名：申脉BL62

位置： 在踝区，外踝尖直下，外踝下缘与跟骨之间凹陷中。

方法： 直刺0.3～0.5寸。

方义： 疏风解表，宁心安神，舒筋通络。

穴位名：悬钟GB39

位置： 在小腿外侧，外踝尖上3寸，腓骨前缘。

方法： 直刺0.5～0.8寸。

方义： 泻胆火，清髓热，通经络，祛风湿。

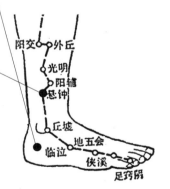

随诊配穴：风寒痹阻者配风门、大椎；劳伤血瘀者配膈俞、合谷；肝肾亏虚者配肝俞、肾俞；上肢疼痛者配曲池、合谷；上肢或手指麻木者配少海、手三里；头晕头痛者配百会、风池；恶心呕吐者配中脘、内关。

第二节　落　枕（Stiff neck）

疾病的定义： 是指以颈部疼痛，颈项僵硬，转侧不便为主要表现的颈部软组织急性扭伤或炎症。

1. 风寒阻络

典型症状：偶晨起出现颈项、肩背部疼痛僵硬不适，可伴有向同侧上肢放射，俯仰转侧受限，尤以旋转后仰为甚，头歪向健侧，肌肉痉挛酸胀疼痛，局部压痛，可伴有恶寒，头晕，精神疲倦，口淡不渴，舌淡红，苔薄白，脉浮紧。

治疗方法：温经散寒，祛风通络。

处　　方：外劳宫、阿是穴、后溪、大杼。

穴位名：外劳宫 EX-UE8

位置： 位于手背，第2、第3掌骨间，指掌关节后0.5寸凹陷中。

方法： 直刺0.3～0.5寸。

方义： 舒筋活络。

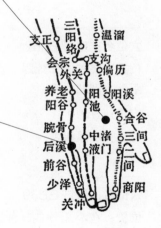

穴位名：后溪 SI3

位置： 微握拳，第5指掌关节后尺侧的近侧掌横纹头赤白肉际。

方法： 直刺0.3～1寸。

方义： 强化督脉阳气。

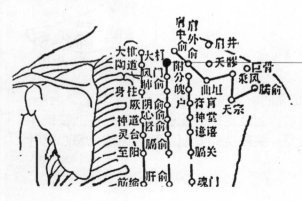

穴位名：大杼 BL11

位置： 位于脊柱区，第1胸椎棘突下，后正中线旁开1.5寸。

方法： 斜刺0.5～0.8寸。

方义： 祛风解表，强筋骨。

© 中医百病治疗常用穴位图谱 ©

2. 气滞血瘀

典型症状：反复发作，颈项、肩背部疼痛僵硬不适部位固定，转动不利，肌肉痉挛酸胀，多在劳累、睡眠姿势不当后发作，舌暗，可见瘀点，苔白，脉弦涩。

治疗方法：活血通络，解痉镇痛。

处　　方：阿是穴、天宗、膈俞、血海。

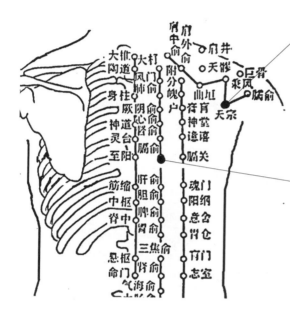

穴位名：天宗 SI11

位置：肩胛区，肩胛冈中点与肩胛骨下角连线上1/3与下2/3交点凹陷中。

方法：直刺0.8～1.2寸。

方义：改善肩部血液循环。

穴位名：膈俞 BL17

位置：第7胸椎棘突下，旁开1.5寸处。

方法：斜刺0.8～1.2寸。

方义：八会穴之血会，生血行血。

穴位名：血海 SP10

位置：位于股前区，髌底内侧端上2寸，股内侧肌隆起处。

方法：直刺0.8～1.2寸。

方义：化血为气，运化脾血。

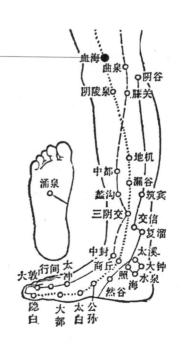

随诊配穴：头痛加合谷、外关。

第三节　颈肩综合征（Neck shoulder syndrome）

疾病的定义： 颈肩综合征，是颈部、肩部，以至臂肘的肌筋并联发生酸软、痹痛、乏力感，以及功能障碍等临床表现的病症。本症多于肩周炎基础上累及演进形成，好发于中老年人，以女性的发病率较高。

1. 气滞血瘀

典型症状：颈肩疼痛，入夜尤甚，举臂困难，肘窝静脉瘀血，青紫着色，甚者曲张郁滞。

治疗方法：活血通络，解痉镇痛。

处　　方：风池、颈百劳、肩井。

穴位名：风池 GB20

位置： 位于胸锁乳突肌与斜方肌上端附着部之间的凹陷中。

方法： 向鼻尖方向斜刺 0.5～0.8 寸。

方义： 祛风行气止痛。

穴位名：颈百劳 EX-HN15

位置： 位于项部，当第 7 颈椎棘突直上 2 寸，后正中线旁开 1 寸。

方法： 灸法。

方义： 舒筋活络。

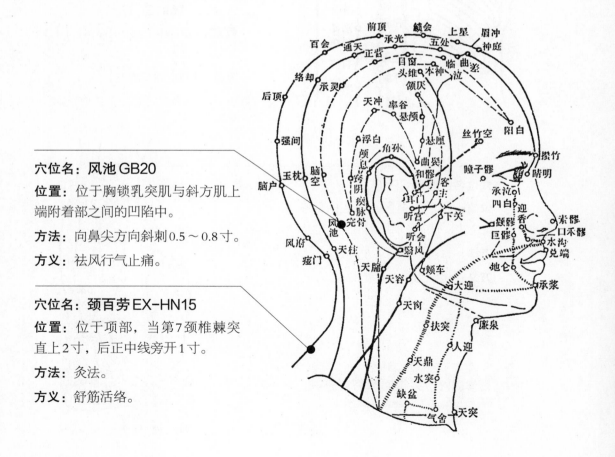

◎ 中医百病治疗常用穴位图谱 ◎

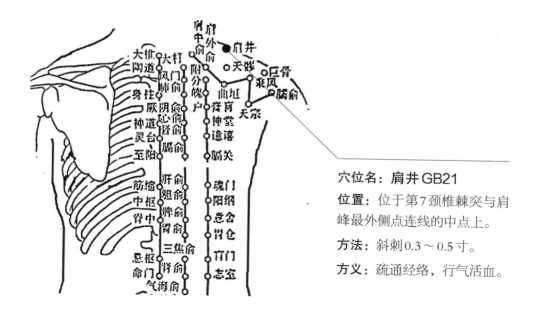

穴位名：肩井GB21

位置： 位于第7颈椎棘突与肩峰最外侧点连线的中点上。

方法： 斜刺0.3～0.5寸。

方义： 疏通经络，行气活血。

2. 寒湿阻络

典型症状：肩颈沉重僵硬，不能耐受。晨起时肩颈活动受限。

治疗方法：温经通络，祛湿止痛。

处　　方：风池、中渚、外关、大椎。

穴位名：风池GB20

位置： 位于胸锁乳突肌与斜方肌上端附着部之间的凹陷中。

方法： 向鼻尖方向斜刺0.5～0.8寸。

方义： 祛风行气止痛。

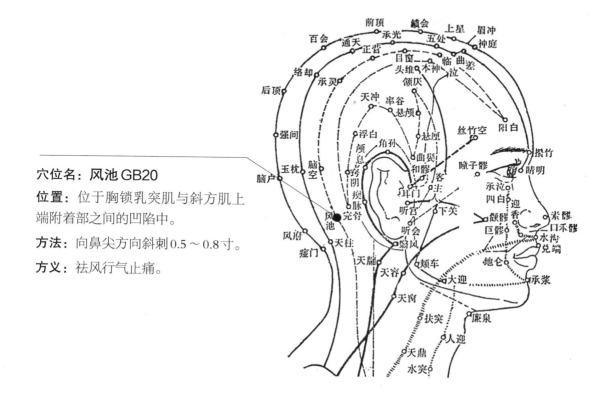

穴位名：中渚 TE3

位置： 位于手背部，当第4掌指关节近端凹陷中，第4、5掌骨间。

方法： 直刺0.3～0.6寸。

方义： 舒筋活络。

穴位名：外关 TE5

位置： 位于腕背侧远端横纹上2寸，尺骨与桡骨间隙中点。

方法： 直刺0.3～0.6寸。

方义： 联络气血，补阳益气。

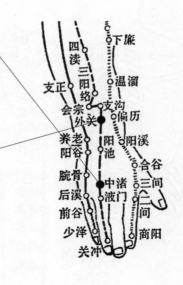

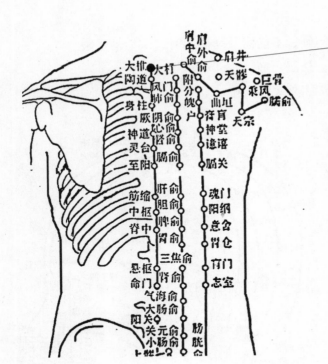

穴位名：大椎 GV14

位置： 在脊柱区，在第7颈椎棘突下凹陷中，后正中线上。

方法： 灸法。向上斜刺0.5～1寸，或三棱针点刺出血。

方义： 益气壮阳。

第四节 肩周炎（scapulohumeral Periarthritis）

疾病的定义： 肩周炎又称漏肩风、五十肩、肩凝症，属中医学"痹证"范畴。肩关节周围炎是肩关节周围软组织（关节囊、韧带等）的一种退行性炎性疾病。多发于50岁左右的中年人，故又称"五十肩"。

典型症状：以肩前中府穴区疼痛或压痛为主，后伸疼痛加重，为太阴经证；以肩后肩贞、臑俞穴处疼痛或压痛为主，肩内收疼痛加重，为太阳经证；以肩外侧肩髃、肩髎疼痛为主，外展疼痛加重，为阳明、少阳经证。

治疗方法：疏通气血，舒筋止痛。

处　　方：肩髃、肩髎、肩贞。

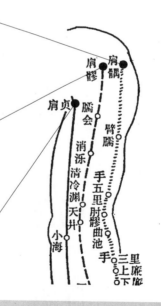

穴位名：肩髃 LI15

位置： 臂外展，或向前平伸时，当肩峰前下方凹陷处。

方法： 直刺0.8～1.2寸。

方义： 疏经利节，祛风通络。

穴位名：肩髎 TE14

位置： 位于肩部，肩髃后方，当臂外展时，于肩峰后下方呈现凹陷处。

方法： 直刺0.8～1.2寸。

方义： 祛风湿，通经络。

穴位名：肩贞 SI9

位置： 在肩关节后下方，臂内收时，腋后纹头上1寸。

方法： 直刺0.8～1.2寸。

方义： 通经活络。

随诊配穴：太阴经证：尺泽、阴陵泉；太阳经证：后溪、大杼、昆仑；阳明、少阳经证：手三里、外关；痛在阳明少阳经：条口、承山。

第五节　腕痛（腱鞘炎）[Wrist pain (tenosynovitis)]

疾病的定义： 腱鞘炎是以手腕部的腱鞘因外伤、劳损而出现以受累关节屈伸不利、局部肿痛为主要症状的疾病。

　　典型症状：患指腱鞘处肿胀疼痛，受累关节活动不利，有时可触及皮下硬节。

　　治疗方法：舒筋通络，活血止痛。

　　处　　方：合谷、郄门、曲池、手三里、温溜。

穴位名：合谷LI4

位　置： 手背，第1、第2掌骨间，当第2掌骨桡侧的中点处。

方法： 泻法，直刺0.5～1寸。

方义： 疏通经络、消肿止痛。

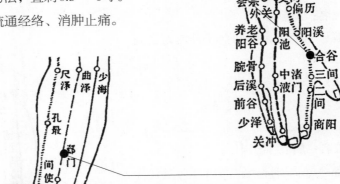

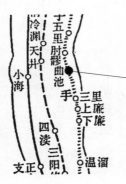

穴位名：郄门PC4

位　置： 在前臂掌侧，当曲泽与大陵的连线上，腕横纹上5寸，掌长肌腱与桡侧屈肌腱之间。

方法： 泻法，直刺0.5～1寸。

方义： 疏通经络、消肿止痛。

穴位名：曲池LI11

位　置： 屈肘成直角，当肘弯横纹尽头处。

方法： 泻法，直刺1～2.5寸。

方义： 疏通经络、消肿止痛。

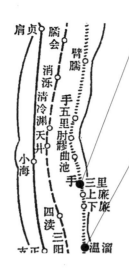

穴位名：手三里 LI10

位置： 在前臂背面桡侧，当阳溪与曲池连线上，肘横纹下2寸。

方法： 泻法，直刺1～2寸。

方义： 疏通经络、消肿止痛。

穴位名：温溜 LI7

位置： 位于前臂，腕背侧远端横纹上5寸，阳溪与曲池连线上。

方法： 泻法，直刺0.5～1寸。

方义： 疏通经络、消肿止痛。

第六节　手指痛（弹响指）(Finger pain)

疾病的定义： 拇指或其他手指的掌指关节掌侧发生的狭窄性腱鞘炎。

典型症状： 患指不能伸屈，用力伸屈时疼痛，并出现弹跳动作。

治疗方法： 舒筋活络。

处　　方： 臂臑、曲池、阳溪、合谷。

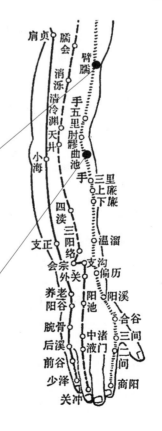

穴位名：臂臑 LI14

位置： 在臂外侧，三角肌前缘处，当曲池与肩髃连线上，曲池上7寸。

方法： 泻法，直刺0.5～1寸或向上斜刺1～2寸。

方义： 通经活络，治疗手阳明经的各种疾患。

穴位名：曲池 LI11

位置： 屈肘成直角，当肘弯横纹尽头处。

方法： 泻法，直刺1.0～2.5寸。

方义： 疏通经络、消肿止痛的作用强，可治疗手阳明经的各种疾患。

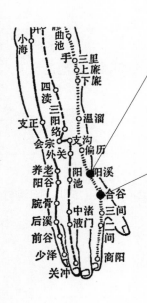

穴位名：阳溪 LI5

位置：位于腕区，腕背侧远端横纹桡侧，桡骨茎突远端，解剖学"鼻烟窝"凹陷中。

方法：泻法，直刺或斜刺0.5～0.8寸。

方义：舒筋活络，治疗手阳明经的各种疾患。

穴位名：合谷 LI4

位置：手背，第1、第2掌骨间，当第2掌骨桡侧的中点处。

方法：泻法，直刺0.5～1寸。

方义：用于手指肿痛、麻木、半身不遂等。

第七节　手臂/肘痛（Arm and Elbow pain）

疾病的定义：以前臂、肘部局限性慢性疼痛为主症的病证。

典型症状：肘关节活动时疼痛，有时可向前臂、腕部和上臂放射，局部肿胀不明显，有明显而固定的压痛点，肘关节活动不受限。

治疗方法：舒筋通络，活血止痛。

处　　方：曲池、手三里、温溜、阳池、少海、神门。

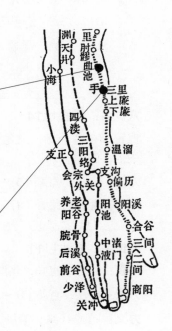

穴位名：曲池 LI11

位置：屈肘成直角，当肘弯横纹尽头处。

方法：泻法，直刺1.0～2.5寸。

方义：疏通经络、消肿止痛的作用强，可治疗手阳明经的各种疾患。

穴位名：手三里 LI10

位置：在前臂背面桡侧，当阳溪与曲池连线上，肘横纹下2寸。

方法：泻法，直刺1～2寸。

方义：疏通经络、消肿止痛的作用强，可治疗手阳明经的各种疾患。

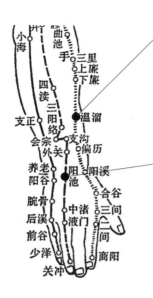

穴位名：温溜LI7

位置：位于前臂，腕背侧远端横纹上5寸，阳溪与曲池连线上。

方法：泻法，直刺0.5～1寸。

方义：疏通经络、消肿止痛的作用强，可治疗手阳明经的各种疾患。

穴位名：阳池TE4

位置：腕背横纹中，当指伸肌腱的尺侧缘凹陷处。

方法：泻法，直刺0.3～0.5寸。

方义：用于手指肿痛、麻木、半身不遂等。

穴位名：少海HT3

位置：屈肘，当肘横纹内侧端与肱骨内上髁连线的中点处。

方法：泻法，直刺0.5～1寸。

方义：理气通络，主治手颤、肘臂疼痛。

穴位名：神门HT7

位置：腕部，腕掌侧横纹尺侧端，尺侧腕屈肌腱的桡侧凹陷处。

方法：泻法，直刺0.3～0.5寸。

方义：舒筋通络，活血止痛。

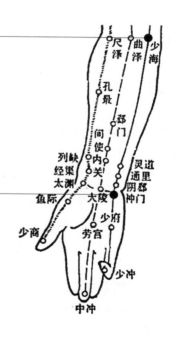

第八节　慢性腰痛 (Chronic low back pain)

疾病的定义： 腰背、腰骶和骶髂部的疼痛，有时伴有下肢感应痛或放射痛。

1. 寒湿腰痛

典型症状：腰部酸痛，时轻时重，可扩散到整个腰部或臀部、大腿后侧。

治疗方法：散寒湿，通经络。

处　　方：肾俞、大肠俞、次髎、昆仑。

穴位名：肾俞 BL23

位置： 第2腰椎棘突下，旁开1.5寸。

方法： 补法，直刺0.5～1寸。

方义： 温补肾阳，散寒止痛，用于腰痛。

穴位名：大肠俞 BL25

位置： 当第4腰椎棘突下，旁开1.5寸。

方法： 补法，直刺0.8～1.2寸。

方义： 温补肾阳，散寒止痛，用于治疗腰痛。

穴位名：次髎 BL32

位置： 位于髂后上棘与后正中线之间，适对第2骶后孔。

方法： 补法，直刺1～1.5寸。

方义： 温补肾阳，散寒止痛，治疗腰骶痛。

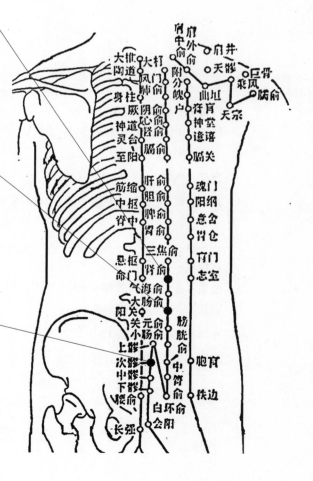

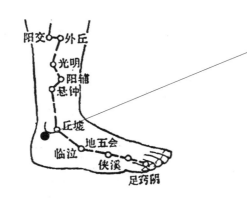

穴位名：昆仑BL60

位置：在足部外踝后方，当外踝尖与跟腱之间的凹陷处。

方法：补法，直刺0.5～0.8寸。

方义：温补肾阳，散寒止痛，治疗腰骶痛。

2. 肾虚腰痛

典型症状：全身虚弱症状明显，腰痛绵绵不止，劳累尤重，伴男子遗精，女子月经不调，尿频。

治疗方法：补肾益气，活络止痛。

处　　方：命门、志室、关元俞、太溪。

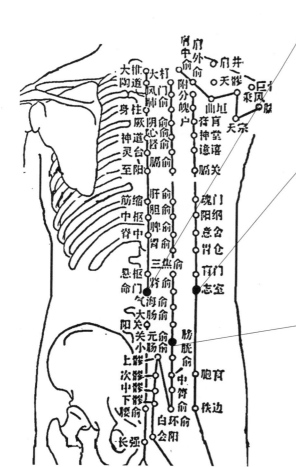

穴位名：命门GV4

位置：在脊柱区，第2腰椎棘突下凹陷中，后正中线上。

方法：补法，直刺0.5～1寸。

方义：温补肾阳，散寒止痛，治腰痛。

穴位名：志室BL52

位置：位于第2腰椎棘突下，后正中线旁开3寸。

方法：补法，斜刺0.5～0.8寸。

方义：温补肾阳，散寒止痛，治腰痛。

穴位名：关元俞BL26

位置：位于身体骶部，当第5腰椎棘突下，后正中线旁开1.5寸处。

方法：补法，直刺0.8～1.2寸。

方义：温补肾阳，散寒止痛，治腰痛。

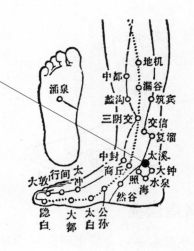

穴位名：太溪KI3

位置： 位于足内侧，内踝后方与脚跟骨筋腱之间的凹陷处。

方法： 补法，直刺0.5～1寸。

方义： 滋阴益肾，壮阳强腰，治腰痛。

第九节　急性腰痛（Acute lumbayo）

疾病的定义： 急性腰痛是指腰部软组织由于过度牵拉，肌肉、筋膜、韧带等急性损伤，主要表现为腰部疼痛、活动受限的疾病。

典型症状：患者伤后立即出现腰部疼痛，呈持续性剧痛，次日可因局部出血、肿胀，腰痛更为严重。

治疗方法：行气止痛，舒筋活血。

处　　方：腰痛点、足三里、解溪、志室、肾俞、大肠俞、上髎、次髎、承山。

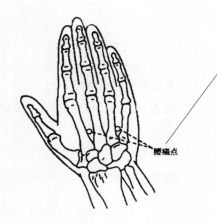

腰痛点

穴位名：腰痛点EX-UE7

位置： 位于手背，当第2、第3掌骨及第4、第5掌骨之间，当腕背侧横纹远端与掌指关节中点处，共两穴。

方法： 泻法，直刺0.3～0.5寸。

方义： 行气止痛，舒筋活血。

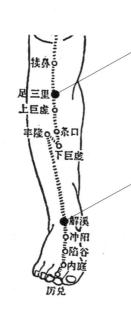

穴位名：足三里 ST36

位置： 位于小腿外侧，犊鼻下3寸，犊鼻与解溪连线上。

方法： 泻法，直刺1～2寸。

方义： 行气止痛，舒筋活血。

穴位名：解溪 ST41

位置： 在足背与小腿交界处的横纹中央凹陷中，当拇长伸肌腱与趾长伸肌腱之间。

方法： 泻法，直刺0.5～1寸。

方义： 行气止痛，舒筋活血。

穴位名：志室 BL52

位置： 位于第2腰椎棘突下，旁开3寸。

方法： 泻法，斜刺0.5～0.8寸。

方义： 行气止痛，舒筋活血。

穴位名：肾俞 BL23

位置： 第2腰椎棘突下，旁开1.5寸。

方法： 泻法，直刺0.5～1寸。

方义： 行气止痛，舒筋活血。

穴位名：大肠俞 BL25

位置： 当第4腰椎棘突下，旁开1.5寸。

方法： 泻法，直刺0.8～1.2寸。

方义： 行气止痛，舒筋活血。

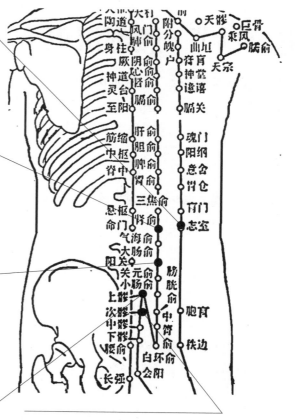

穴位名：上髎 BL31

位置： 在骶区，正对第1骶后孔中。

方法： 泻法，直刺1～1.5寸。

方义： 行气止痛，舒筋活血。

穴位名：次髎 BL32

位置： 位于髂后上棘与后正中线之间，适对第2骶后孔。

方法： 泻法，直刺1～1.5寸。

方义： 行气止痛，舒筋活血。

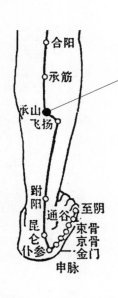

穴位名：**承山 BL57**

位置：位于小腿后面正中，委中与昆仑穴之间，当伸直小腿或足跟上提时，腓肠肌肌腹下出现的尖角凹陷处。

方法：泻法，直刺 1～2 寸。

方义：行气止痛，舒筋活血。

第十节　腰部沉重（Lower back feels heavy and dull）

疾病的定义：腰部肌肉及其附着点的积累性损伤，引起局部慢性无菌性炎症，以腰部隐痛、反复发作、劳累后加重为主要表现的病症。

典型症状：反复发作性的腰部酸痛或胀痛，不伴有明显的器质性改变。

治疗方法：舒筋通络。

处　　方：关元、足三里、肾俞、胞肓、太溪。

穴位名：**关元 CV4**

位置：位于脐下 3 寸处，前正中线上。

方法：补法，直刺 1～1.5 寸。

方义：培元固本、补益下焦。

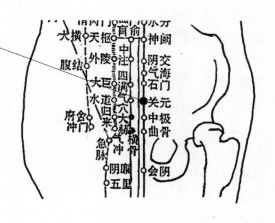

穴位名：足三里 ST36

位置：位于小腿外侧，犊鼻下3寸，犊鼻与解溪连线上。

方法：泻法，直刺1～2寸。

方义：行气止痛，舒筋活血。

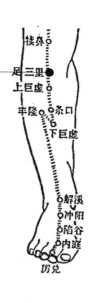

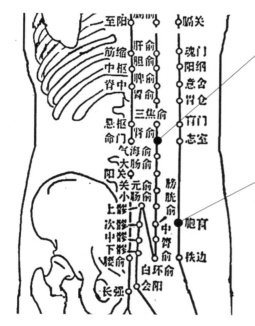

穴位名：肾俞 BL23

位置：第2腰椎棘突下，后正中线旁开1.5寸。

方法：泻法，直刺0.5～1寸。

方义：行气止痛，舒筋活血。

穴位名：胞肓 BL53

位置：在骶区，平第2骶后孔，骶正中嵴旁开3寸。

方法：泻法，直刺0.8～1.2寸。

方义：疏通经络。

穴位名：太溪 KI3

位置：位于足内侧，内踝后方与脚跟骨筋腱之间的凹陷处。

方法：补法，直刺0.5～1寸。

方义：滋阴益肾，壮阳强腰。

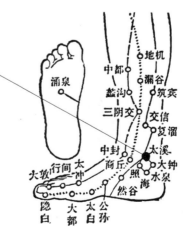

第十一节　腿部／腰部肌肉疼痛

（Muscular pain of a leg and the middle）

疾病的定义： 腿部及腰部肌肉出现疼痛不适为主要症状的病症。

典型症状：腿部及腰部肌肉疼痛。

治疗方法：舒筋通络，活血止痛。

处　　方：阴陵泉、阳陵泉、足三里、大肠俞、志室、胞肓、委中、承山、涌泉。

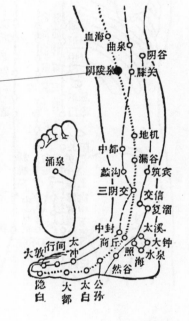

穴位名：阴陵泉 SP9

位置： 位于小腿内侧，胫骨内侧髁下缘与胫骨内侧缘之间的凹陷中，在胫骨后缘与腓肠肌之间，比目鱼肌起点上。

方法： 泻法，直刺1～2寸。

方义： 舒筋通络，活血止痛。

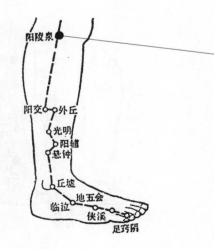

穴位名：阳陵泉 GB34

位置： 在小腿外侧，当腓骨头前下方凹陷处。

方法： 泻法，直刺0.8～1.2寸。

方义： 舒筋通络，活血止痛。

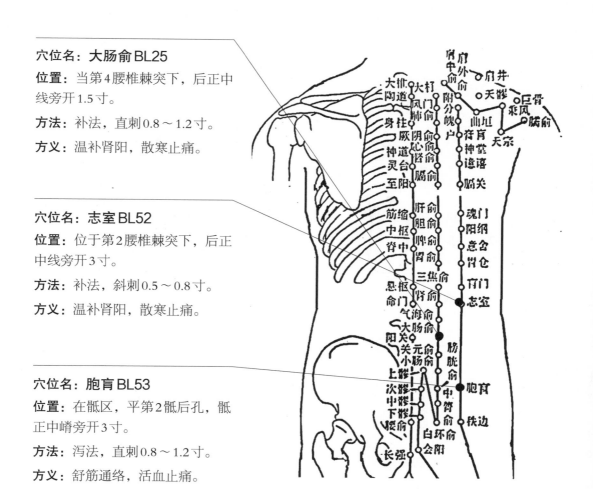

穴位名：足三里 ST36

位置： 位于小腿外侧，犊鼻下3寸，犊鼻与解溪连线上。

方法： 泻法，直刺1～2寸。

方义： 通经活络、疏风化湿、扶正祛邪。

穴位名：大肠俞 BL25

位置： 当第4腰椎棘突下，后正中线旁开1.5寸。

方法： 补法，直刺0.8～1.2寸。

方义： 温补肾阳，散寒止痛。

穴位名：志室 BL52

位置： 位于第2腰椎棘突下，后正中线旁开3寸。

方法： 补法，斜刺0.5～0.8寸。

方义： 温补肾阳，散寒止痛。

穴位名：胞肓 BL53

位置： 在骶区，平第2骶后孔，骶正中嵴旁开3寸。

方法： 泻法，直刺0.8～1.2寸。

方义： 舒筋通络，活血止痛。

穴位名：委中 BL40

位置：位于膝后区，腘横纹的中点，在腘窝正中。

方法：泻法，直刺 1～1.5 寸。

方义：舒筋通络，活血止痛。

穴位名：承山 BL57

位置：位于小腿后面正中，委中与昆仑之间，当伸直小腿或足跟上提时，腓肠肌肌腹下出现的尖角凹陷处。

方法：泻法，直刺 1～2 寸。

方义：舒筋通络，活血止痛。

殷门
浮郄
委阳
委中
合阳
承筋
承山
飞扬
跗阳
通谷
昆仑
仆参
申脉
至阴
束骨
京骨
金门

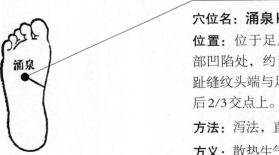

涌泉

穴位名：涌泉 KI1

位置：位于足底部，蜷足时足前部凹陷处，约当足底第 2、第 3 跖趾缝纹头端与足跟连线的前 1/3 与后 2/3 交点上。

方法：泻法，直刺 0.5～1 寸。

方义：散热生气。

◎ 中医百病治疗常用穴位图谱 ◎

第十二节　膝骨关节炎（Gonarthritis）

疾病的定义： 膝骨关节炎是一种以退行性病理改变为基础的疾患，多见于中老年人群，其症状多表现为膝盖红肿痛、上下楼梯痛、坐起立行时膝部酸痛不适等，也会有患者表现肿胀、弹响、积液等，如不及时治疗，则会引起关节畸形，残疾。

典型症状：膝关节疼痛，活动障碍。

治疗方法：舒筋通络，活血止痛。

处　　方：血海、梁丘、膝眼、足三里、阴陵泉、阳陵泉、委中、承山、涌泉。

穴位名：血海SP10

位置： 位于股前区，髌底内侧端上2寸，股内侧肌隆起处。

方法： 泻法，直刺1～1.5寸。

方义： 主治膝股内侧痛。

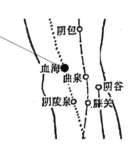

穴位名：梁丘ST34

位置： 在股前区，髌底上2寸，髂前上棘与髌底外侧端的连线上。

方法： 泻法，直刺1～1.2寸。

方义： 主治膝盖疼痛。

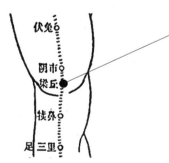

穴位名：膝眼EX-LE4

位置： 位于膝关节伸侧面，髌韧带两侧之凹陷中，左右计4穴。

方法： 泻法，针尖向膝中，进针0.5～1寸。

方义： 主治膝关节酸痛，膝关节炎，鹤膝风，腿痛。

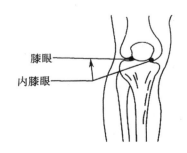

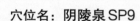

穴位名：足三里 ST36

位置： 位于小腿外侧，犊鼻下3寸，犊鼻与解溪连线上。

方法： 泻法，直刺1～2寸。

方义： 通经活络、疏风化湿、扶正祛邪。

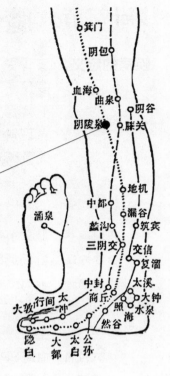

穴位名：阴陵泉 SP9

位置： 位于小腿内侧，胫骨内侧下缘与胫骨内侧缘之间的凹陷中，在胫骨后缘与腓肠肌之间，比目鱼肌起点上。

方法： 泻法，直刺1～2寸。

方义： 主治膝关节及周围软组织疾患。

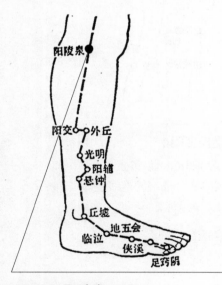

穴位名：阳陵泉 GB34

位置： 在小腿外侧，当腓骨头前下方凹陷处。左右各一。

方法： 泻法，直刺0.8～1.2寸。

方义： 主治半身不遂，下肢痿痹，麻木，膝膑肿痛。

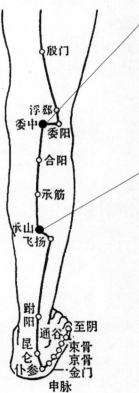

穴位名：委中 BL40

位置： 位于膝后区，腘横纹的中点，在腘窝正中。

方法： 泻法，直刺1～1.5寸。

方义： 主治腰及下肢病证。

穴位名：承山 BL57

位置： 位于小腿后面正中，委中与昆仑之间，当伸直小腿或足跟上提时，腓肠肌肌腹下出现的尖角凹陷处。

方法： 泻法，直刺1～2寸。

方义： 主治腰背痛、腰腿痛。

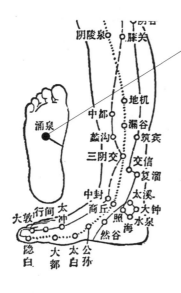

穴位名：涌泉KI1

位置：位于足底部，蜷足时足前部凹陷处，约当足底第2、第3跖趾缝纹头端与足跟连线的前1/3与后2/3交点上。

方法：泻法，直刺0.5～1寸。

方义：散热生气。

第十三节　腿部肌肉不平衡（Leg cramps）

疾病的定义：是指腿部肌肉突然、不自主的强直收缩，造成肌肉僵硬、疼痛难忍为主要症状的疾病。

典型症状：表现为腿部一组或几组肌肉突然、剧烈、不自主的收缩。抽筋虽然仅持续几分钟，但是发作过后肌肉的不适感或触痛可以持续几个小时。

治疗方法：舒筋通络，散寒止痛。

处　　方：足三里、三阴交、殷门、委中、承山、涌泉。

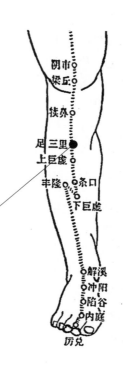

穴位名：足三里ST36

位置：位于小腿外侧，犊鼻下3寸，犊鼻与解溪连线上。

方法：泻法，直刺1～2寸。

方义：通经活络、疏风化湿、扶正祛邪。

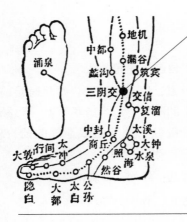

穴位名：三阴交 ST36

位置： 在小腿内侧，内踝尖上3寸，胫骨内侧缘后际。

方法： 泻法，直刺1～1.5寸。

方义： 通经活络。

穴位名：殷门 BL37

位置： 在大腿后面，当承扶与委中的连线上，承扶下6寸。

方法： 泻法，直刺1～2寸。

方义： 舒筋通络，强腰膝，主治坐骨神经痛，下肢麻痹。

穴位名：委中 BL40

位置： 位于膝后区，腘横纹的中点，在腘窝正中。左右各一。

方法： 泻法，直刺1～1.5寸。

方义： 主治腰及下肢病症。

穴位名：承山 BL57

位置： 位于人体的小腿后面正中，委中与昆仑穴之间，当伸直小腿或足跟上提时，腓肠肌肌腹下出现的尖角凹陷处。

方法： 泻法，直刺1～2寸。

方义： 舒筋通络，活血止痛。

穴位名：涌泉 KI1

位置： 位于足底部，蜷足时足前部凹陷处，约当足底第2、3跖趾缝纹头端与足跟连线的前1/3与后2/3交点上。

方法： 泻法，直刺0.5～1寸。

方义： 散热生气。

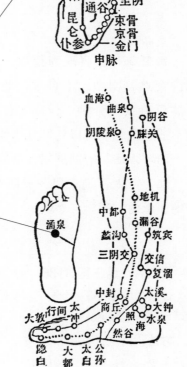

第十四节　腿部乏力和疲劳

（Legs feel lethargic or languid）

疾病的定义： 时常感觉腿部软弱无力，活动后容易疲劳。

典型症状： 腿部软弱无力，容易疲劳，活动后加重。

治疗方法： 补肝肾，强筋骨，舒筋活络。

处　　方： 足三里、解溪、志室、肾俞、承山。

穴位名：足三里 ST36

位置： 位于小腿外侧，犊鼻下3寸，犊鼻与解溪连线上。

方法： 补法，直刺1～2寸。

方义： 通经活络、疏风化湿、扶正祛邪。

穴位名：解溪 ST41

位置： 在足背与小腿交界处的横纹中央凹陷中，当拇长伸肌腱与趾长伸肌腱之间。

方法： 补法，直刺0.5～1寸。

方义： 舒筋活络。

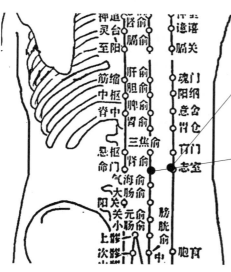

穴位名：志室 BL52

位置： 位于第2腰椎棘突下，旁开3寸。

方法： 补法，斜刺0.5～0.8寸。

方义： 温补肾阳，散寒止痛。

穴位名：肾俞 BL23

位置： 第2腰椎棘突下，旁开1.5寸。

方法： 补法，直刺0.5～1寸。

方义： 温补肾阳，散寒止痛。

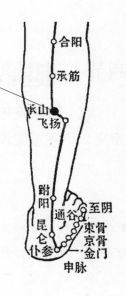

穴位名：承山 BL57

位置： 位于小腿后面正中，委中与昆仑之间，当伸直小腿或足跟上提时，腓肠肌肌腹下出现的尖角凹陷处。

方法： 补法，直刺1～2寸。

方义： 舒筋活络。

第十五节　足跟痛（Painful heel）

疾病的定义： 足跟一侧或两侧疼痛，不红不肿，行走不便。

典型症状：站立时或行走时，足跟疼痛，严重者足不敢着地。

治疗方法：滋补肾阴，舒经活络。

处　　方：大陵、申脉、太溪、照海。

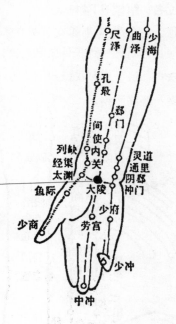

穴位名：大陵 PC7

位置： 在腕掌横纹的中点处，当掌长肌腱与桡侧腕屈肌腱之间。

方法： 泻法，直刺0.3～0.5寸。

方义： 舒筋活络。

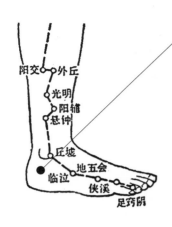

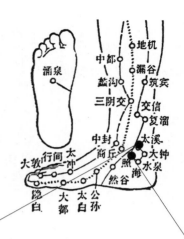

穴位名：**申脉 BL62**

位置：在足外侧部，外踝直下方凹陷中。

方法：补法，直刺 0.3～0.5 寸。

方义：补阳益气，疏导水湿，治足跟痛。

穴位名：**太溪 KI3**

位置：位于足内侧，内踝尖与脚跟骨筋腱之间的凹陷处。

方法：补法，直刺 0.5～1 寸。

方义：滋阴益肾，壮阳强腰，治足跟痛。

穴位名：**照海 KI6**

位置：足内侧，内踝尖下方凹陷处。

方法：补法，直刺 0.5～0.8 寸。

方义：主治下肢痿痹。

第十六节　　**类风湿关节炎**（Rheumatoid arthritis）

疾病的定义：一种常见的急性或慢性结缔组织炎症，以慢性、对称性、多滑膜关节炎和关节外病变为主要临床表现。

1. 寒湿痹阻

典型症状：关节冷痛，疼痛较剧，肿胀难消。

治疗方法：温阳通痹。

处　　方：阴陵泉、关元、腰阳关。

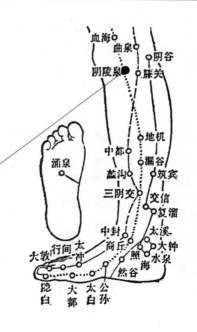

穴位名：**阴陵泉 SP9**

位置：在小腿内侧，当胫骨内侧髁后下方凹陷处（将大腿弯曲 90°，膝盖内侧凹陷处）。

方法：直刺 1～1.5 寸。

方义：健脾化湿。

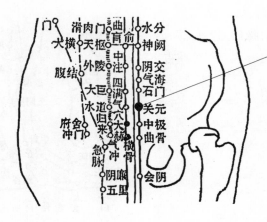

穴位名：关元CV4

位置：脐下3寸处，前正中线上。

方法：直刺0.8～1.2寸。

方义：温阳通痹。

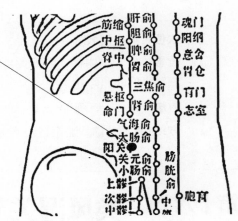

穴位名：腰阳关GV3

位置：在腰部，当后正中线上，第4腰椎棘突下凹陷中。

方法：直刺或向上斜刺0.5～1寸。多用灸法。

方义：温阳通痹。

2. 湿热痹阻

典型症状：关节酸痛红肿，缠绵难愈。

治疗方法：淡渗利湿与清热并举而治。

处　　方：曲池、大椎、阴陵泉。

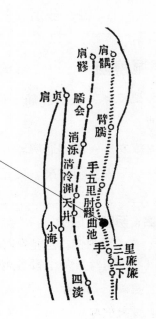

穴位名：曲池LI11

位置：肘横纹外侧端，屈肘，当尺泽与肱骨外上髁连线中点。

方法：直刺1～1.5寸。

方义：利湿清热。

◎ 中医百病治疗常用穴位图谱 ◎

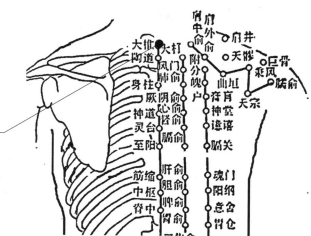

穴位名：大椎 GV14

位置：第7颈椎棘突下凹陷中。

方法：向上斜刺0.5～1寸。

方义：利湿清热。

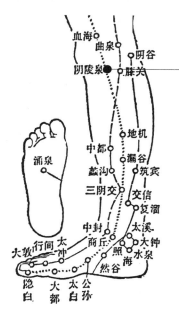

穴位名：阴陵泉 SP9

位置：在小腿内侧，当胫骨内侧髁后下方凹陷处（将大腿弯曲90°，膝盖内侧凹陷处）。

方法：直刺1～2寸。治疗膝痛可向阳陵泉或委中方向透刺。

方义：利湿清热。

随诊配穴：①上肢：肩髎、曲池、阳溪、阳池、阳谷、八邪；②下肢：膝眼、腰阳关、阳陵泉、足三里、昆仑、解溪、八风；③颈项：C1–C7夹脊；④颞颌关节：上关、下关。

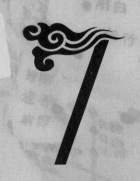

第七章

循环系统

第一节　偏头痛（Migraine）

疾病的定义： 偏头痛属于中医学的"头风"范畴，以反复发作、或左或右、来去突然的剧烈头痛为主要表现，有时表现为周期性呕吐或腹痛。本病在中医古代文献中多被称为"偏头风""偏正头风""偏头痛""偏正头痛""头偏痛""偏头风痛""头半寒痛""脑风"。

1. 肝阳上亢

典型症状：头痛而胀、心烦易怒、目赤、口苦、脉弦或脉数。

治疗方法：清泻肝胆，平抑肝阳。

处　　方：列缺、太溪、行间。

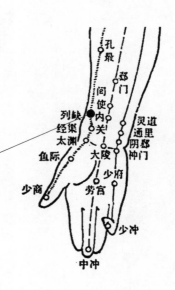

穴位名：列缺 LU7

位置： 在前臂，腕掌侧远端横纹上1.5寸，拇短伸肌腱和拇长展肌腱之间，拇长展肌腱沟的凹陷中。

方法： 向上斜刺0.5～0.8寸。

方义： 宣肺解表，益气通络。

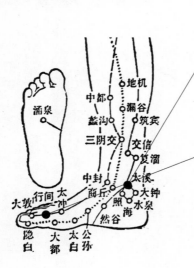

穴位名：太溪 KI3

位置： 在足踝区，内踝尖与跟腱之间凹陷中。

方法： 直刺0.5～1寸。

方义： 清热生气。

穴位名：行间 LR2

位置： 在足背，第1、第2趾间，趾蹼缘后方赤白肉际处。

方法： 直刺0.5～0.8寸。

方义： 清泻肝胆，平抑肝阳。

2. 痰浊型

典型症状：头痛如裹、胸脘满闷、呕恶痰涎、舌胖大、舌苔白腻、脉弦数。

治疗方法：祛痰化浊。

处　　方：丰隆、内关。

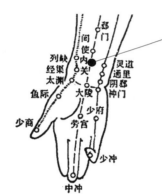

穴位名：丰隆 ST40

位置： 在小腿外侧，外踝尖上8寸，胫骨前肌外缘；条口外侧一横指处。

方法： 直刺1～1.5寸。

方义： 祛痰。

穴位名：内关 PC6

位置： 在前臂前区，腕掌侧远端横纹上2寸，掌长肌腱与桡侧腕屈肌腱之间。

方法： 直刺0.5～1寸。

方义： 和中化痰。

3. 瘀血型

典型症状：头痛如刺、经久不愈、固定不移、舌质紫暗或有瘀斑点、脉沉细或细涩。

治疗方法：活血化瘀。

处　　方：膈俞、血海。

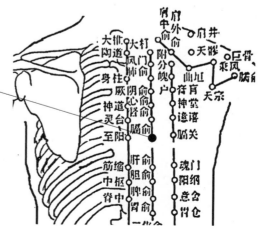

穴位名：膈俞 BL17

位置： 在脊柱区，第7胸椎棘突下，后正中线旁开1.5寸。

方法： 斜刺0.5～0.8寸。

方义： 血会膈俞，补能益气养血，泻能活血化瘀。

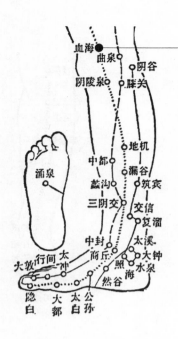

穴位名：血海 SP10

位置：在股前区，髌底内侧端上2寸，股内侧肌隆起处。

方法：直刺1～1.5寸。

方义：调理血分。

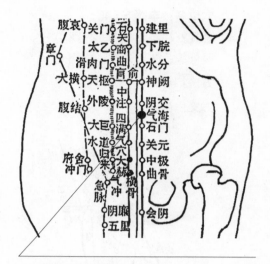

穴位名：气海 CV6

位置：在下腹部，脐中下1.5寸，前正中线上。

方法：直刺1～1.5寸；多用灸法。孕妇慎用。

方义：益气温阳，调一身元气。

4. 气血不足

典型症状：头痛而空、眩晕、腰膝酸软、五心烦热；头痛隐隐反复发作、遇劳加重。

治疗方法：益气养血。

处　　方：气海、太溪。

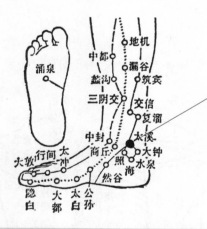

穴位名：太溪 KI3

位置：在足踝区，内踝尖与跟腱之间凹陷中。

方法：直刺0.5～1寸。

方义：清热生气。

随诊配穴：肝阳上亢加颔厌透悬颅、列缺、太溪、行间；痰浊加颔厌透悬颅、列缺、丰隆、内关；瘀血加膈俞、血海、足三里、三阴交；肾虚或气血不足加足三里、气海、三阴交、太溪、肾俞。

第二节　顽固性头痛（Intractable headache）

疾病的定义： 是患者长时间自觉头部疼痛的一类病证，以内伤头痛为主，经常规治疗收效较差，且反复发作，迁延难愈。常因情绪波动、劳累等因素而诱发，使头痛加重，且呈慢性病史。

1. 阳明头痛

典型症状：疼痛部位以前额、眉棱骨、鼻根部为主。

治疗方法：调和气血，通络止痛。

处　　方：头维、阳白、印堂。

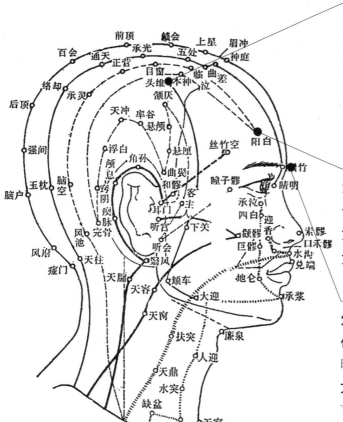

穴位名：头维 ST8

位置： 在头部，额角发际直上0.5寸，头正中线旁开4.5寸。

方法： 平刺0.5～1寸。

方义： 调和气血，通络止痛。

穴位名：阳白 GB14

位置： 在头部，眉上1寸，瞳孔直上。

方法： 平刺0.5～0.8寸。

方义： 调和气血，通络止痛。

穴位名：印堂 GV29

位置： 在头部，两眉毛内侧端中间的凹陷中。

方法： 提捏局部皮肤，平刺0.3～0.5寸；或用三棱针点刺出血。

方义： 调和气血，通络止痛。

2. 少阳头痛

典型症状：疼痛部位在侧头部，多见于单侧。

治疗方法：疏调经脉，通络止痛。

处　　方：太阳、丝竹空、率谷。

穴位名：**太阳EX-HN5**

位置：在头部，当眉梢与目外眦之间，向后约一横指的凹陷中。

方法：直刺或斜刺0.3～0.5寸；或点刺出血。

方义：调和气血，通络止痛。

穴位名：**丝竹空TE23**

位置：在面部，眉梢凹陷中。

方法：平刺0.3～0.5寸。

方义：调和气血，通络止痛。

穴位名：**率谷GB8**

位置：在头部，耳尖直上入发际1.5寸。

方法：平刺0.5～0.8寸。

方义：调和气血，通络止痛。

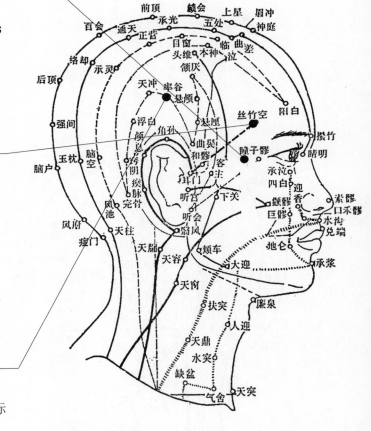

◎ 中医百病治疗常用穴位图谱 ◎

3. 太阳头痛

典型症状：疼痛部位在后枕部，或下连于项部。

治疗方法：调和气血，通络止痛。

处　　　方：天柱、后顶、风池。

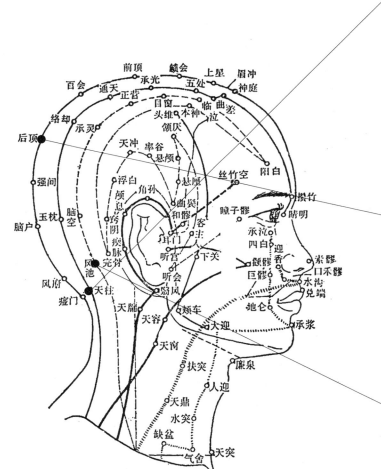

穴位名：天柱 BL10

位置：在颈后区，横平第2颈椎棘突上际，斜方肌外缘凹陷中。

方法：直刺或斜刺 0.5～0.8寸，不可向内上方深刺，以免伤及延髓。

方义：调和气血，通络止痛。

穴位名：后顶 GV19

位置：在头部，后发际正中直上5.5寸。

方法：平刺 0.5～0.8寸。

方义：调和气血，通络止痛。

穴位名：风池 GB20

位置：在颈后区，枕骨之下，胸锁乳突肌上端与斜方肌上端之间的凹陷中。

方法：针尖微下，向鼻尖斜刺 0.8～1.2寸；或平刺透风府穴。深部中间为延髓，必须严格掌握针刺的角度与深度。

方义：调和气血，通络止痛。

4. 厥阴头痛

典型症状：疼痛部位在巅顶部，或连于目系。

治疗方法：疏调经脉，通络止痛。

处　　方：四神聪、百会。

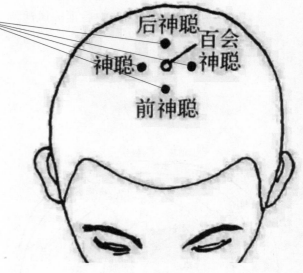

穴位名：四神聪（EX-HN1）

位置：在头部，百会前后左右各旁开1寸，共4穴。

方法：平刺0.5～0.8寸。

方义：泄气血，疏通脉络，通则不痛。

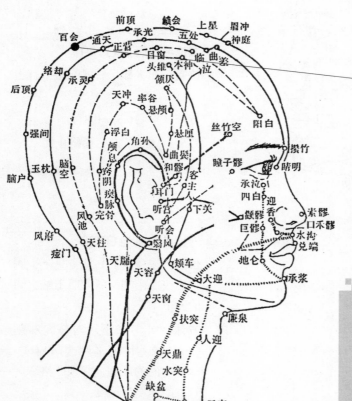

穴位名：百会 GV20

位置：在头部，前发际正中直上5寸。

方法：平刺0.5～0.8寸；升阳举陷可用灸法。

方义：泄气血，疏通脉络，通则不痛。

随诊配穴：外感头痛配风府、列缺；肝阳头痛配行间、太溪；血虚头痛配三阴交、足三里；痰浊头痛配丰隆、中脘；瘀血头痛配血海、膈俞。

第三节　高血压（Hypertension）

疾病的定义： 在未服用降压药的情况下，非同日3次测量收缩压≥140mmHg和（或）舒张压≥90mmHg。

典型症状：脸色发红，脾气暴躁，血压波动大，多为肝阳上亢。

治疗方法：平肝潜阳，调和气血。

处　　方：百会、风池、太冲、合谷、曲池、三阴交。

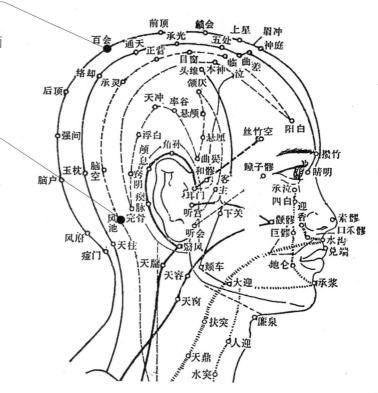

穴位名：百会穴 GV20

位置：位于头部，头顶正中心，两耳角直上连线中点。

方法：泻法，平刺0.5～0.8寸。

方义：平衡机体阴阳、降压。

穴位名：风池 GB20

位置：在颈后区，枕骨之下，胸锁乳突肌上端与斜方肌上端之间的凹陷中。

方法：尖微下，向鼻尖斜刺0.8～1.2寸；或平刺透风府穴。深部中间为延髓，必须严格掌握针刺的角度与深度。

方义：散寒祛风、牵正通络。

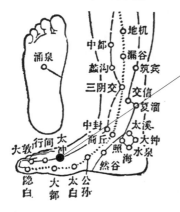

穴位名：太冲 LR3

位置：足背，第1、2跖骨间，跖骨底结合部前方凹陷中，或触及动脉搏动。

方法：直刺0.5～1寸。

方义：太冲为肝之原穴、肝经从目系下颊里，环唇内，能柔肝缓急，疏筋通络。

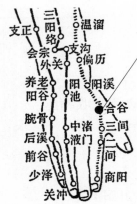

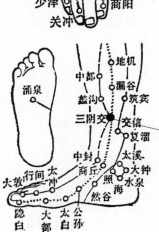

穴位名：合谷LI4

位置： 在手背，第2掌骨桡侧的中点处。

方法： 直刺0.5～1寸。

方义： 疏风清热，消炎止痛，醒脑开窍，通调气血。

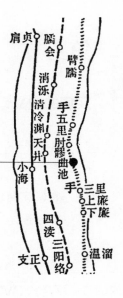

穴位名：曲池LI11

位置： 在肘区，在尺泽与肱骨外上髁连线中点凹陷处。

方法： 直刺1～1.5寸。

方义： 清邪热、通腑气，疏经络，调气血。

穴位名：三阴交SP6

位置： 在小腿内侧，内踝尖上3寸，胫骨内侧缘后际。

方法： 直刺1～1.5寸。

方义： 滋补肝肾，健脾和胃，通经活络。

> **随诊配穴：** 肝火亢盛配行间、侠溪；阴虚阳亢配肾俞、肝俞；痰湿壅盛配丰隆、中脘；气虚血瘀配足三里、膈俞；阴阳两虚配关元、肾俞。头晕头重配太阳、头维；心悸失眠配内关、神门。

第四节　高血脂（Hyperlipidemia）

疾病的定义： 指脂肪代谢或者运转异常使人体血液中的血脂含量超过正常范围，表现为血中胆固醇和（或）甘油三酯过高或高密度脂蛋白过低，现代医学称"血脂异常"。

典型症状：形体肥胖，身重困乏，倦怠乏力，胸脘痞闷，舌体胖大，边有齿痕，多为脾虚湿盛。

治疗方法：益气健脾，化湿和胃。

处　　方：漏谷、丰隆、阳陵泉、足三里、脾俞。

◎ 中医百病治疗常用穴位图谱 ◎

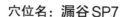

穴位名：漏谷SP7

位置： 位于小腿内侧，当内踝尖与阴陵泉的连线上，距内踝尖6寸，胫骨内侧缘后方。

方法： 和法，直刺1～1.5寸。

方义： 健脾化痰祛湿。

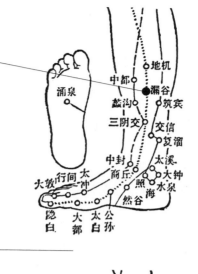

穴位名：丰隆ST40

位置： 位于人体的小腿前外侧，外踝尖上八寸，条口穴外，距胫骨前缘二横指（中指）。

方法： 直刺1～1.5寸。

方义： 蠲化痰浊。

穴位名：阳陵泉GB34

位置： 位于小腿外侧，当腓骨头前下方凹陷处。

方法： 泻法，直刺1～1.5寸。

方义： 促进胆汁分泌。

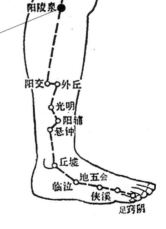

穴位名：足三里ST36

位置： 位于小腿前外侧，当犊鼻下3寸，距胫骨前缘一横指（中指）。

方法： 补法，直刺1～1.5寸。

方义： 降低血脂粘稠度、避免过多的脂肪堆积在血管壁上。

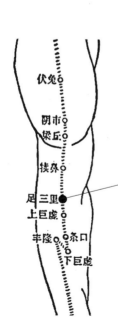

穴位名：**脾俞BL20**

位置：在背部，当第11胸椎棘突下，旁开1.5寸。

方法：泄法，斜刺0.5～0.8寸。

方义：用于脾胃疾患如腹胀、腹泻、痢疾、呕吐、纳呆、水肿等。

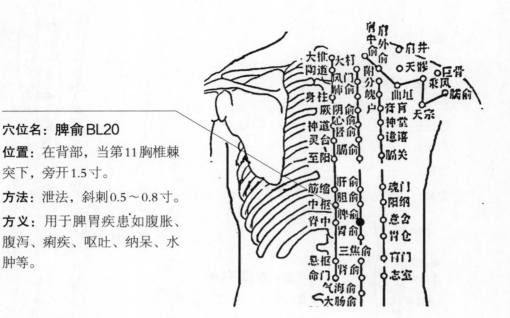

随诊配穴：配晴明、印堂、迎香、凤池、肺俞、气海有升阳降阴之效；脾俞配中脘、三阴交、足三里主治呕吐；配胃俞、中脘、章门、足三里、关元俞主治泄泻；配肾俞、三阴交主治消渴。

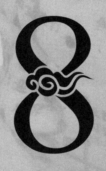

第八章

神经系统

第一节　手臂神经痛（Brachial neuralgia）

疾病的定义：以锁骨上窝、肩、腋、前臂尺侧等部位出现强烈的放射性烧灼样或针刺样疼痛为主要临床表现的疾病，可伴有肢体运动、感觉障碍和肌肉萎缩。

　　典型症状：锁骨上窝、肩、腋、前臂尺侧等部位出现强烈的放射性甚至呈刀割样、撕裂样、烧灼样或针刺样疼痛。

　　治疗方法：疏通经络，活血止痛。

　　处　　方：肩井、肩髃、臑会、曲池、中府、天柱、天髎、合谷。

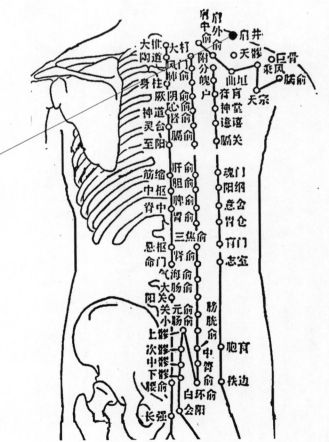

穴位名：肩井 GB21

位置：位于第7颈椎棘突与肩峰端连线的中点上，前直对乳中。

方法：泻法，直刺0.5～0.8寸。

方义：祛风清热，活络消肿。

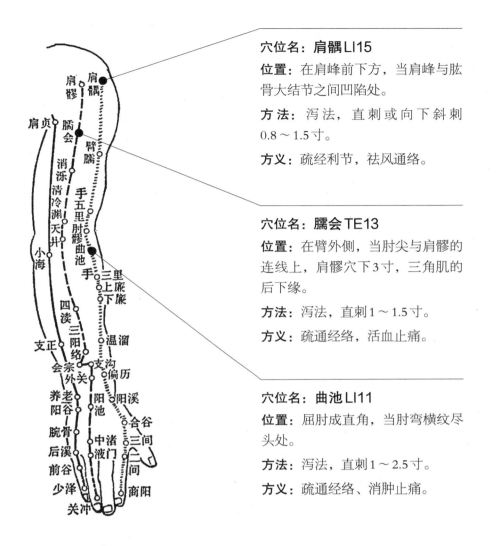

穴位名：肩髃 LI15

位置：在肩峰前下方，当肩峰与肱骨大结节之间凹陷处。

方法：泻法，直刺或向下斜刺0.8～1.5寸。

方义：疏经利节，祛风通络。

穴位名：臑会 TE13

位置：在臂外侧，当肘尖与肩髎的连线上，肩髎穴下3寸，三角肌的后下缘。

方法：泻法，直刺1～1.5寸。

方义：疏通经络，活血止痛。

穴位名：曲池 LI11

位置：屈肘成直角，当肘弯横纹尽头处。

方法：泻法，直刺1～2.5寸。

方义：疏通经络、消肿止痛。

穴位名：中府 LU1

位置：位于胸部，横平第1肋间隙，锁骨下窝外侧，前正中线旁开6寸。

方法：泻法，向外斜刺或平刺0.5～0.8寸。

方义：疏通经络，活血止痛。

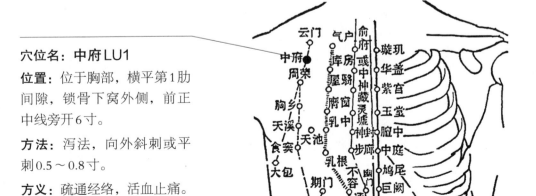

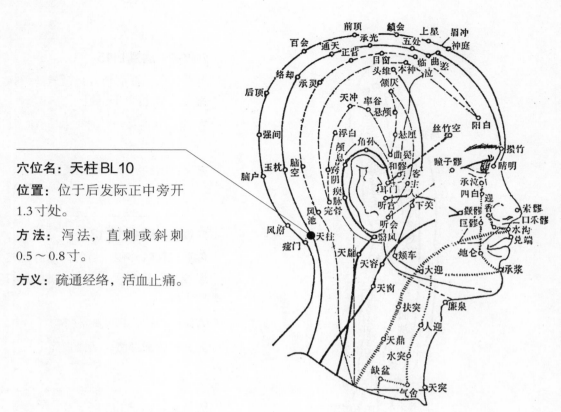

穴位名：天柱 BL10

位置： 位于后发际正中旁开 1.3寸处。

方法： 泻法，直刺或斜刺 0.5～0.8寸。

方义： 疏通经络，活血止痛。

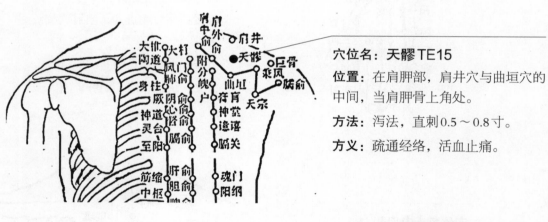

穴位名：天髎 TE15

位置： 在肩胛部，肩井穴与曲垣穴的中间，当肩胛骨上角处。

方法： 泻法，直刺0.5～0.8寸。

方义： 疏通经络，活血止痛。

穴位名：合谷 LI4

位置： 手背，第1、第2掌骨间，当第2掌骨桡侧的中点处。

方法： 泻法，直刺0.5～1寸。

方义： 疏通经络，活血止痛。

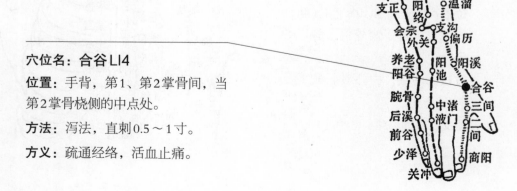

第二节　手指麻木（Fingers numb）

疾病的定义： 指正中神经在腕管内遭到挤压而引起的一种周围神经卡压综合征。

典型症状：常见于拇指、示指、中指区域麻木无力。

治疗方法：行气活血，舒筋通络。

处　　方：合谷、阳池、支沟、外劳宫、劳宫、大陵、内关、少府。

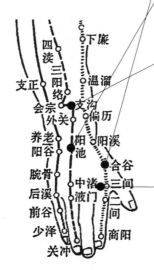

穴位名：合谷LI4

位置： 手背，第1、第2掌骨间，当第2掌骨桡侧的中点处。

方法： 泻法，直刺0.5～1寸。

方义： 用于治疗手指肿痛、麻木。

穴位名：阳池TE4

位置： 腕背横纹中，当指伸肌腱的尺侧缘凹陷处。

方法： 泻法，直刺0.3～0.5寸。

方义： 用于治疗手指肿痛、麻木。

穴位名：支沟TE6

位置： 在前臂背侧，当阳池穴与肘尖的连线上，腕背横纹上3寸。

方法： 泻法，直刺0.3～0.5寸。

方义： 用于手指震颤，腕臂无力。

穴位名：外劳宫EX-UE8

位置： 位于手背，第2、第3掌骨间，指掌关节后0.5寸凹陷中。

方法： 泻法，直刺0.5～0.8寸。

方义： 主治手背红肿，手指麻木，五指不能屈伸。

穴位名：劳宫 PC8

位置： 在手掌心，当第2、第3掌骨之间偏于第3掌骨，握拳屈指时，位于中指和无名指指尖。

方法： 泻法，直刺0.3～0.5寸。

方义： 用于手指肿痛、麻木等。

穴位名：内关 PC6

位置： 在前臂掌侧，当曲泽与大陵的连线上，腕横纹上2寸，掌长肌腱与桡侧腕屈肌腱之间。

方法： 泻法，直刺0.5～1寸。

方义： 主治上肢痹痛、手指麻木。

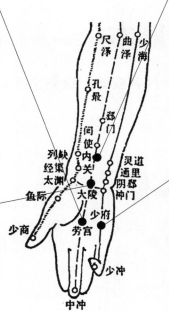

穴位名：大陵 PC7

位置： 在腕掌横纹的中点处，当掌长肌腱与桡侧腕屈肌腱之间。

方法： 泻法，直刺0.3～0.5寸。

方义： 通经活络，主治腕下垂。

穴位名：少府 HT8

位置： 位于手掌面，第4、第5掌骨之间，握拳时，当小指尖处。

方法： 泻法，直刺0.3～0.5寸。

方义： 主治小指挛痛、手指麻木。

第三节　三叉神经痛（Trigeminal neuralgia）

疾病的定义： 以一侧面部三叉神经分布区内反复发作的阵发性剧烈痛为主要表现的疾病。

典型症状： 在三叉神经分布区域内，呈阵发性剧痛，有如电击样、烧灼样或锥刺样，持续数秒钟或数分钟。

治疗方法： 散寒通络，祛瘀止痛。

处　　方： 下关、翳风、四白、风池。

穴位名：下关ST7

位置： 在面部，在颧骨下缘中央与下颌切迹之间的凹陷中。

方法： 泻法，平刺0.5～1寸。

方义： 清热疏风、通利关窍。

穴位名：翳风TE17

位置： 在颈部，耳垂后方，乳突下端前方凹陷中。

方法： 泻法，直刺0.8～1.2寸。

方义： 散寒通络，祛瘀止痛。

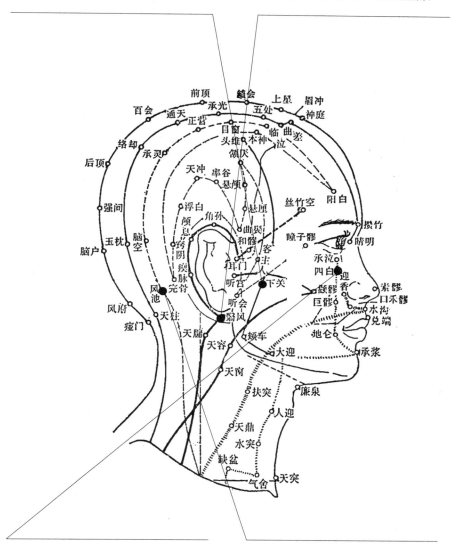

穴位名：四白ST2

位置： 目正视，瞳孔直下，当眶下孔凹陷处。

方法： 泻法，直刺或斜刺0.3～0.5寸。

方义： 舒筋活络，活血止痛。

穴位名：风池GB20

位置： 后颈部，后头骨下，两条大筋外缘陷窝中。

方法： 泻法，针尖微下，向鼻尖方向斜刺0.8～1.2寸。

方义： 舒筋活络，活血止痛。

疾病的定义：患者主观感觉到从胸背部沿肋间向斜向前下至胸腹前壁中线带状区疼痛的一种疾病。

典型症状：一个或几个肋间部位从背部沿肋间向胸腹前壁放射，呈半环状分布。多为单侧受累，也可以双侧同时受累。咳嗽、深呼吸或打喷嚏往往使疼痛加重。

治疗方法：疏肝利胆，活络止痛。

处　　方：少海、膻中、巨阙、章门、大椎、心俞、至阳、胃俞。

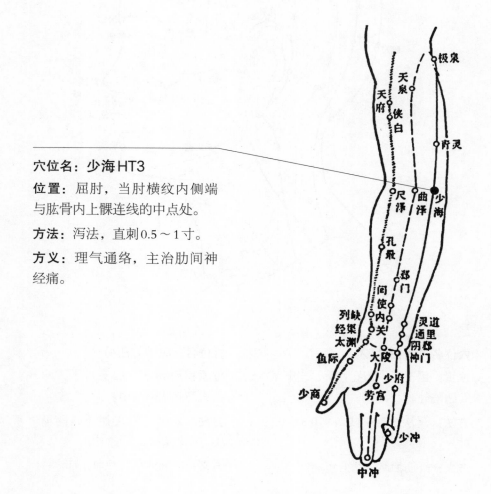

穴位名：少海HT3

位置：屈肘，当肘横纹内侧端与肱骨内上髁连线的中点处。

方法：泻法，直刺0.5～1寸。

方义：理气通络，主治肋间神经痛。

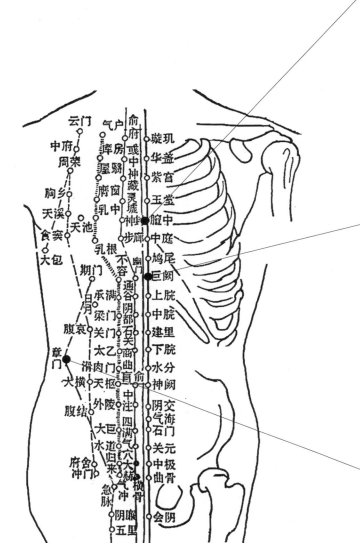

穴位名：膻中 CV17

位置： 在前正中线上，两乳头连线的中点。

方法： 泻法，平刺0.3～0.5寸。

方义： 理气通络，主治胸部疼痛。

穴位名：巨阙 CV14

位置： 位于上腹部，前正中线上，当脐中上6寸。

方法： 泻法，直刺0.5～1寸。

方义： 理气通络，主治胸部疼痛。

穴位名：章门 LR13

位置： 位于侧腹部，当第11肋游离端的下方。

方法： 泻法，斜刺0.5～0.8寸。

方义： 理气通络，主治肋间神经痛。

穴位名：**大椎 GV14**

位置：位于第7颈椎棘突下凹陷中。

方法：泻法，斜刺0.5～1寸。

方义：理气通络，主治胸部疼痛。

穴位名：**心俞 BL15**

位置：位于第5胸椎棘突下，旁开1.5寸。

方法：泻法，斜刺0.5～0.8寸。

方义：理气通络，主治胸部疼痛。

穴位名：**至阳 GV9**

位置：在背部，当后正中线上，第7胸椎棘突下凹陷中。

方法：泻法，斜刺0.5～1寸。

方义：理气通络，主治胸胁胀闷，脊背强痛。

穴位名：**胃俞 BL21**

位置：位于脊柱区，第12胸椎棘突下，后正中线旁开1.5寸。

方法：泻法，斜刺0.5～0.8寸。

方义：理气通络，主治胸部疼痛。

第五节　坐骨神经痛（Sciatica）

疾病的定义： 坐骨神经痛是以坐骨神经径路及分布区域疼痛为主的综合征。

典型症状：单侧或双侧下肢自腰部沿大腿后侧及小腿外侧放射性或持续性刺痛，沿坐骨神经的一段或全部放射性疼痛。

治疗方法：疏风散寒，疏通经络，行气止痛。

处　　方：足三里、解溪、昆仑、肾俞、志室、腰阳关、殷门、委中、承山。

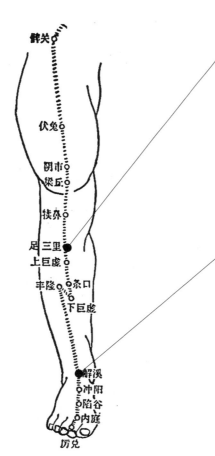

穴位名：**足三里 ST36**

位置： 位于小腿外侧，犊鼻下3寸，犊鼻与解溪连线上。

方法： 泻法，直刺1～2寸。

方义： 通经活络、疏风化湿、扶正祛邪，主治下肢痿痹。

穴位名：**解溪 ST41**

位置： 在足背与小腿交界处的横纹中央凹陷中，当拇长伸肌腱与趾长伸肌腱之间。

方法： 泻法，直刺0.5～1寸。

方义： 舒筋活络，主治下肢痿痹，脚腕无力。

穴位名：昆仑 BL60

位置： 在足部外踝后方，当外踝尖与跟腱之间的凹陷处。

方法： 补法，直刺0.5～0.8寸。

方义： 温补肾阳，散寒止痛。

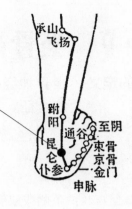

穴位名：肾俞 BL23

位置： 第2腰椎棘突下，旁开1.5寸。

方法： 补法，直刺0.5～1寸。

方义： 温补肾阳，散寒止痛。

穴位名：志室 BL52

位置： 位于第2腰椎棘突下，旁开3寸。

方法： 补法，斜刺0.5～0.8寸。

方义： 温补肾阳，散寒止痛。

穴位名：腰阳关 GV3

位置： 在腰部，当后正中线上，第4腰椎棘突下凹陷中。

方法： 补法，直刺0.5～1寸。

方义： 温补肾阳，散寒止痛。

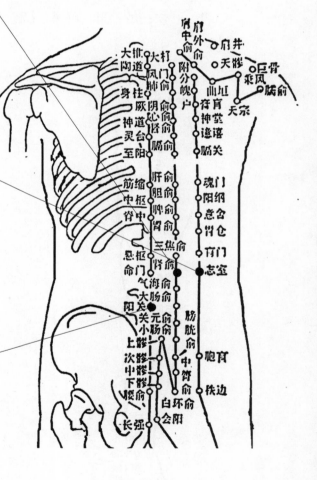

◎ 中医百病治疗常用穴位图谱 ◎

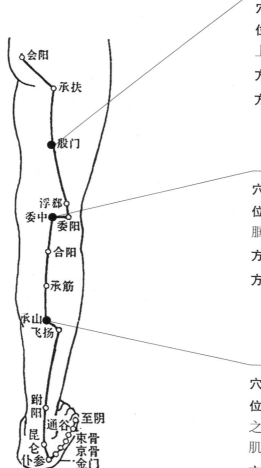

穴位名：殷门 BL37

位置： 在大腿后面，当承扶与委中的连线上，承扶下6寸。

方法： 泻法，直刺1～2寸。

方义： 舒筋通络，强腰膝。

穴位名：委中 BL40

位置： 位于膝后区，腘横纹的中点，在腘窝正中。

方法： 泻法，直刺1～1.5寸。

方义： 疏风散寒、疏通经络、行气止痛。

穴位名：承山 BL57

位置： 位于小腿后面正中，委中与昆仑之间，当伸直小腿或足跟上提时，腓肠肌肌腹下出现的尖角凹陷处。

方法： 泻法，直刺1～2寸。

方义： 疏风散寒、疏通经络、行气止痛。

第六节　面　瘫（Facioplegia）

疾病的定义： 口角向一侧歪斜、眼睑闭合不全为主症的病证。

1. 风寒袭络

典型症状：多伴有风寒病史，起病迅速，面部单侧受寒凝滞，舌淡红、苔薄白，脉浮。

治疗方法：散寒祛风、牵正通络。

处　　方：风池、合谷、列缺。

穴位名：风池GB20

位置： 在颈后区，枕骨之下，胸锁乳突肌上端与斜方肌上端之间的凹陷中。

方法： 尖微下，向鼻尖斜刺0.8～1.2寸；或平刺透风府穴。深部中间为延髓，必须严格掌握针刺的角度与深度。

方义： 散寒祛风、牵正通络。

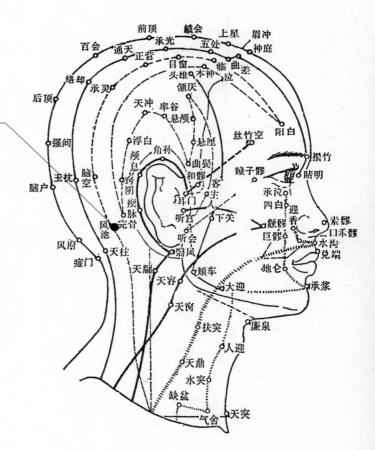

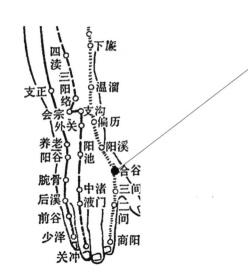

穴位名：合谷LI4

位置： 在手背，第2掌骨桡侧的中点处。

方法： 直刺0.5～1寸，针刺时手呈半握拳状。孕妇不宜针。

方义： 散寒祛风、牵正通络。

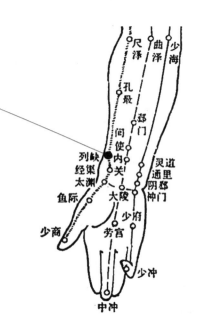

穴位名：列缺LU7

位置： 在前臂，腕掌侧远端横纹上1.5寸，拇短伸肌腱和拇长展肌腱之间，拇长展肌腱沟的凹陷中。

方法： 向上斜刺0.5～0.8寸。

方义： 散寒祛风、牵正通络。

随诊配穴：地仓、颊车、阳白、四白、风池、迎香。

2. 风热袭络

典型症状：突然眼睑闭合不全，伴口苦，咽干微渴，肢体肌肉酸楚，舌边尖微红，舌苔薄黄，脉浮数或弦数。

治疗方法：清热、牵正通络。

处　　方：大椎、风池、合谷。

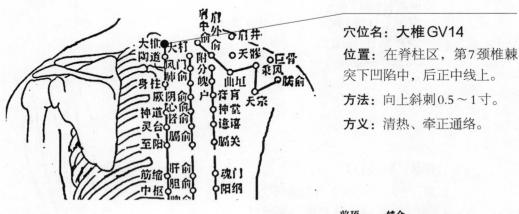

穴位名：**大椎 GV14**

位置：在脊柱区，第7颈椎棘突下凹陷中，后正中线上。

方法：向上斜刺0.5～1寸。

方义：清热、牵正通络。

穴位名：**风池 GB20**

位置：在颈后区，枕骨之下，胸锁乳突肌上端与斜方肌上端之间的凹陷中。

方法：针尖微下，向鼻尖斜刺0.8～1.2寸；或平刺透风府穴。深部中间为延髓，必须严格掌握针刺的角度与深度。

方义：清热、牵正通络。

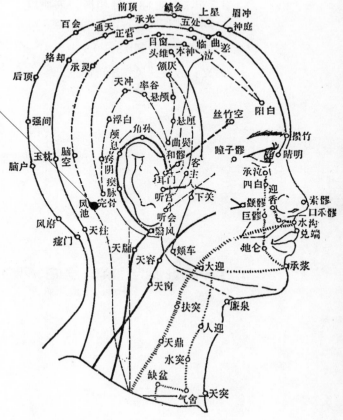

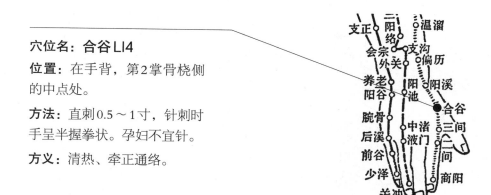

穴位名：合谷 LI4

位置：在手背，第2掌骨桡侧的中点处。

方法：直刺0.5～1寸，针刺时手呈半握拳状。孕妇不宜针。

方义：清热、牵正通络。

3. 肝胆湿热

典型症状：伴有头晕目眩之感，口干苦，苔黄腻，脉弦滑，可出现重听耳鸣，其耳部伴有疼痛感或疱疹等症状。

治疗方法：清泻肝胆湿热、牵正通络。

处　　方：风池、大椎、合谷。

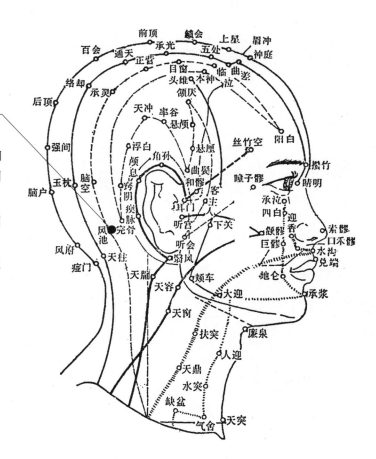

穴位名：风池 GB20

位置：在颈后区，枕骨之下，胸锁乳突肌上端与斜方肌上端之间的凹陷中。

方法：针尖微下，向鼻尖斜刺0.8～1.2寸；或平刺透风府穴。深部中间为延髓，必须严格掌握针刺的角度与深度。

方义：清热牵正通络。

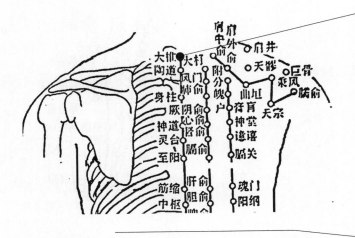

穴位名：大椎 GV14

位置： 在脊柱区，第7颈椎棘突下凹陷中，后正中线上。

方法： 向上斜刺0.5～1寸。

方义： 清热、牵正通络。

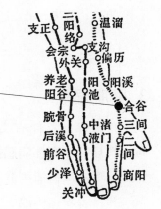

穴位名：合谷 LI4

位置： 在手背，第2掌骨桡侧的中点处。

方法： 直刺0.5～1寸，针刺时手呈半握拳状。孕妇不宜针。

方义： 清热、牵正通络。

4. 体虚邪中

典型症状：面瘫患者多以体质虚弱者为主，或劳累过度后受邪诱发口眼歪斜，伴肢体困倦、无力、面色淡白、头晕等症，发病前大多有生产史、手术史、外伤史，舌淡、苔白，脉细弱。

治疗方法：益气养血牵正。

处　　方：足三里、三阴交、合谷。

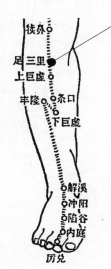

穴位名：足三里 ST36

位置： 在小腿外侧，犊鼻下3寸，胫骨前嵴外1横指处，犊鼻与解溪连线上。

方法： 直刺1～2寸。强壮保健常用温灸法。

方义： 益气养血牵正。

穴位名：三阴交 SP6

位置： 在小腿内侧，内踝尖上3寸，胫骨内侧缘后际。

方法： 直刺1～1.5寸。孕妇禁针。

方义： 益气养血牵正。

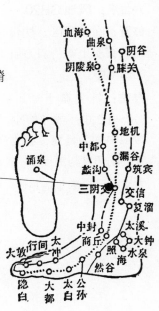

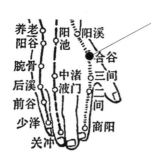

穴位名：合谷 LI4

位置： 手背，第2掌骨桡侧的中点处。

方法： 直刺0.5～1寸，针刺时手呈半握拳状。孕妇不宜针。

方义： 益气止痛、牵正通络。

5. 瘀血阻络

典型症状：病久致面部肌肉僵硬，伴有疼痛感，易抽搐，舌质紫暗、有瘀斑等症状。

治疗方法：活血祛瘀牵正。

处　　方：颊车、地仓、风池。

穴位名：颊车 ST6

位置： 面颊部，下颌角前上方，耳下大约一横指处，咀嚼时肌肉隆起时出现的凹陷处。

方法： 直刺0.3～0.5寸，或平刺0.5～1寸。可向地仓穴透刺。

方义： 活血祛瘀牵正。

穴位名：地仓 ST4

位置： 在面部，口角外侧，口角旁开0.4寸，上直对瞳孔。

方法： 斜刺或平刺0.5～0.8寸。可向颊车穴透刺。

方义： 活血祛瘀牵正。

穴位名：风池 GB20

位置： 在颈后区，枕骨之下，胸锁乳突肌上端与斜方肌上端之间的凹陷中。

方法： 针尖微下，向鼻尖斜刺0.8～1.2寸；或平刺透风府穴。深部中间为延髓，必须严格掌握针刺的角度与深度。

方义： 清泻肝胆湿热、牵正通络。

随诊配穴：**下关、阳白、四白、血海、足三里。**

第七节　面肌痉挛（Hemifacial spasm）

疾病的定义： 面肌痉挛是以阵发性，不规则的一侧面部肌肉不自主抽搐为特点的疾病。属中医学"面风""筋惕肉瞤"等范畴，其发生常与外邪侵入、正气不足等因素有关。

1. 风寒外袭

典型症状：见于发病初期，面部有受凉史，舌淡，苔薄白，脉浮紧。

治疗方法：舒筋通络，息风止搐。

处　　方：攒竹、翳风。

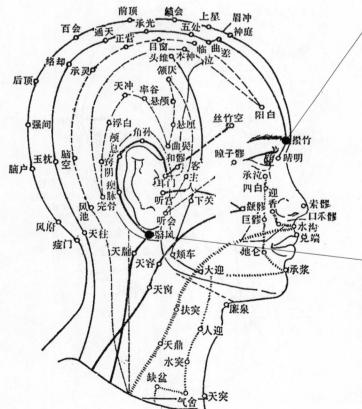

穴位名：攒竹 BL2

位置： 在面部，眉头凹陷中，额切迹处。

方法： 可向眉中或向眼眶内缘平刺或斜刺0.3～0.5寸，或直刺0.2～0.3寸。禁直接灸。

方义： 风胜则动，息风止搐。

穴位名：翳风 TE17

位置： 在颈部，耳垂后方，乳突下端前方凹陷中。

方法： 直刺0.5～1寸。

方义： 风胜则动，息风止搐。

2. 风热侵袭

典型症状：见于发病初期，伴有咽痛，口干。舌红，苔薄黄，脉浮。

治疗方法：舒筋通络，息风清热。

处　　方：风池、风府。

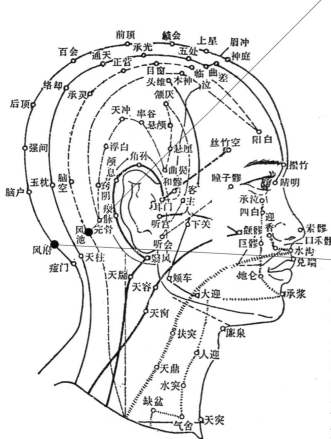

穴位名：风池 GB20

位置：在颈后区，枕骨之下，胸锁乳突肌上端与斜方肌上端之间的凹陷中。

方法：针尖微下，向鼻尖斜刺 0.8～1.2 寸；或平刺透风府穴。深部中间为延髓，必须严格掌握针刺的角度与深度。

方义：风胜则动，息风止搐。

穴位名：风府 GV16

位置：在颈后区，枕外隆凸直下，两侧斜方肌之间凹陷中。

方法：正坐位，头微前倾，项部放松，向下颌方向缓慢刺入 0.5～1 寸；不可向上深刺，以免刺入枕骨大孔，伤及延髓。

方义：风胜则动，息风止搐。

3. 阴虚风动

典型症状：兼见心烦失眠，口干咽燥。舌红，少苔，脉细数。

治疗方法：柔肝缓急，舒筋通络。

处　　方：合谷、太冲。

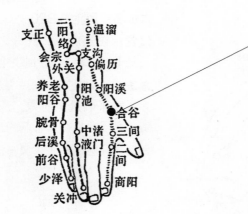

穴位名：合谷 LI4

位置： 位于手背，第2掌骨桡侧的中点处。

方法： 直刺 0.5～1 寸，针刺时手呈半握拳状。孕妇不宜针。

方义： 合谷为大肠之原穴，"面口合谷收"，能柔肝缓急，舒筋通络。

穴位名：太冲 LR3

位置： 足背，第1、第2跖骨间，跖骨底结合部前方凹陷中，或触及动脉搏动。

方法： 直刺 0.5～1 寸。

方义： 太冲为肝之原穴，肝经从目系下颊里，环唇内，能柔肝缓急，舒筋通络。

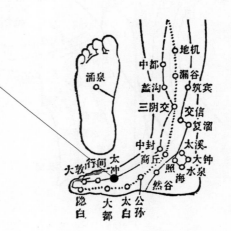

4. 气血不足

典型症状：兼见头晕目眩，神疲肢倦，食欲不振。舌淡，苔薄白，脉沉缓。

治疗方法：益气养血。

处　　方：血海、足三里。

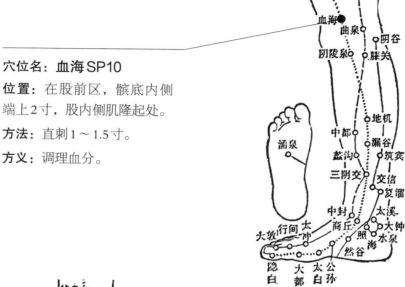

穴位名：血海SP10

位置： 在股前区，髌底内侧端上2寸，股内侧肌隆起处。

方法： 直刺1～1.5寸。

方义： 调理血分。

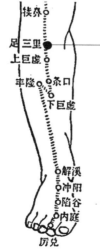

穴位名：足三里ST36

位置： 在小腿外侧，犊鼻下3寸，胫骨前嵴外1横指处，犊鼻与解溪连线上。

方法： 直刺1～2寸。强壮保健常用温灸法。

方义： 阳明经之合穴，可补益气血。

> **随诊配穴：** 风寒外袭配外关；风热侵袭配曲池；阴虚风动配太溪、三阴交；气血不足加足三里、血海。

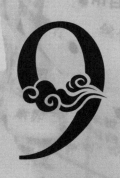

第九章

内分泌系统

第一节　肥　胖（Obesity）

疾病的定义： 肥胖是目前常见的慢性代谢性疾病之一，由遗传因素、环境因素等多种因素相互作用引起。肥胖症是一种以体内脂肪过度蓄积和（或）分布异常，往往伴有体重增加为特征的慢性代谢性疾病。

典型症状：肥胖多食，消谷善饥。形体肥胖，面肥颈壅，项厚背宽，腹大腰粗，臀丰腿圆。消谷善饥，食欲亢进，口干欲饮，怕热多汗，腹胀便秘，小便短黄。舌质红，苔黄腻，脉滑数，为胃肠积热。食欲不振，心悸气短，嗜睡懒言，面唇少华，大便溏薄，舌淡，苔薄，脉细弱，为脾胃虚弱。喜静恶动，动则汗出，畏寒怕冷，头晕腰酸，月经不调或阳痿早泄，面色白，舌淡，苔薄，脉沉细，为肾阳亏虚。

治疗方法：祛湿化痰，通经活络。

处　　方：天枢、曲池、大横、阴陵泉、丰隆、三阴交。

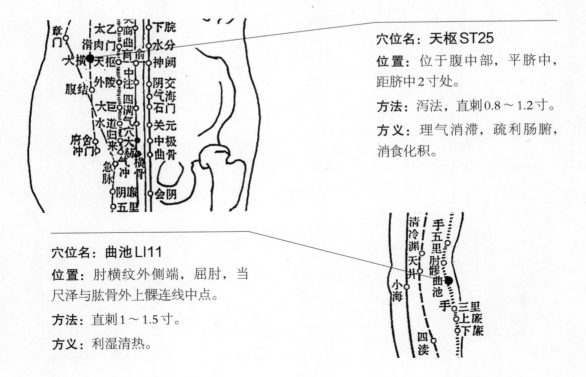

穴位名：天枢 ST25

位置： 位于腹中部，平脐中，距脐中2寸处。

方法： 泻法，直刺0.8～1.2寸。

方义： 理气消滞，疏利肠腑，消食化积。

穴位名：曲池 LI11

位置： 肘横纹外侧端，屈肘，当尺泽与肱骨外上髁连线中点。

方法： 直刺1～1.5寸。

方义： 利湿清热。

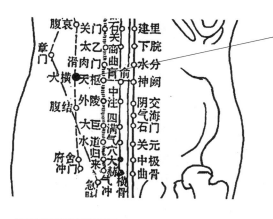

穴位名：大横SP15

位置： 位于腹中部，平脐中，距脐中4寸处。

方法： 泻法，直刺1～1.5寸。

方义： 理气消滞，疏利肠腑，健脾助运。

穴位名：阴陵泉SP9

位置： 位于小腿内侧，胫骨内侧踝后下方凹陷处。

方法： 补法，直刺0.5～0.8寸。

方义： 健脾益肾、利水渗湿、通经活络。

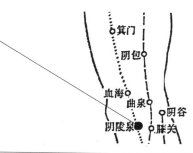

穴位名：丰隆ST40

位置： 位于小腿前外侧，当外踝尖上8寸，条口外，距胫骨前缘2横指（中指）。

方法： 补法，直刺0.5～1.5寸。

方义： 补中益气，通经活络。

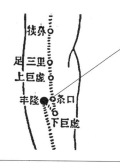

穴位名：三阴交SP6

位置： 小腿内侧，足内踝尖上3寸，胫骨内侧缘后方。

方法： 泻法，直刺0.5～1寸。

方义： 减肥调脂的双重作用，可健脾胃，益精气，除湿祛痰。

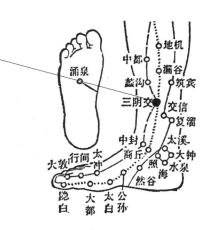

随诊配穴：胃肠积热配上巨虚、内庭；脾胃虚弱配脾俞、足三里；肾阳亏虚配肾俞、关元。心悸配神门、内关；胸闷配膻中、内关；嗜睡配照海、申脉。

第二节　糖尿病（Diabetes mellitus）

疾病的定义： 糖尿病是多种病因引起的慢性代谢紊乱性疾病，主要特征是胰岛素分泌不足或功能障碍导致的持续高血糖，进而引起脂肪、蛋白质等代谢紊乱，造成多种器官慢性损伤及功能衰竭。按照世界卫生组织及国际糖尿病联盟的分类标准，糖尿病可分为1型、2型、妊娠糖尿病及其他类型。

　　典型症状： 多饮、多食、多尿，形体消瘦，或尿浊、尿有甜味。兼见烦渴多饮，口干舌燥，尿量频多，舌边尖红，苔薄黄，脉洪数，为肺热津伤，属上消；多食善饥，口渴尿多，形体消瘦，大便干燥，苔黄，脉滑实有力，为胃热炽盛，属中消；尿频尿多，混浊如膏脂，或尿甜，腰膝酸软，乏力，头晕耳鸣，口干唇燥，皮肤干燥、瘙痒，舌红，苔少，脉细数，为肾阴亏虚，属下消。小便频数，混浊如膏，甚至饮一溲一，面容憔悴，耳轮干枯，腰膝酸软，四肢欠温，畏寒怕冷，阳痿或月经不调，舌淡，苔白而干，脉沉细无力，为阴阳两虚。

　　治疗方法： 清热润燥，养阴生津。

　　处　　方： 胃脘下俞、肺俞、胃俞、肾俞、三阴交、太溪。

穴位名：胃脘下俞 EX-B3

位置： 在脊柱区，第8胸椎棘突下，后正中线旁开1.5寸。

方法： 补法，直刺0.5～1寸。

方义： 和胃降逆止呕。

穴位名：肺俞 BL13

位置： 在脊柱区，第3胸椎棘突下，后正中线旁开1.5寸。

方法： 斜刺0.5～0.8寸。

方义： 宣肺清热。

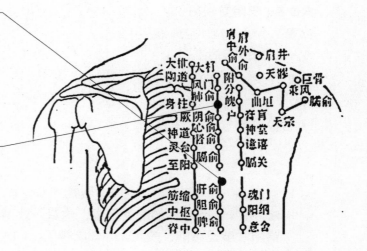

穴位名：胃俞 BL21

位置： 在脊柱区，第12胸椎棘突下，后正中线旁开1.5寸。

方法： 补法，直刺0.5～1寸。

方义： 和胃降逆止呕。

穴位名：肾俞 BL23

位置： 在脊柱区，第2腰椎棘突下，后正中线旁开1.5寸。

方法： 补法，直刺0.5～1寸。

方义： 温补肾阳，散寒止痛。

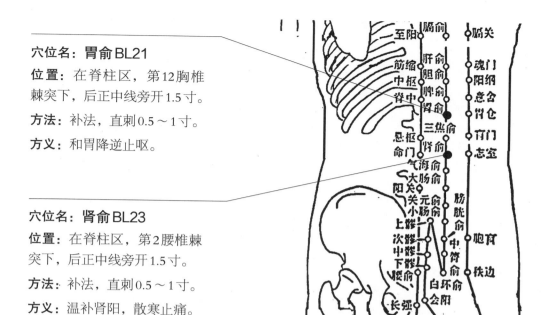

穴位名：三阴交 SP6

位置： 在小腿内侧，内踝尖上3寸，胫骨内侧缘后际。

方法： 直刺1～1.5寸。

方义： 健脾调血，补肝益肾。

穴位名：太溪 KI3

位置： 在足踝区，内踝尖与跟腱之间凹陷中。

方法： 直刺0.5～1寸。

方义： 滋水以济火。

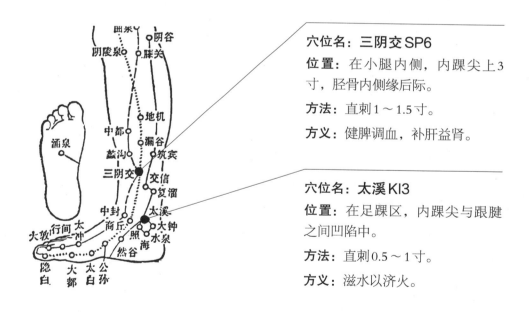

随诊配穴：上消配太渊、少府；中消配内庭、地机；下消配复溜、太冲。阴阳两虚配关元、命门。上肢疼痛或麻木配肩髃、曲池、合谷；下肢疼痛或麻木配风市、阳陵泉、解溪；皮肤瘙痒配风池、曲池、血海。

10

第十章

泌尿及生殖系统

第一节　肾　炎（Nephritis）

疾病的定义： 肾炎是一种由感染引起的变态反应性疾病，临床上可以分为急性肾炎和慢性肾炎两种，临床表现以水肿、高血压、蛋白尿、血尿、管型尿等为特征，病情迁延可有不同程度的肾功能减退，晚期可导致慢性肾功能衰竭和尿毒症。中医属"水肿"范畴。

典型症状：头面、眼睑、四肢、腹背或全身浮肿。起病较急，初起面目微肿，继则遍及全身，肿势以腰部以上为主，皮肤光泽，按之凹陷易复，胸中烦闷，甚则呼吸急促，小便短少而黄，苔白滑或腻，脉浮滑或滑数，为阳水；起病较缓，初起足跗微肿，继则腹、背、面部等逐渐浮肿，肿势时起时消，按之凹陷难复，气色晦暗，小便清利或短涩，舌淡，苔白，脉沉细或迟，为阴水。

治疗方法：利水消肿。

处　　　方：三焦俞、委阳、水分、水道、阴陵泉。

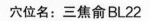

穴位名：三焦俞BL22

位置： 在脊柱区，第1腰椎棘突下，后正中线旁开1.5寸。

方法： 直刺0.5～1寸。

方义： 通调三焦气机，利水消肿。

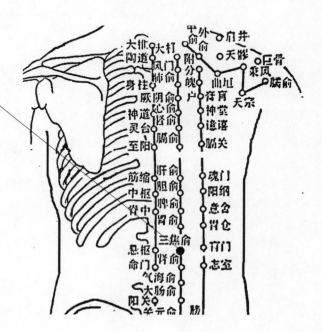

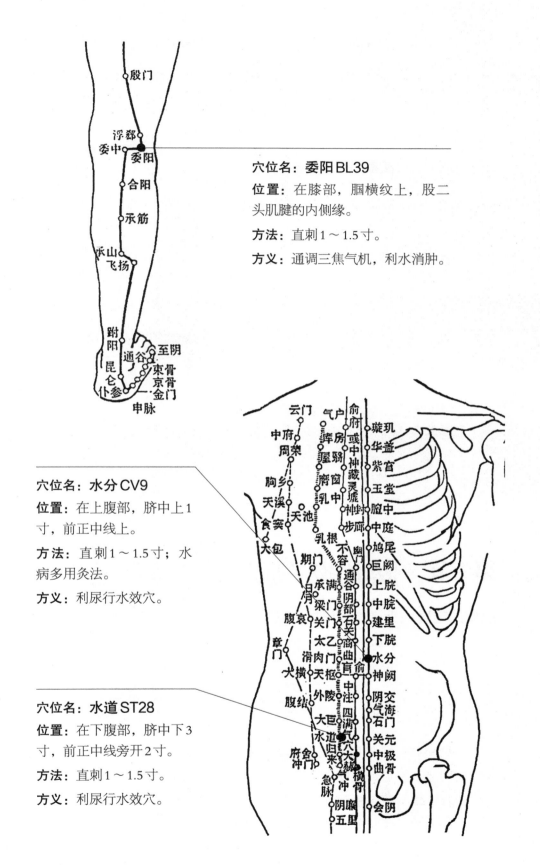

穴位名：委阳 BL39

位置：在膝部，腘横纹上，股二头肌腱的内侧缘。

方法：直刺 1～1.5 寸。

方义：通调三焦气机，利水消肿。

穴位名：水分 CV9

位置：在上腹部，脐中上 1 寸，前正中线上。

方法：直刺 1～1.5 寸；水病多用灸法。

方义：利尿行水效穴。

穴位名：水道 ST28

位置：在下腹部，脐中下 3 寸，前正中线旁开 2 寸。

方法：直刺 1～1.5 寸。

方义：利尿行水效穴。

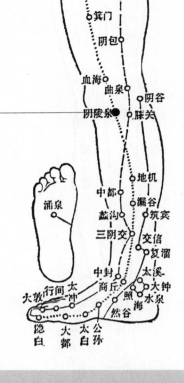

穴位名：**阴陵泉** SP9

位置：位于小腿内侧，胫骨内侧髁后下方凹陷处。

方法：补法，直刺0.5～0.8寸。

方义：健脾益肾、利水渗湿、通经活络。

随诊配穴：阳水配肺俞、列缺；阴水配三阴交、关元。

第二节　膀胱炎/尿道炎（Cystitis/Urethritis）

疾病的定义：两者皆是泌尿系感染，是指致病菌侵犯尿路而引起尿道、膀胱的炎症。属于中医"淋证"范畴。

典型症状：膀胱炎表现为尿频、尿急、尿痛、血尿、少腹胀痛、膀胱区疼痛明显；尿道炎表现为尿频、尿急、尿痛、尿少而赤。

治疗方法：疏导膀胱气化，清利下焦湿热。

处　　方：膀胱俞、中极、肾俞、阴陵泉。

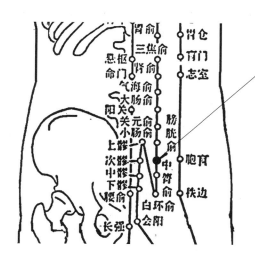

穴位名：膀胱俞 BL28

位置： 在骶区，横平第2骶后孔，骶正中嵴旁开1.5寸。

方法： 直刺或斜刺0.8～1.2寸。

方义： 疏利膀胱气机。

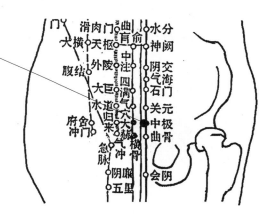

穴位名：中极 CV3

位置： 在下腹部，脐中下4寸，前正中线上。

方法： 直刺1～1.5寸，需排尿后进行针刺。

方义： 疏利膀胱气机。

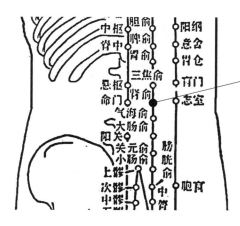

穴位名：肾俞 BL23

位置： 在脊柱区，第2腰椎棘突下，后正中线旁开1.5寸。

方法： 直刺0.5～1寸。

方义： 通利水道。

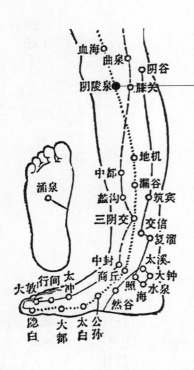

穴位名：阴陵泉 SP9

位置：在小腿内侧，胫骨内侧髁下缘与胫骨内侧缘之间的凹陷中。

方法：直刺1～2寸。

方义：健脾利湿，利尿通淋。

随诊配穴：尿道炎加三阴交、秩边、水道，伴发热加合谷、外关。膀胱炎加太溪、秩边、水道，伴小腹胀痛加太冲、合谷。

第三节　尿频（前列腺炎）（Frequent urination）

疾病的定义： 尿频是指一定时间内排尿次数增多，正常成人白天排尿4～6次，夜间0～2次，每次尿量200～400ml，如排尿频率超出本范围，则为尿频。青壮年男性常见能引起尿频的疾病是前列腺的炎症。

典型症状：尿频、尿急、尿痛，尿道灼痛，排尿终末或大便时偶有白浊，会阴、腰骶、阴囊、睾丸、少腹坠胀疼痛，阴囊潮湿，尿后滴沥，舌质红，苔黄或黄腻，脉滑数，为湿热蕴结；病程日久，少腹、会阴、睾丸、腰骶、腹股沟坠胀隐痛或痛如针刺，时轻时重，久坐、受凉时加重，舌质暗或有瘀点瘀斑，脉沉涩，为气滞血瘀；病久体弱、腰骶酸痛、倦怠乏力、精神萎靡、少腹拘急、手足不温、小便频数清长、滴沥不尽、阳事不举、劳则精浊溢出，舌质淡、苔白、脉沉无力，为脾肾阳虚。

治疗方法：健脾益肾，清热利湿，理气活血。

处　　方：中极、膀胱俞、阴陵泉、三阴交。

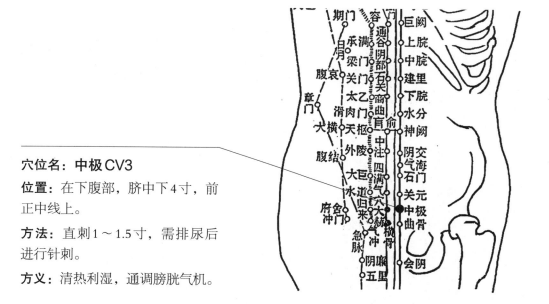

穴位名：中极 CV3

位置： 在下腹部，脐中下4寸，前正中线上。

方法： 直刺1～1.5寸，需排尿后进行针刺。

方义： 清热利湿，通调膀胱气机。

穴位名：**膀胱俞 BL28**

位置：在骶区，横平第2骶后孔，骶正中嵴旁开1.5寸。

方法：直刺或斜刺0.8～1.2寸。

方义：促进膀胱气化功能。

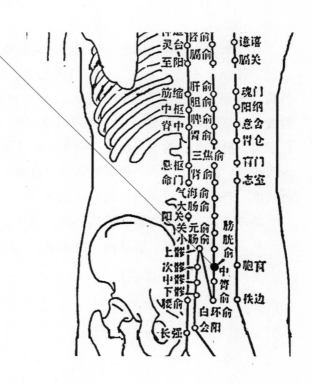

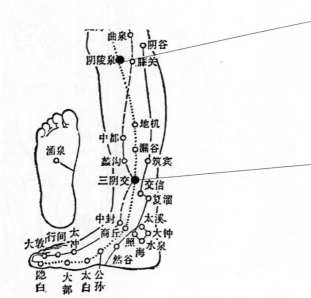

穴位名：**阴陵泉 SP9**

位置：在小腿内侧，胫骨内侧髁下缘与胫骨内侧缘之间的凹陷中。

方法：直刺1～2寸。

方义：健脾化湿。

穴位名：**三阴交 SP6**

位置：在小腿内侧，内踝尖上3寸，胫骨内侧缘后际。

方法：直刺1～1.5寸。

方义：理气活血，调整肝脾肾功能。

随诊配穴：湿热配三焦俞、次髎、委阳；气滞血瘀配太冲、血海；肾阴虚配太溪、照海；肾阳虚配关元、命门。

第四节　前列腺肥大（Prostatauxe）

疾病的定义： 前列腺肥大，即良性前列腺增生，是以尿频、尿急、进行性排尿困难，甚则出现尿潴留为主要临床表现的疾病，常见于中老年男性。

典型症状：尿频，排尿不畅，甚至尿潴留。小便点滴不通，或量少灼热，小腹胀满，口苦口黏，或大便不畅。舌红，苔黄腻，脉数，为膀胱湿热；小便滴沥不爽，排出无力，甚则点滴不通，面色白，神怯气弱，腰膝酸软，舌质淡，脉沉细，为肾气不足；时欲小便不得溺，咽干，心烦，手足心热，舌红少苔，脉细数，为阴虚火旺。

治疗方法：清热利水，益肾固本，软坚散结。

处　　方：气海、中极、秩边、水道、三阴交、列缺。

穴位名：气海 CV6

位置： 在下腹部，脐中下1.5寸，前正中线上。

方法： 直刺1～1.5寸；多用灸法。

方义： 培补元气。

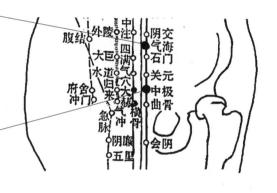

穴位名：中极 CV3

位置： 在下腹部，脐中下4寸，前正中线上。

方法： 直刺1～1.5寸，需排尿后进行针刺。

方义： 清热利湿，通调膀胱气机。

穴位名：秩边 BL54

位置： 在骶区，横平第4骶后孔，骶正中嵴旁开3寸。

方法： 直刺1.5～2寸。

方义： 通调水道。

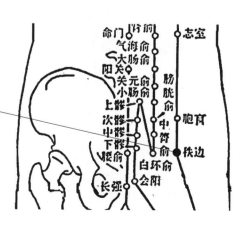

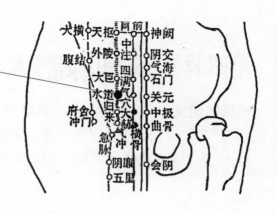

穴位名：水道 ST28

位置： 在下腹部，脐中下3寸，前正中线旁开2寸。

方法： 直刺1～1.5寸。

方义： 通调水道。

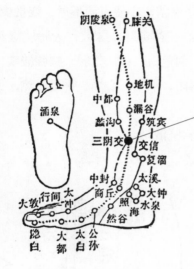

穴位名：三阴交 SP6

位置： 在小腿内侧，内踝尖上3寸，胫骨内侧缘后际。

方法： 直刺1～1.5寸。

方义： 调整肝脾肾功能。

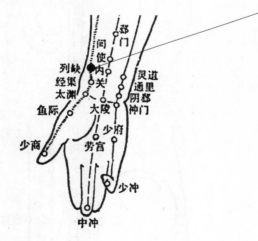

穴位名：列缺 LU7

位置： 在前臂，腕掌侧远端横纹上1.5寸，拇短伸肌腱和拇长展肌腱之间，拇长展肌腱沟的凹陷中。（简便取穴法：两手虎口自然平直交叉，一手示指按在另一手桡骨茎突上，指尖下的凹陷处）。

方法： 向上斜刺0.5～0.8寸。

方义： 肺经络穴，通任脉，有宣上导下作用。

随诊配穴：湿热下注配阴陵泉、委阳；肾气不足配三焦俞、肾俞；阴虚火旺配太溪、照海。

急性尿潴留（Acute urinary retention）

疾病的定义： 指膀胱内充满尿液而不能自行排出。以排尿困难为主要表现。中医属"癃闭"范畴。

典型症状：排尿困难，或点滴而出，或小便闭塞不通。小便量少、热赤或闭塞不通，伴小腹胀满、口干不欲饮，舌质红，苔黄腻，脉濡滑，为湿热下注；小便不通或通而不畅，伴小腹胀急、胁痛、口苦，多因精神紧张或惊恐而发，舌质淡，苔薄，脉弦，为肝郁气滞；小便不通或点滴不尽，伴腰膝酸软，神疲乏力，舌质淡，苔薄，脉沉细，为肾气亏虚。

治疗方法：调理膀胱，行气通闭。

处　　方：关元、三阴交、膀胱俞、秩边。

穴位名：关元 CV4

位置： 下腹部，脐中下3寸，前正中线上。

方法： 直刺1～1.5寸，需排尿后进行针刺；多用灸法。

方义： 调理足三阴经气，助膀胱气化。

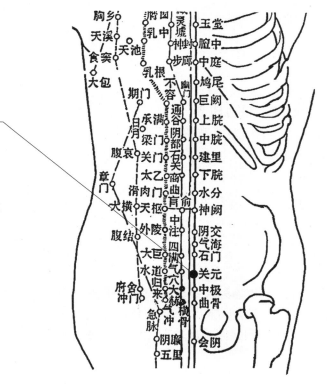

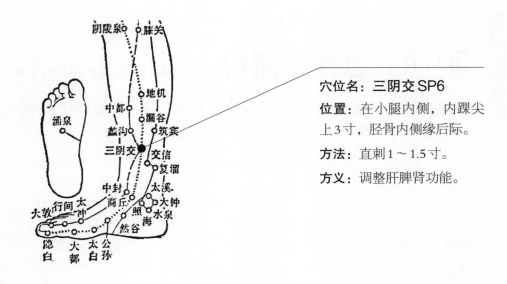

穴位名：三阴交 SP6

位置： 在小腿内侧，内踝尖上3寸，胫骨内侧缘后际。

方法： 直刺1～1.5寸。

方义： 调整肝脾肾功能。

穴位名：膀胱俞 BL28

位置： 在骶区，横平第2骶后孔，骶正中嵴旁开1.5寸。

方法： 直刺或斜刺0.8～1.2寸。

方义： 促进膀胱气化功能。

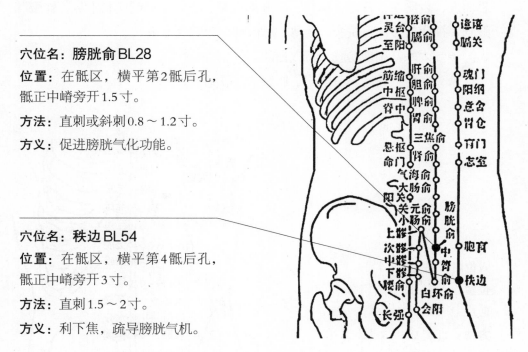

穴位名：秩边 BL54

位置： 在骶区，横平第4骶后孔，骶正中嵴旁开3寸。

方法： 直刺1.5～2寸。

方义： 利下焦，疏导膀胱气机。

随诊配穴：湿热下注加中极、阴陵泉，伴小腹胀痛加太冲；肝郁气滞加太冲、合谷，伴小腹急胀加水道、归来；肾气亏虚加肾俞、命门，伴神疲乏力加气海、合谷。

第六节　性功能障碍（Sexual dysfunction）

疾病的定义： 性行为和性感觉的障碍，常表现为性心理和生理反应的异常或者缺失，是多种不同症状的总称。

典型症状：性欲障碍、阴茎勃起功能障碍、性交障碍等。

治疗方法：补肾气、利膀胱、清湿热。

处　　　方：关元、中极、三阴交。

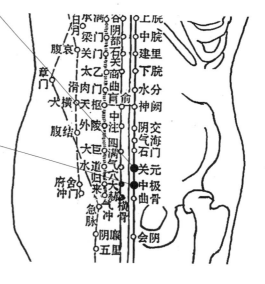

穴位名：关元CV4

位置： 在下腹部，脐中下3寸，前正中线上。

方法： 直刺1～1.5寸，需排尿后进行针刺；多用灸法。孕妇慎用。

方义： 补肾清湿热。

穴位名：中极CV3

位置： 在下腹部，脐中下4寸，前正中线上。

方法： 直刺1～1.5寸，需排尿后进行针刺；孕妇慎用。

方义： 补肾清湿热。

穴位名：三阴交SP6

位置： 在小腿内侧，内踝尖上3寸，胫骨内侧缘后际。

方法： 直刺1～1.5寸。孕妇禁针。

方义： 补肾清湿热。

随诊配穴：气海、命门、肾俞。

11

第十一章

皮肤疾病

第一节 湿 疹 (Eczema)

疾病的定义: 是由多种内、外因素引起的真皮浅层及表层炎症, 急性期皮肤损伤以丘疱疹为主, 有渗出倾向, 慢性期以苔藓化为主, 易反复发作。

典型症状: 临床多表现为丘疹、丘疱疹、红肿、瘙痒、患部皮肤暗红色红斑等症状, 为脾虚湿滞证。

治疗方法: 健脾祛湿, 调血润燥。

处　　方: 三阴交、阴陵泉、血海、冲门、曲池、合谷、大椎。

穴位名: 三阴交 SP6

位置: 在小腿内侧, 内踝尖上3寸, 胫骨内侧缘后际。

方法: 直刺1～1.5寸。

方义: 滋肾养肝, 健脾化湿。

穴位名: 阴陵泉 SP9

位置: 在小腿内侧, 胫骨内侧髁下缘与胫骨内侧缘之间的凹陷中。

方法: 直刺1～2寸。

方义: 排渗脾湿。

穴位名: 血海 SP10

位置: 在股前区, 髌底内侧端上2寸, 股内侧肌隆起处。

方法: 直刺1～1.5寸。

方义: 补血养血, 引血归经。

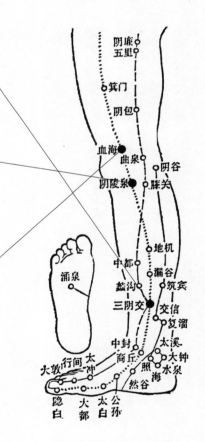

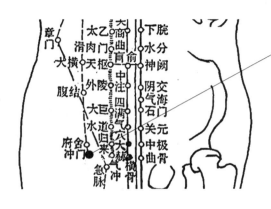

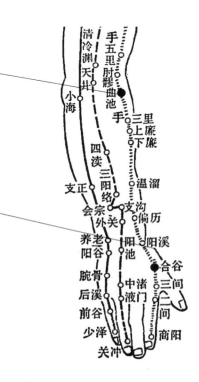

穴位名：冲门 SP12

位置： 在腹股沟区，腹股沟斜纹中，髂外动脉搏动处的外侧。

方法： 避开动脉，直刺 0.5～1 寸。

方义： 运化脾土。

穴位名：曲池 LI11

位置： 在肘区，在尺泽与肱骨外上髁连线中点凹陷处。

方法： 直刺 1～1.5 寸。

方义： 调和气血。

穴位名：合谷 LI4

位置： 在手背，第 2 掌骨桡侧的中点处。

方法： 直刺 0.5～1 寸，针刺时手呈半握拳状。

方义： 运行气血。

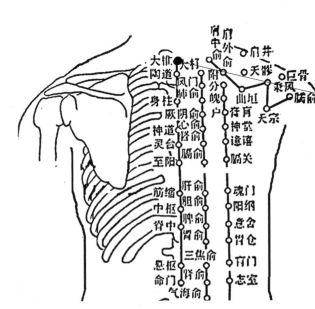

穴位名：大椎 GV14

位置： 在脊柱区，第 7 颈椎棘突下凹陷中，后正中线上。

方法： 向上斜刺 0.5～1 寸。

方义： 益气壮阳。

第二节　特异性皮炎（Atopic dermatitis）

疾病的定义： 为遗传过敏性皮炎、异位性皮炎，是一种慢性、复发性、炎症性皮肤病。多于婴幼儿时期发病，并迁延至儿童和成人期。

典型症状：表现为湿疹样皮疹，伴剧烈瘙痒，反复发作，为脾胃虚弱，湿热内蕴。

治疗处方：健脾利湿，清热解毒，佐以养血祛风。

处　　方：曲池、血海、足三里、膈俞、委中。

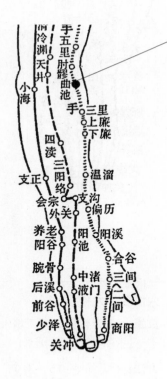

穴位名：曲池 LI11

位置： 在肘区，在尺泽与肱骨外上髁连线中点凹陷处。

方法： 直刺1～1.5寸。

方义： 调和气血。

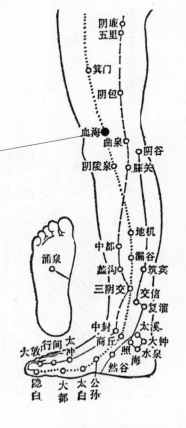

穴位名：血海 SP10

位置： 在股前区，髌底内侧端上2寸，股内侧肌隆起处。

方法： 直刺1～1.5寸。

方义： 补血养血，引血归经。

◎ 中医百病治疗常用穴位图谱 ◎

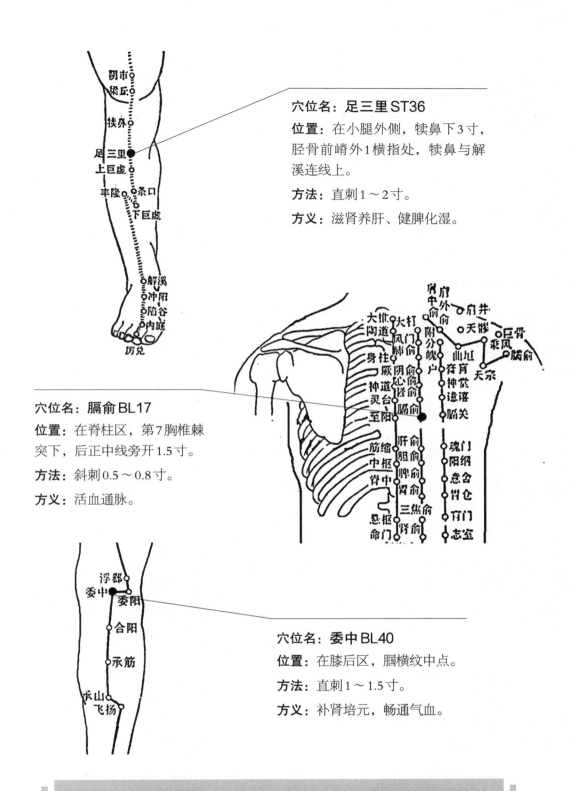

穴位名：足三里 ST36

位置： 在小腿外侧，犊鼻下3寸，胫骨前嵴外1横指处，犊鼻与解溪连线上。

方法： 直刺1～2寸。

方义： 滋肾养肝、健脾化湿。

穴位名：膈俞 BL17

位置： 在脊柱区，第7胸椎棘突下，后正中线旁开1.5寸。

方法： 斜刺0.5～0.8寸。

方义： 活血通脉。

穴位名：委中 BL40

位置： 在膝后区，腘横纹中点。

方法： 直刺1～1.5寸。

方义： 补肾培元，畅通气血。

随诊配穴：风热侵袭加外关、风池；血虚风燥加肝俞、三阴交；肝郁化火配肝俞、行间。

第三节　雀　斑（Freckle）

疾病的定义： 发生在颜面、颈部、手背等日晒部位皮肤上的一种单纯的浅棕色或黑褐色皮肤斑。

典型症状：多表现为针尖至芝麻大小的褐色斑点，数目多少不定，互不融合，无自觉症状，主要以双颊、鼻部和两眼下方最明显，为肝失疏泄。

治疗方法：疏肝理气，养血柔肝。

处　　方：阳白、太阳、四白、下关、颊车、头维、颧髎、内关、足三里。

穴位名：阳白 GB14

位置： 在头部，眉上1寸，瞳孔直上。

方法： 平刺0.5～0.8寸。

方义： 益气壮阳。

穴位名：太阳 EX-HN5

位置： 在头部，当眉梢与目外眦之间，向后约一横指的凹陷中。

方法： 直刺或斜刺0.3～0.5寸。

方义： 清肝明目。

穴位名：四白 ST2

位置： 在面部，眶下孔处。

方法： 直刺或微向上斜刺0.3～0.5寸，不可深刺，以免伤及眼球，不可过度提插捻转。

方义： 祛风柔肝。

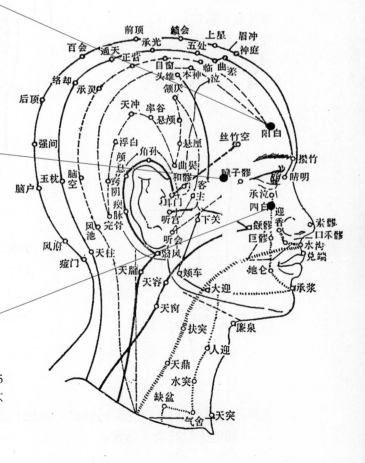

穴位名：下关 ST7

位置：头部侧面，耳前一横指，颧弓下陷处，张口时隆起，闭口取穴。

方法：直刺0.5～1寸。

方义：疏风清热，解痉止痛。

穴位名：颊车 ST6

位置：在面部，下颌角前上方一横指（中指），闭口咬紧牙时咬肌隆起，放松时按之有凹陷处。

方法：直刺0.3～0.5寸，或平刺0.5～1寸。

方义：传输精微上行头部。

穴位名：头维 ST8

位置：在头部，额角发际直上0.5寸，头正中线旁开4.5寸。

方法：平刺0.5～1寸。

方义：祛风泄火。

穴位名：颧髎 SI18

位置：在面部，颧骨下缘，目外眦直下凹陷中。

方法：直刺0.3～0.5寸，斜刺或平刺0.5～1寸。

方义：清热泄火，消肿止痛。

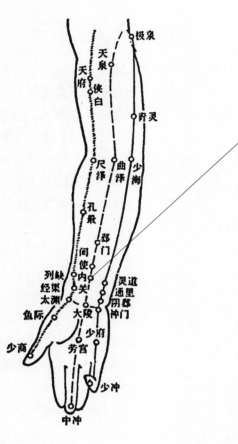

穴位名：内关PC6

位置： 在前臂前区，腕掌侧远端横纹上2寸，掌长肌腱与桡侧腕屈肌腱之间。

方法： 直刺0.5～1寸。

方义： 疏导水湿。

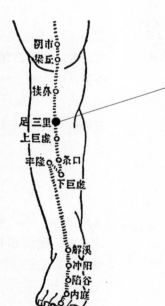

穴位名：足三里ST36

位置： 在小腿外侧，犊鼻下3寸，胫骨前嵴外1横指处，犊鼻与解溪连线上。

方法： 直刺1～2寸。

方义： 滋肾养肝，健脾化湿。

随诊配穴：内分泌型可加三焦俞；肾虚型可加肾俞、三阴交。

第四节　痤　疮（Acne）

疾病的定义： 指多发于男女面部、颈项部及胸背部等皮脂腺分泌旺盛的部位，皮损形态多有粉刺、丘疹、脓疱等的一种皮肤性疾病。

典型症状：皮疹红肿、灼痛，皮脂分泌严重，患者常伴便秘，消化功能不良，舌质红，苔薄黄，为脾肺风热证。

治疗方法：清热泻火，利湿祛痤

处　　方：印堂、神庭、阳白、素髎、迎香、口禾髎、水沟、地仓。

穴位名：**印堂 GV29**

位置： 在头部，两眉毛内侧端中间的凹陷中。

方法： 提捏局部皮肤，平刺0.3～0.5寸。

方义： 清降肝气，醒脑开窍。

穴位名：**神庭 GV24**

位置： 在头部，当前发际正中直上0.5寸。

方法： 平刺0.5～0.8寸。

方义： 清头散风，镇静安神。

穴位名：**阳白 GB14**

位置： 在头部，眉上1寸，瞳孔直上。

方法： 平刺0.5～0.8寸。

方义： 益气壮阳。

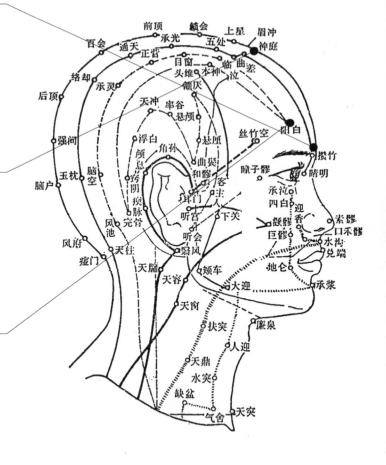

穴位名：素髎 GV25

位置：在面部，鼻尖的正中央。

方法：向上斜刺 0.3～0.5 寸。

方义：除湿降浊。

穴位名：迎香 LI20

位置：在面部，鼻翼外缘中点旁，鼻唇沟中。

方法：略向内上方斜刺或平刺 0.3～0.5 寸。

方义：疏散风热，通利鼻窍。

穴位名：口禾髎 LI19

位置：在面部，横平人中沟上 1/3 与下 2/3 交点，鼻孔外缘直下。

方法：直刺或斜刺 0.3～0.5 寸。

方义：疏风清热。

穴位名：水沟 GV26

位置：面部，人中沟的上 1/3 与中 1/3 交点处。

方法：向上斜刺 0.3～0.5 寸。

方义：调和阴阳，醒神开窍。

穴位名：地仓 ST4

位置：在面部，口角旁开 0.4 寸（指寸）。

方法：斜刺或平刺 0.5～0.8 寸。

方义：分流胃经气血。

随诊配穴：胃肠功能紊乱者加足三里、合谷、鱼际、大肠俞、肺俞、胃俞、小肠俞、三焦俞；青春期痤疮者加太溪、三阴交、殷门、肾俞、命门。

第五节　带状疱疹（Herpes zoster）

疾病的定义： 是由带状疱疹病毒引起的一种疱疹性皮肤病。

典型症状：先有局部皮肤刺痛感，后在刺痛部位出现密集的水疱，水疱沿神经分布，排列呈带状，并常伴有发热等全身症状，为肝火妄动、湿热内蕴、外感毒邪。

治疗方法：清热利湿解毒。

处　　方：劳宫、合谷、鱼际、足三里、三阴交。

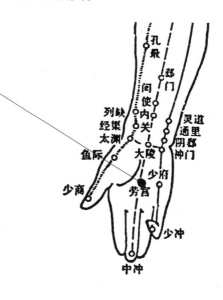

穴位名：劳宫 PC8

位置： 在掌区，横平第3掌指关节近端，第2、第3掌骨之间偏于第3掌骨。

方法： 直刺0.3～0.5寸。

方义： 清心火，除湿热，凉血息风。

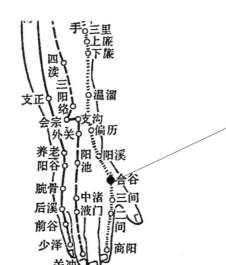

穴位名：合谷 LI4

位置： 在手背，第2掌骨桡侧的中点处。

方法： 直刺0.5～1寸，针刺时手呈半握拳状。

方义： 活血理气，清热利湿。

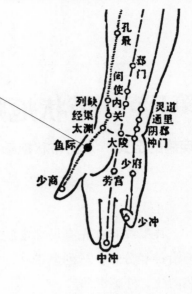

穴位名：鱼际 LU10

位置： 位于手外侧，第1掌骨桡侧中点赤白肉际处。

方法： 直刺0.5～0.8寸。

方义： 清热利湿，活血护肤，止痒。

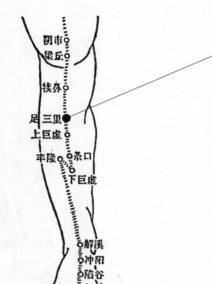

穴位名：足三里 ST36

位置： 在小腿外侧，犊鼻下3寸，胫骨前嵴外1横指处，犊鼻与解溪连线上。

方法： 直刺1～2寸。

方义： 健脾化湿。

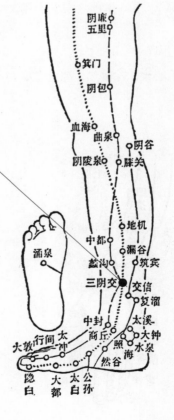

穴位名：三阴交 SP6

位置： 在小腿内侧，内踝尖上3寸，胫骨内侧缘后际。

方法： 直刺1～1.5寸。

方义： 健脾胃助运化。

◎ 中医百病治疗常用穴位图谱 ◎

第六节　风　疹（Rubella）

疾病的定义： 是一种较轻的发疹性的传染病。大都发生在冬春之间，以1～5岁小儿较为多见，疹细小如沙，多由风疹病毒所引起。

　　典型症状：发热1～2天后即在全身出现疹点，一般由面部延及躯干和四肢，往往一天内即布满全身，有瘙痒感。唯手足心较少或无疹。疹细小色淡红，稀疏，稍微突起，疹点多在3天内迅速消退，一般无色素沉着，可有细小的脱皮，为外感风热。

　　治疗方法：疏风透疹，清热解毒。

　　处　　方：风池、合谷、曲池、劳宫、肺俞、脾俞。

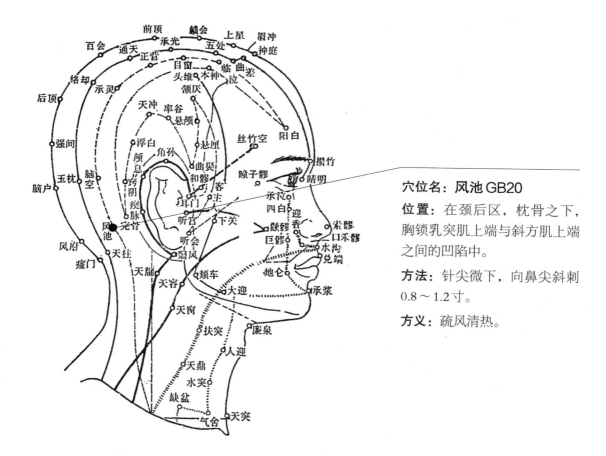

穴位名：风池 GB20

位置： 在颈后区，枕骨之下，胸锁乳突肌上端与斜方肌上端之间的凹陷中。

方法： 针尖微下，向鼻尖斜刺0.8～1.2寸。

方义： 疏风清热。

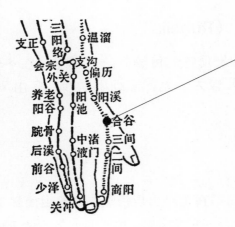

穴位名：合谷 LI4

位置： 在手背，第2掌骨桡侧的中点处。

方法： 直刺0.5～1寸，针刺时手呈半握拳状。

方义： 活血理气，清热利湿。

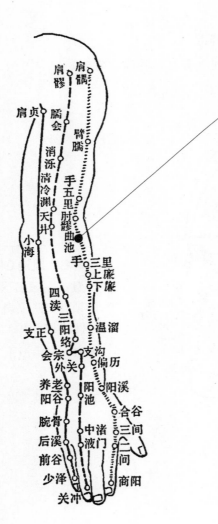

穴位名：曲池 LI11

位置： 在肘区，在尺泽与肱骨外上髁连线中点凹陷处。

方法： 直刺1～1.5寸。

方义： 调和气血。

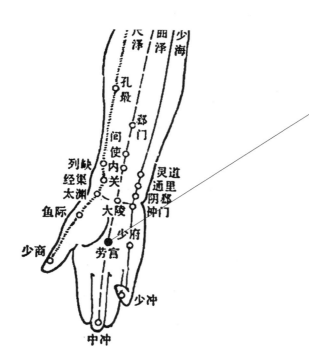

穴位名：劳宫 PC8

位置： 在掌区，横平第3掌指关节近端，第2、第3掌骨之间偏于第3掌骨。

方法： 直刺0.3～0.5寸。

方义： 清心火，除湿热，凉血熄风。

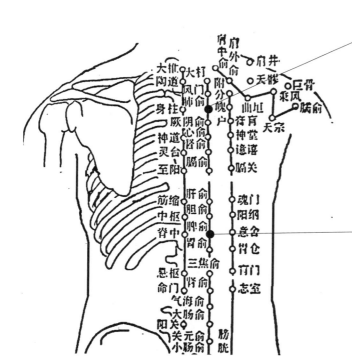

穴位名：肺俞 BL13

位置： 在脊柱区，第3胸椎棘突下，后正中线旁开1.5寸。

方法： 斜刺0.5～0.8寸。

方义： 宣肺清热。

穴位名：脾俞 BL20

位置： 在脊柱区，第11胸椎棘突下，后正中线旁开1.5寸。

方法： 斜刺0.5～0.8寸。

方义： 健脾补益。

12

第十二章

精神疾病

第一节 虚 劳 （Chronic fatigue syndrome）

疾病的定义： 一种病因不明，以持续半年以上的慢性、反复发作性极度疲劳，且休息后不能缓解为主要特征的综合征。体检和实验室检查一般无异常发现。本病属中医学"虚劳"范畴。

典型症状：持续或反复发作的严重疲劳半年以上。充分休息后疲劳不能缓解，活动水平较健康时下降50%。每因情绪波动疲劳加重，活动后减轻，心烦易怒，善太息，胁腹胀痛，舌红，苔薄，脉弦，为肝气郁结；神疲乏力，劳则加重，纳呆懒言，面色萎黄，舌淡，苔薄，脉细弱，为脾气虚弱；心烦少寐，惊悸多梦，头晕耳鸣，腰膝酸软，口干咽燥，舌红，苔少或无苔，脉细数，为心肾不交。

治疗方法：补益气血，调理气机。

处　　方：脾俞、肝俞、肾俞、百会、关元、足三里、三阴交。

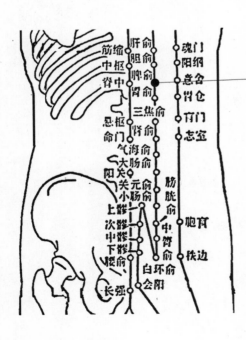

穴位名：**脾俞BL20**

位置： 在脊柱区，第11胸椎棘突下，后正中线旁开1.5寸。

方法： 斜刺0.5～0.5寸。

方义： 通调脏腑气机，善治本脏虚证。

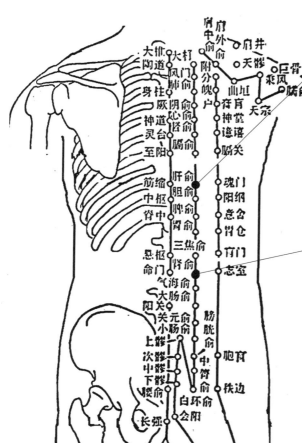

穴位名：肝俞 BL18

位置： 在脊柱区，第9胸椎棘突下，后正中线旁开1.5寸。

方法： 斜刺0.5～0.8寸。

方义： 通调脏腑气机，善治本脏虚证。

穴位名：肾俞 BL23

位置： 在脊柱区，第2腰椎棘突下，后正中线旁开1.5寸。

方法： 直刺0.5～1寸。

方义： 通调脏腑气机，善治本脏虚证。

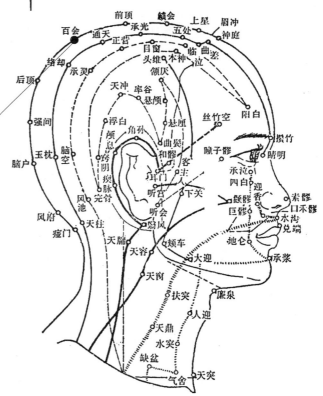

穴位名：百会 GV20

位置： 在头部，前发际正中直上5寸，或当头部正中线与两耳尖连线的交点处。

方法： 平刺0.5～0.8寸。

方义： 诸阳之会，清利头目，健脑益神。

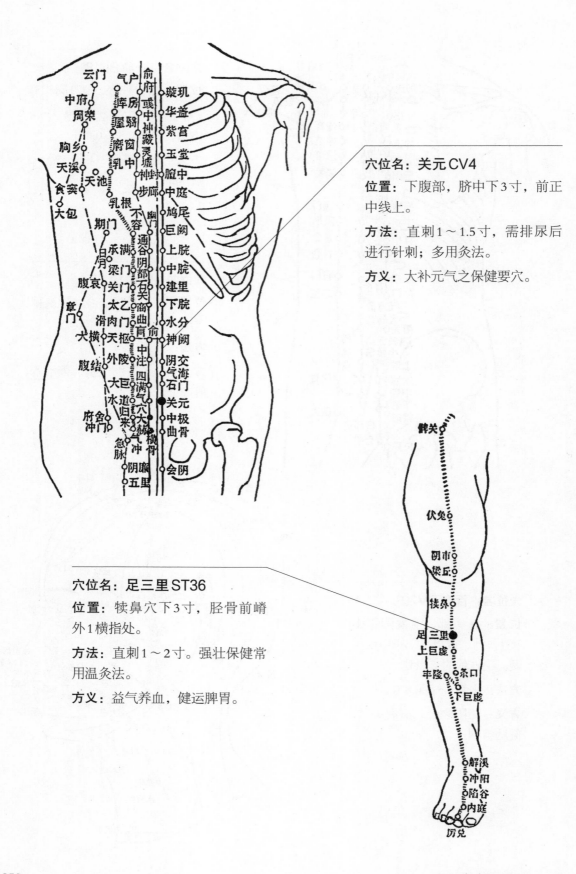

穴位名：关元CV4

位置：下腹部，脐中下3寸，前正中线上。

方法：直刺1～1.5寸，需排尿后进行针刺；多用灸法。

方义：大补元气之保健要穴。

穴位名：足三里ST36

位置：犊鼻穴下3寸，胫骨前嵴外1横指处。

方法：直刺1～2寸。强壮保健常用温灸法。

方义：益气养血，健运脾胃。

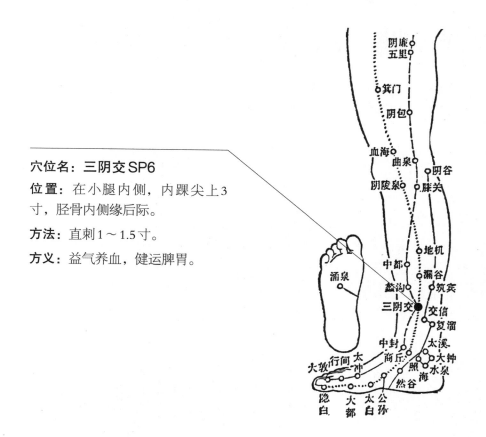

穴位名：三阴交 SP6

位置：在小腿内侧，内踝尖上3寸，胫骨内侧缘后际。

方法：直刺1～1.5寸。

方义：益气养血，健运脾胃。

随诊配穴：肝气郁结配太冲、膻中；脾气虚弱配中脘、章门；心肾不交配神门、太溪；失眠、心悸配内关、照海；头晕、注意力不集中配四神聪、悬钟。

第二节　健　忘（Amnesia）

疾病的定义： 健忘是记忆力衰退的一种表现，对往事容易忘记；严重者，言谈不知首尾，事过转瞬即忘。健忘一症与心、脾、肾之关系比较密切。

典型症状：记忆力减退，遇事易忘。记忆力减退，或健忘前事，精神疲倦，食少腹胀，心悸不寐，舌淡，脉弱，为心脾两虚；健忘，多梦，心烦不寐，五心烦热，午后潮热，盗汗，男子遗精，女子梦交，舌红瘦小，少苔，脉细数，为阴虚火旺；健忘，精神萎靡，腰酸乏力，甚则滑精早泄，舌淡，脉沉细无力，为肾精不足；健忘，头晕而痛，身体困重，胸闷脘痞，心悸不宁，舌暗，苔腻，脉沉弦，为瘀痰内阻。

治疗方法：养心血，补脾肾。

处　　方：神道、百会、心俞、涌泉、劳宫、神门、三阴交。

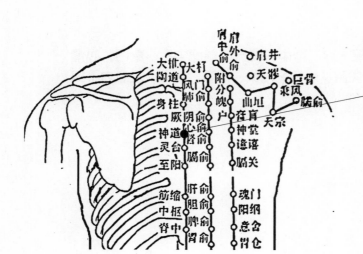

穴位名：神道 GV11

位置： 在脊柱区，第5胸椎棘突下凹陷中，后正中线上。

方法： 向上斜刺0.5～1寸。

方义： 宁心安神。

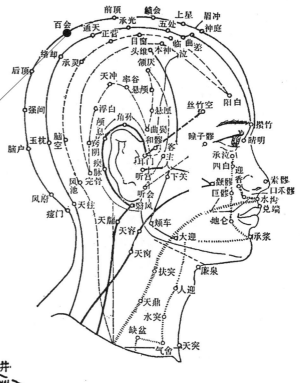

穴位名：百会 GV20

位置： 在头部，前发际正中直上 5 寸，或当头部正中线与两耳尖连线的交点处。

方法： 平刺 0.5～0.8 寸。

方义： 诸阳之会，清利头目，健脑益神。

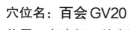

穴位名：心俞 BL15

位置： 在脊柱区，第 5 胸椎棘突下，后正中线旁开 1.5 寸。

方法： 斜刺 0.5～0.8 寸。

方义： 宁心安神，理气调血。

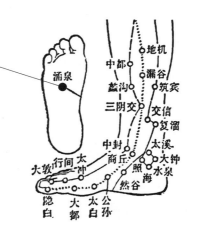

穴位名：涌泉 KI1

位置： 在足底，屈足卷趾时足心最凹陷处。

方法： 直刺 0.5～1 寸。

方义： 调气血，补肝肾。

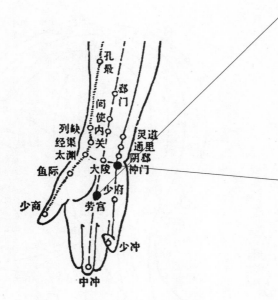

穴位名：劳宫 PC8

位置： 在掌区，横平第3掌指关节近端，第2、第3掌骨之间偏于第3掌骨。

方法： 直刺0.3～0.5寸。

方义： 清心火，除湿热，凉血熄风。

穴位名：神门 HT7

位置： 在腕前区，腕掌侧远端横纹尺侧端，尺侧腕屈肌腱的桡侧缘。

方法： 直刺0.3～0.5寸。

方义： 益心安神，通经活络。

穴位名：三阴交 SP6

位置： 在小腿内侧，内踝尖上3寸，胫骨内侧缘后际。

方法： 直刺1～1.5寸。

方义： 益气养血，健运脾胃。

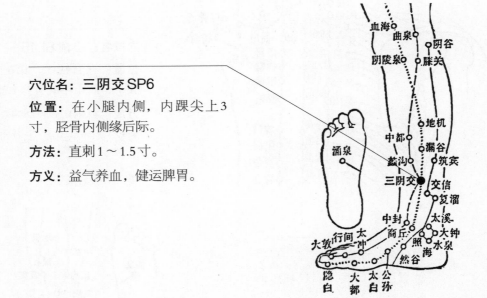

随诊配穴：心脾两虚加脾俞；阴虚火旺加膏肓、太溪；肾精不足加肾俞、太溪；瘀痰内阻加丰隆、中脘。神昏眩晕加风府，头重目眩者加列缺。

◎ 中医百病治疗常用穴位图谱 ◎

第三节　郁证（抑郁症/癔症/焦虑症）（Depression）

疾病的定义： 郁证是以心情抑郁、情绪不宁、胸部满闷、胁肋胀痛，或易怒善哭，以及咽中如有异物梗阻等为主要临床表现的一类病证。本病可见于西医学的抑郁症、癔症及焦虑症。

典型症状：精神抑郁，情绪不宁，焦虑不安或易怒易哭。精神抑郁，情绪不宁，胸部满闷，胸胁胀痛，痛无定处，脘闷嗳气，不思饮食，大便不调，舌淡红，苔薄腻，脉弦，为肝气郁结；性情急躁易怒，胸胁胀满，口苦而干，或头痛、目赤、耳鸣，或嘈杂吞酸、大便秘结，舌质红，苔黄，脉弦数，为气郁化火；神志恍惚不安，心胸烦闷，多梦易醒，悲忧善哭，舌尖红，苔薄白，脉弦细，为忧郁伤神；多思善疑，头晕神疲，心悸胆怯，失眠，健忘，纳差，面色不华，舌质淡，苔薄白，脉细，为心脾两虚；病久虚烦少寐，烦躁易怒，心悸头晕，颧红，手足心热，口干咽燥，或见盗汗，舌质红，苔薄，脉弦细或细数，为阴虚火旺。

治疗方法：调神疏肝，理气解郁。

处　　方：百会、印堂、神门、太冲、内关、膻中。

穴位名：百会 GV20

位置： 在头部，前发际正中直上5寸，或当头部正中线与两耳尖连线的交点处。

方法： 平刺0.5～0.8寸。

方义： 调神解郁。

穴位名：印堂 GV29

位置： 在头部，两眉毛内侧端中间的凹陷中。

方法： 提捏局部皮肤，平刺0.3～0.5寸。

方义： 调神解郁。

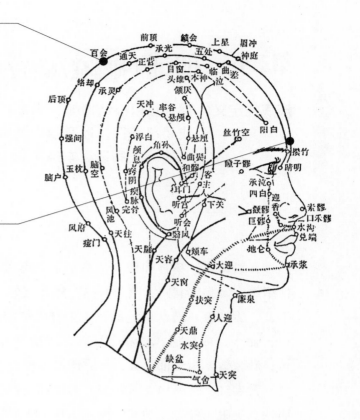

穴位名：神门 HT7

位置： 在腕前区，腕掌侧远端横纹尺侧端，尺侧腕屈肌腱的桡侧缘。

方法： 直刺0.3～0.5寸。

方义： 宁心调神。

穴位名：太冲 LR3

位置： 足背，第1、2跖骨结合部之前凹陷中。

方法： 直刺0.5～1寸。

方义： 疏肝理气解郁。

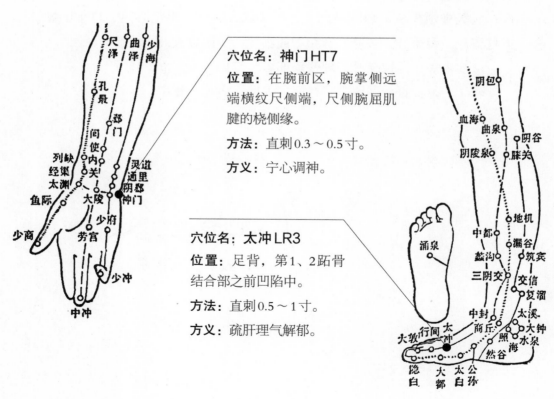

◎ 中医百病治疗常用穴位图谱 ◎

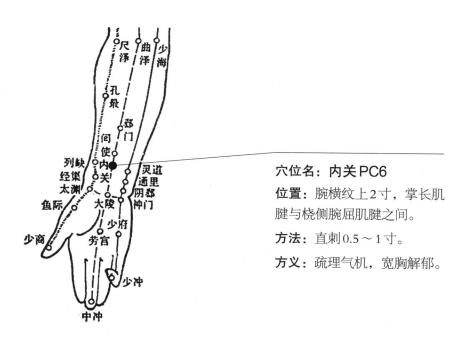

穴位名：内关PC6

位置：腕横纹上2寸，掌长肌腱与桡侧腕屈肌腱之间。

方法：直刺0.5～1寸。

方义：疏理气机，宽胸解郁。

穴位名：膻中CV17

位置：在胸部，横平第4肋间隙，前正中线上。

方法：平刺0.3～0.5寸。

方义：疏理气机，宽胸解郁。

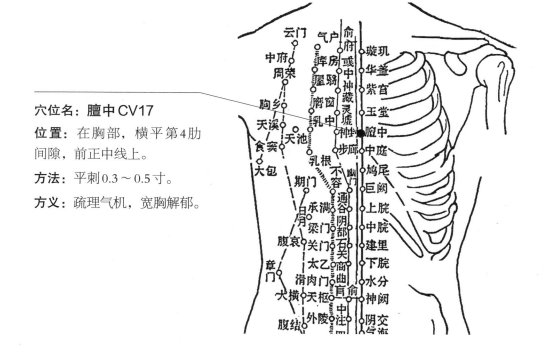

随诊配穴：肝气郁结加期门、阳陵泉；气郁化火配行间、支沟；忧郁伤神加通里、三阴交；心脾两虚加心俞、脾俞；阴虚火旺加心俞、肾俞。

第四节 神经衰弱症／精神压力（Neurosis/Stress）

疾病的定义： 神经衰弱是一种以脑和躯体功能衰弱为主的神经症。以精神易兴奋却又易疲劳为特征，常伴有紧张、烦恼、易激惹等情感症状及肌肉紧张性疼痛、睡眠障碍等生理功能紊乱症状。这些症状不是继发于躯体或脑的器质疾病，也不是其他任何精神障碍的一部分。神经衰弱形成的原因主要与长期精神压力大、用脑过度等有关。

典型症状：精神易兴奋又易疲劳，并表现为情绪易激惹、易烦恼、易紧张，还伴有肌肉紧张性疼痛和睡眠障碍等生理功能紊乱症状。心烦不寐，头晕胀痛，耳鸣目眩，急躁易怒，口干咽燥，或有胁肋胀满，纳呆泛恶，嗳气，舌质红，脉弦数，为肝郁火旺；面色不华，神疲少力，气短懒言，心悸健忘，多梦易惊，纳少无味，大便溏薄，舌质淡胖或有齿痕，脉沉细无力，为心脾两虚；失眠，头晕，耳鸣，腰酸，男性有阳痿、遗精；女性有月经不调，舌苔薄，脉弦细，为肝肾亏损。

治疗方法：强身健体，宁心安神。

处　　方：膻中、中脘、气海、关元、神门、足三里、风池、身柱、肾俞、心俞、涌泉。

穴位名：**膻中 CV17**

位置： 在胸部，横平第4肋间隙，前正中线上。

方法： 平刺0.3～0.5寸。

方义： 疏理气机，宽胸解郁。

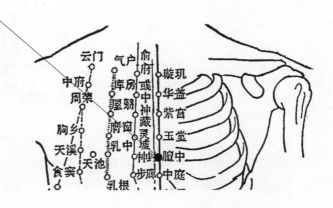

穴位名：中脘 CV12

位置：在上腹部，脐中上4寸，前
正中线上。

方法：直刺1～1.5寸。

方义：和胃健脾，通降腑气。

穴位名：气海 CV6

位置：在下腹部，脐中下1.5寸，
前正中线上。

方法：直刺1～1.5寸；多用灸法。

方义：培补元气。

穴位名：关元 CV4

位置：下腹部，脐中下3寸，前正
中线上。

方法：直刺1～1.5寸，需排尿后
进行针刺；多用灸法。

方义：使精神饱满。

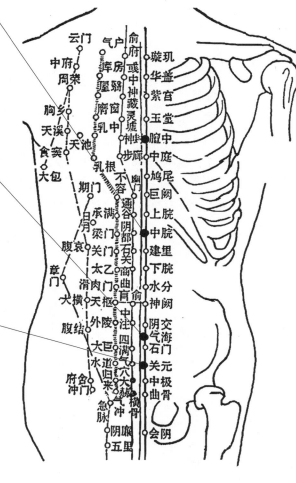

穴位名：神门 HT7

位置：在腕前区，腕掌侧远端横纹
尺侧端，尺侧腕屈肌腱的桡侧缘。

方法：直刺0.3～0.5寸。

方义：宁心调神。

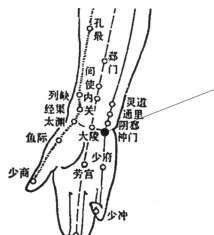

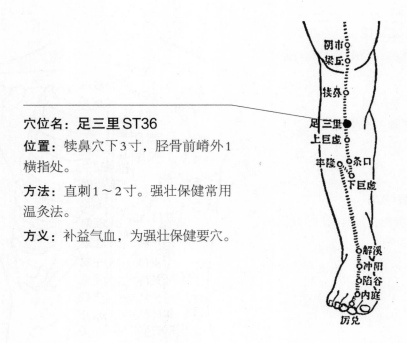

穴位名：足三里 ST36

位置： 犊鼻穴下3寸，胫骨前嵴外1横指处。

方法： 直刺1～2寸。强壮保健常用温灸法。

方义： 补益气血，为强壮保健要穴。

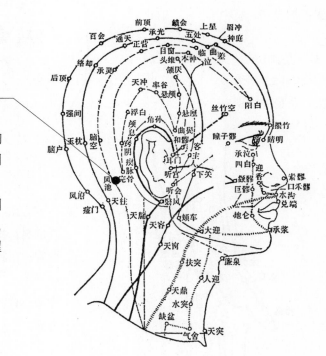

穴位名：风池 GB20

位置： 在颈后区，枕骨之下，胸锁乳突肌上端与斜方肌上端之间的凹陷中。

方法： 针尖微下，向鼻尖斜刺0.8～1.2寸；或平刺透风府穴。深部中间为延髓，必须严格掌握针刺的角度与深度。

方义： 息肝宁神。

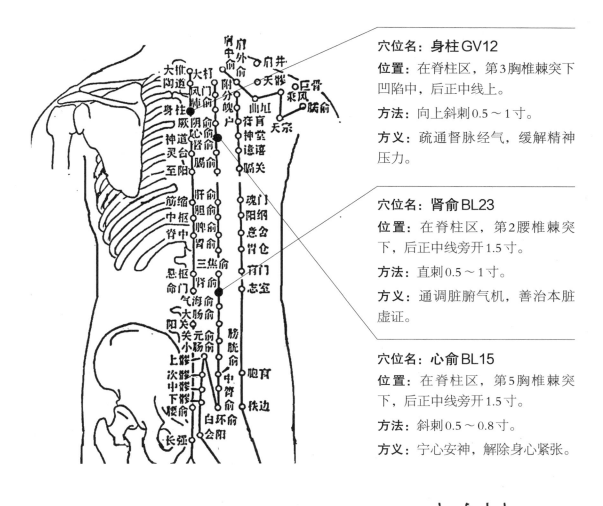

穴位名：身柱 GV12

位置： 在脊柱区，第3胸椎棘突下凹陷中，后正中线上。

方法： 向上斜刺0.5～1寸。

方义： 疏通督脉经气，缓解精神压力。

穴位名：肾俞 BL23

位置： 在脊柱区，第2腰椎棘突下，后正中线旁开1.5寸。

方法： 直刺0.5～1寸。

方义： 通调脏腑气机，善治本脏虚证。

穴位名：心俞 BL15

位置： 在脊柱区，第5胸椎棘突下，后正中线旁开1.5寸。

方法： 斜刺0.5～0.8寸。

方义： 宁心安神，解除身心紧张。

穴位名：涌泉 KI1

位置： 在足底，屈足卷趾时足心最凹陷处。

方法： 直刺0.5～1寸。

方义： 调气血，补肝肾。

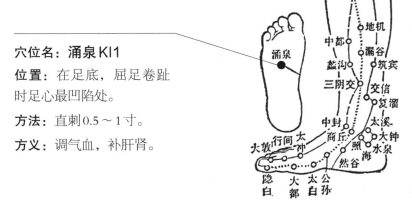

随诊配穴：肝郁火旺加内关、太冲；心脾两虚加脾俞、三阴交；肝肾亏损加肝俞、肾俞、太溪。

13

第十三章

妇科疾病

第一节　经前紧张综合征（Premenstrual tension syndrome）

疾病的定义： 经前期紧张综合征是指妇女在经期前出现一系列精神和躯体症状，随着月经来潮而消失的疾病。临床症状表现各异，可出现头痛、身痛、眩晕、乳房胀痛、泄泻、情绪紧张等症状，病情轻重有别，轻者可以忍受，重者影响工作和生活。经前期紧张综合征属中医学"经行头痛""经行眩晕""经行乳房胀痛""经行情志异常""经行泄泻"等范畴，其发生常与情志失调、饮食所伤、素体虚弱、劳倦过度等因素有关。

典型症状：主症为月经来潮前出现精神紧张、烦躁易怒、乳房胀痛等症状，随月经周期性发作。乳房胀痛连及两胁，拒按，烦躁易怒，经色紫暗或有块为气滞血瘀；兼见腰膝酸软，五心烦热，咽干口燥为肝肾阴虚；兼见心悸气短，少寐多梦，体倦乏力，面色无华，月经量少、色淡、质稀为气血不足；兼见头晕头重，胸闷呕恶，纳呆腹胀，平素带下量多，色白质黏，月经量少、色淡为痰浊上扰。

治疗方法：调气安神，调理冲任。

处　　方：三阴交、太冲、神门、百会、太溪。

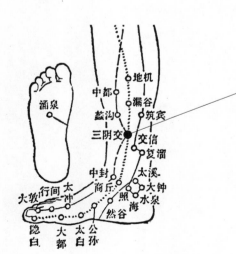

穴位名：三阴交 SP6

位置： 在小腿内侧，内踝尖上3寸，胫骨内侧缘后际。

方法： 直刺1～1.5寸。

方义： 健脾调血，补肝益肾。

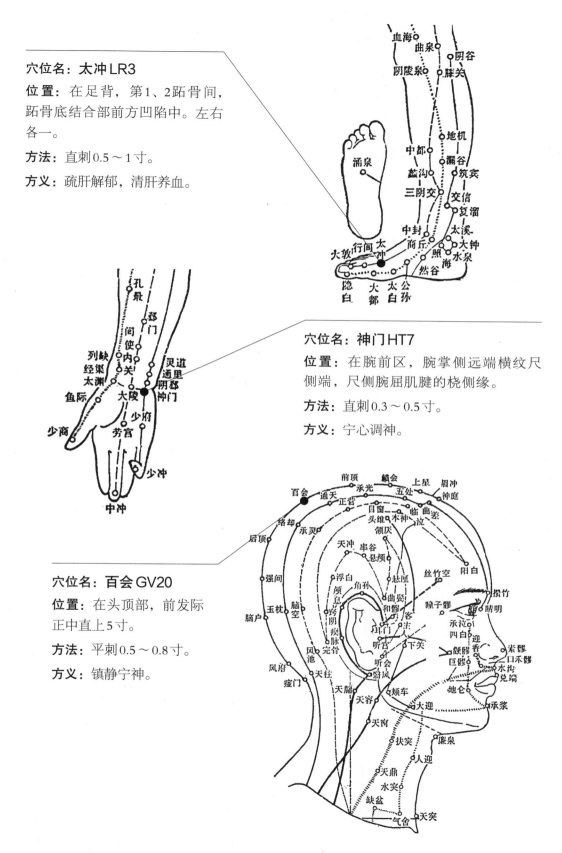

穴位名：太冲 LR3

位置： 在足背，第1、2跖骨间，跖骨底结合部前方凹陷中。左右各一。

方法： 直刺0.5～1寸。

方义： 疏肝解郁，清肝养血。

穴位名：神门 HT7

位置： 在腕前区，腕掌侧远端横纹尺侧端，尺侧腕屈肌腱的桡侧缘。

方法： 直刺0.3～0.5寸。

方义： 宁心调神。

穴位名：百会 GV20

位置： 在头顶部，前发际正中直上5寸。

方法： 平刺0.5～0.8寸。

方义： 镇静宁神。

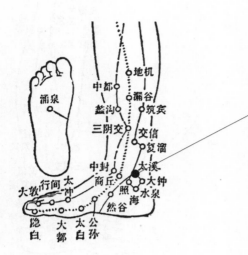

穴位名：太溪 KI3

位置： 位于足内侧，内踝后方与脚跟骨筋腱之间的凹陷处。

方法： 补法，直刺 0.5～1 寸。

方义： 补肾气，调理冲任。

随诊配穴： 气滞血瘀配膻中、血海；肝肾阴虚配肝俞、肾俞；气血不足配足三里、气海；痰浊上扰配丰隆、中脘。

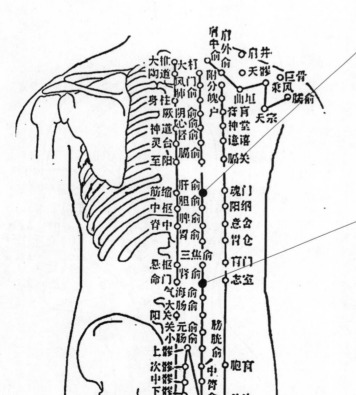

穴位名：肝俞 BL18

位置： 在脊柱区，第9胸椎棘突下，后正中线旁开 1.5 寸。

方法： 斜刺 0.5～0.8 寸。

方义： 疏肝解郁。

穴位名：肾俞 BL23

位置： 第2腰椎棘突下，旁开 1.5 寸。

方法： 补法，直刺 0.5～1 寸。

方义： 温补肾阳，散寒止痛，用于腰痛。

穴位名：**膻中 CV17**

位置：在胸部，横平第四肋间隙，前正中线上。

方法：平刺0.3～0.5寸。

方义：理气通络。

穴位名：**中脘 CV12**

位置：在上腹部，脐中上4寸，前正中线上。

方法：直刺1～1.5寸。

方义：调理气机。

穴位名：**气海 CV6**

位置：在下腹部，脐中下1.5寸，前正中线上。

方法：直刺1～1.5寸。

方义：培补元气。

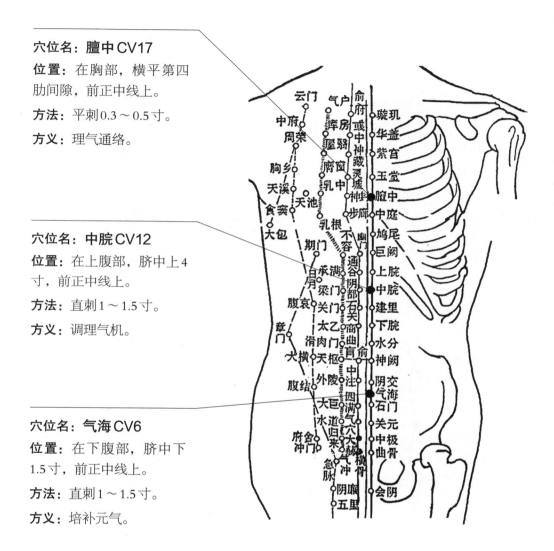

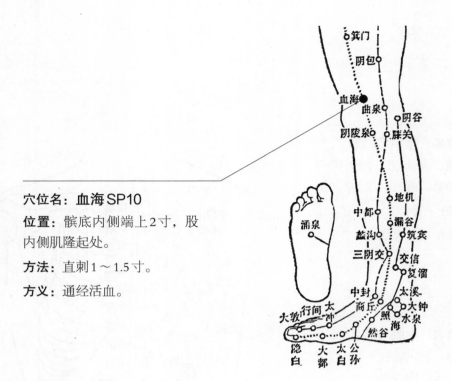

穴位名：血海SP10

位置： 髌底内侧端上2寸，股内侧肌隆起处。

方法： 直刺1～1.5寸。

方义： 通经活血。

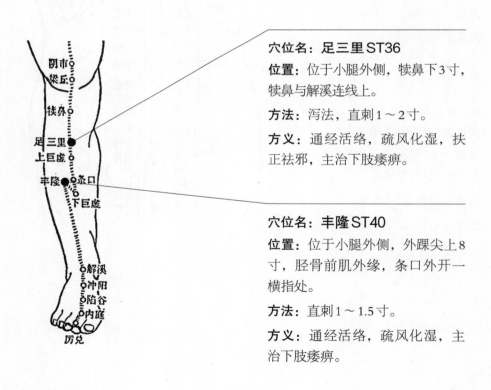

穴位名：足三里ST36

位置： 位于小腿外侧，犊鼻下3寸，犊鼻与解溪连线上。

方法： 泻法，直刺1～2寸。

方义： 通经活络，疏风化湿，扶正祛邪，主治下肢痿痹。

穴位名：丰隆ST40

位置： 位于小腿外侧，外踝尖上8寸，胫骨前肌外缘，条口外开一横指处。

方法： 直刺1～1.5寸。

方义： 通经活络，疏风化湿，主治下肢痿痹。

第二节　闭　经（Amenorrhea）

疾病的定义： 闭经指年逾16周岁月经尚未来潮，或已行经又中断6个月经周期以上的病症。古代文献中，又称"女子不月""月事不来""月水不通"等。闭经的发生常与禀赋不足、七情所伤、感受寒邪、房事不节、过度节食、产育或失血过多等因素有关。本病病位主要在胞宫，与肝、肾、脾、胃有关。基本病机是血海空虚或脉道不通，前者为"血枯经闭"，后者为"血滞经闭"。西医学中，闭经多见于下丘脑、垂体、卵巢、子宫等功能失调，或者由于甲状腺、肾上腺、消耗性疾病等所致。

典型症状：主症为女子年逾16周岁尚未初潮或经行又复中断6个月以上。兼见头晕心悸，纳少肢倦，形体消瘦，面色萎黄为气血虚弱；兼见腰膝酸软，头晕耳鸣为肾气亏虚；兼见心烦易怒，胸胁少腹胀痛或刺痛为气滞血瘀；兼见形体肥胖，胸满痰多为痰湿阻滞。

治疗方法：调理冲任，活血通经。

处　　方：关元、中极、三阴交、归来、太溪。

穴位名：关元 CV4

位置： 位于脐下3寸处。

方法： 补法，直刺1～1.5寸。

方义： 补益元气，调理冲任。

穴位名：中极 CV3

位置： 位于脐下4寸处。

方法： 补法，直刺1～1.5寸。

方义： 培元固本，补益下焦。

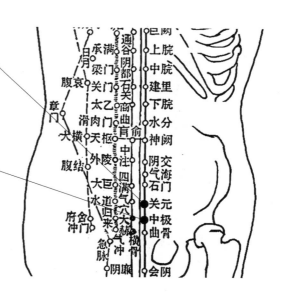

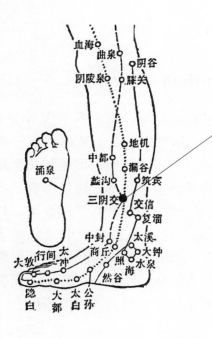

穴位名：三阴交 SP6

位置： 在小腿内侧，内踝尖上3寸，胫骨内侧缘后际。

方法： 直刺1～1.5寸。

方义： 调理脾肝肾及冲任二脉。

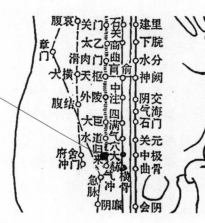

穴位名：归来 ST29

位置： 位于脐下4寸，前正中线旁开2寸处。

方法： 补法，直刺1～1.5寸。

方义： 活血调经。

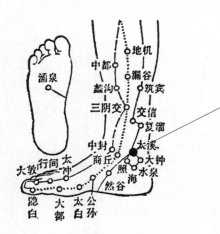

穴位名：太溪 KI3

位置： 位于足内侧，内踝后方与脚跟骨筋腱之间的凹陷处。左右各一。

方法： 补法，直刺0.5～1寸。

方义： 补肾气，调理冲任。

随诊配穴：气血虚弱配足三里、血海；肾气亏虚配肾俞、太溪；气滞血瘀配合谷、太冲；痰湿阻滞配中脘、丰隆。

◎ 中医百病治疗常用穴位图谱 ◎

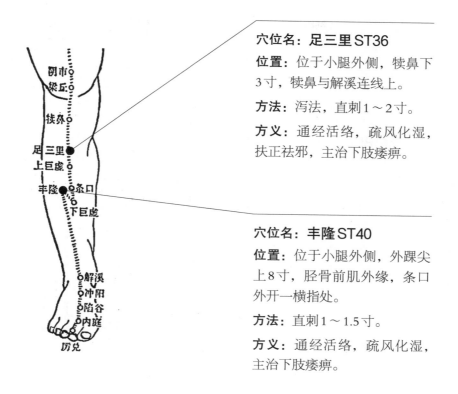

穴位名：足三里 ST36

位置：位于小腿外侧，犊鼻下3寸，犊鼻与解溪连线上。

方法：泻法，直刺1～2寸。

方义：通经活络，疏风化湿，扶正祛邪，主治下肢痿痹。

穴位名：丰隆 ST40

位置：位于小腿外侧，外踝尖上8寸，胫骨前肌外缘，条口外开一横指处。

方法：直刺1～1.5寸。

方义：通经活络，疏风化湿，主治下肢痿痹。

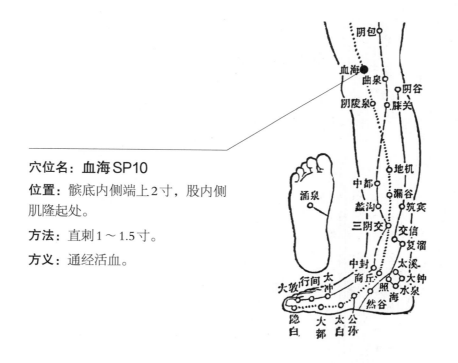

穴位名：血海 SP10

位置：髌底内侧端上2寸，股内侧肌隆起处。

方法：直刺1～1.5寸。

方义：通经活血。

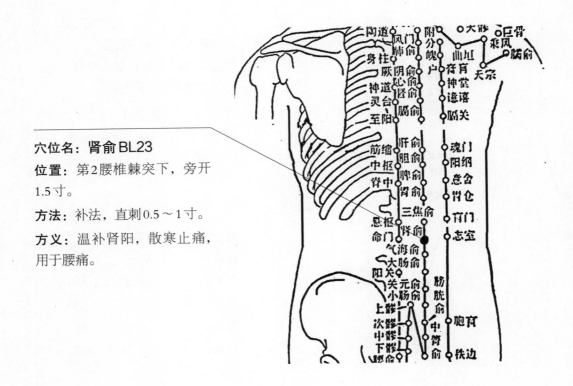

穴位名：肾俞 BL23

位置： 第2腰椎棘突下，旁开
1.5寸。

方法： 补法，直刺0.5～1寸。

方义： 温补肾阳，散寒止痛，
用于腰痛。

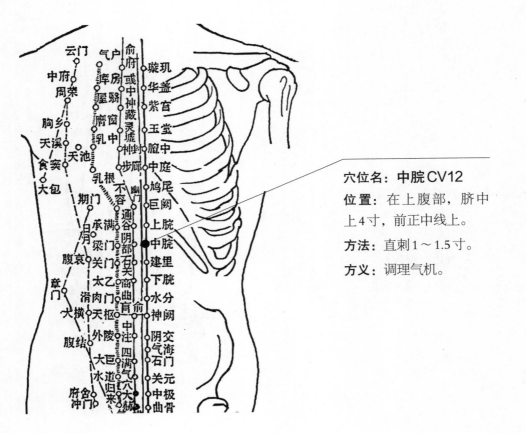

穴位名：中脘 CV12

位置： 在上腹部，脐中
上4寸，前正中线上。

方法： 直刺1～1.5寸。

方义： 调理气机。

◎ 中医百病治疗常用穴位图谱 ◎

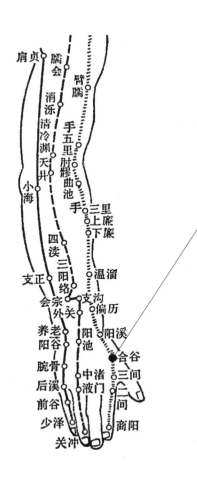

穴位名：合谷LI4

位置： 在手掌，第二掌骨桡侧的中点处。

方法： 直刺0.5～1寸。

方义： 通经止痛。

穴位名：太冲LR3

位置： 在足背，第1、2跖骨间，跖骨底结合部前方凹陷中。

方法： 直刺0.5～1寸。

方义： 疏肝解郁，清肝养血。

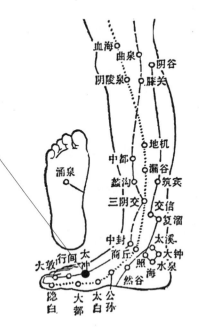

第三节　月经不调（Irregular menstruation）

疾病的定义： 月经不调是以月经的周期及经期、经色、经质、经量异常为主症的病证。本病主要包括月经先期（经早）、月经后期（经迟）、月经先后无定期（经乱）。其发生常与感受寒邪、饮食伤脾或情志不畅等因素有关。病位在胞宫，与冲、任二脉及肾、脾、肝三脏关系密切。基本病机是冲任失调，脏腑功能失常，气血不和。本病多见于西医学的排卵型功能失调性子宫出血、盆腔炎性疾病等。

1. 月经先期

　　典型症状： 月经周期提前7天以上，甚至10余日一行，经期正常。连续2个月经周期以上，兼见月经量多，色红或紫，质黏有块，伴面红口干，心胸烦热，小便短赤，大便干燥，舌红，苔黄，脉数，为实热；月经量少或量多，色红质稠，两颧潮红，手足心热，舌红，苔少，脉细数，为虚热；月经量少或量多，色淡质稀，神疲肢倦，心悸气短，纳少便溏，舌淡，脉细弱，为气虚。

　　治疗方法： 理气调血，固摄冲任。

　　处　　方： 主穴关元、血海、三阴交；配穴：实热配行间；虚热配太溪；气虚配足三里、脾俞。

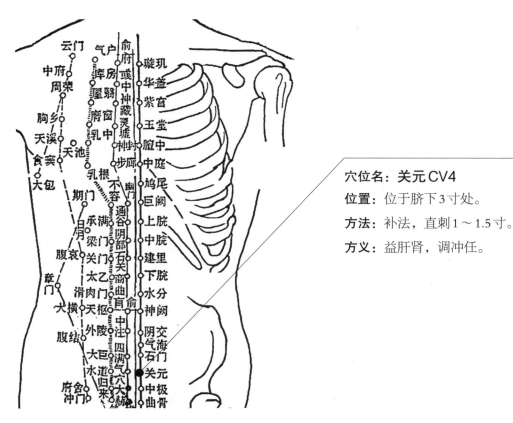

穴位名：关元 CV4

位置： 位于脐下3寸处。

方法： 补法，直刺1～1.5寸。

方义： 益肝肾，调冲任。

穴位名：血海 SP10

位置： 髌底内侧端上2寸，股内侧
肌隆起处。

方法： 直刺1～1.5寸。

方义： 和气血，调冲任。

穴位名：三阴交 SP6

位置： 在小腿内侧，内踝尖上3
寸，胫骨内侧缘后际。

方法： 直刺1～1.5寸。

方义： 调理脾肝肾及冲任二脉，
养血调经。

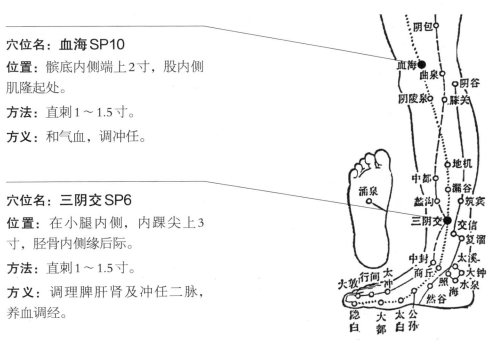

2. 月经后期

典型症状：月经周期推迟7日以上，甚至3～5月一潮，经期正常，连续2个月经周期以上。兼见月经量少，色淡或暗有血块，小腹冷痛或胀痛，舌暗或胖，苔薄白，脉沉紧或弦滑，为实寒；月经量少，色淡而质稀，腰酸乏力，小腹隐痛，舌淡苔白，脉沉迟，为虚寒。

治疗方法：益气和血，调畅冲任。

处　　方：主穴：气海、归来、三阴交；配穴：血寒配关元、命门；血虚配足三里、血海；肾虚配肾俞、太溪；气滞配太冲。

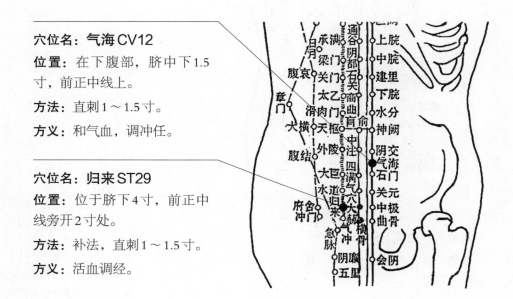

穴位名：气海CV12

位置： 在下腹部，脐中下1.5寸，前正中线上。

方法： 直刺1～1.5寸。

方义： 和气血，调冲任。

穴位名：归来ST29

位置： 位于脐下4寸，前正中线旁开2寸处。

方法： 补法，直刺1～1.5寸。

方义： 活血调经。

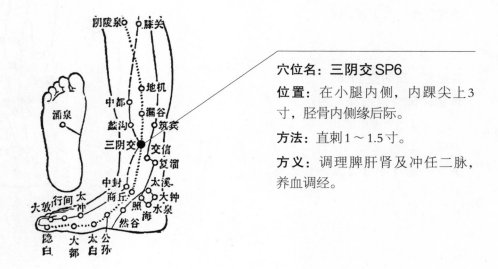

穴位名：三阴交SP6

位置： 在小腿内侧，内踝尖上3寸，胫骨内侧缘后际。

方法： 直刺1～1.5寸。

方义： 调理脾肝肾及冲任二脉，养血调经。

◎ 中医百病治疗常用穴位图谱 ◎

3. 月经先后无定期

典型症状：月经周期或提前或错后1～2周，经期正常，并连续3个月经周期以上。兼见经量或多或少，色暗有块，胸胁、乳房、小腹作胀，喜太息，苔薄，脉弦，为肝郁；经量少，色淡质稀，腰骶酸痛，舌淡，苔白，脉沉细弱，为肾虚；经量多，色淡质稀，神疲乏力，纳少腹胀，舌淡，苔白，脉缓，为脾虚。

治疗方法：调补肝肾，调理冲任。

处　　方：主穴：关元、三阴交；配穴：肝郁配肝俞、太冲；肾虚配肾俞、太溪。

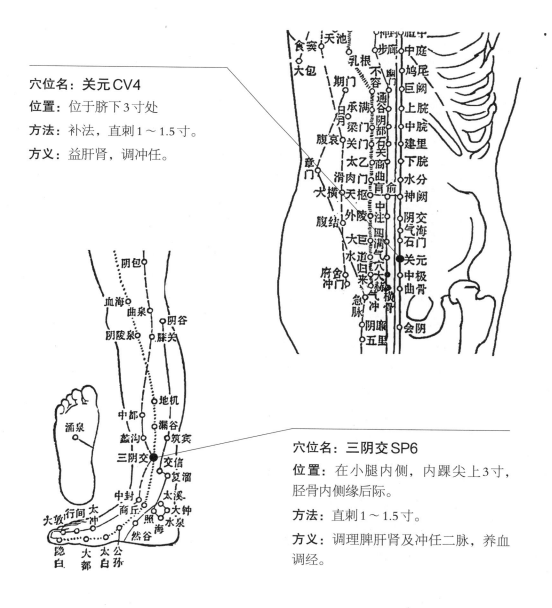

穴位名：关元CV4

位置： 位于脐下3寸处

方法： 补法，直刺1～1.5寸。

方义： 益肝肾，调冲任。

穴位名：三阴交SP6

位置： 在小腿内侧，内踝尖上3寸，胫骨内侧缘后际。

方法： 直刺1～1.5寸。

方义： 调理脾肝肾及冲任二脉，养血调经。

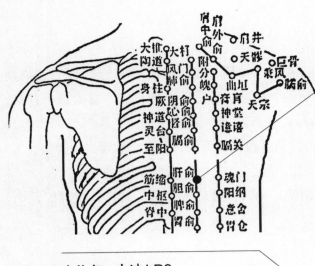

穴位名：肝俞 BL18

位置：第9胸椎棘突下，旁开1.5寸。

方法：斜刺0.5～0.8寸。

方义：疏肝解郁。

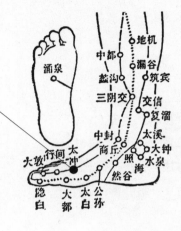

穴位名：太冲 LR3

位置：在足背，第1、2跖骨间，跖骨底结合部前方凹陷中。

方法：直刺0.5～1寸。

方义：疏肝解郁，清肝养血。

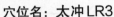

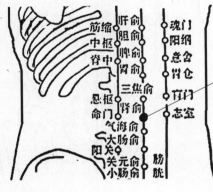

穴位名：肾俞 BL23

位置：第2腰椎棘突下，旁开1.5寸。

方法：补法，直刺0.5～1寸。

方义：温补肾阳，散寒止痛，用于腰痛。

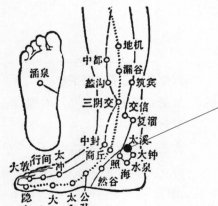

穴位名：太溪 KI3

位置：位于足内侧，内踝后方与脚跟骨筋腱之间的凹陷处。

方法：补法，直刺0.5～1寸。

方义：补肾气，调理冲任。

第四节　痛　经（Dysmenorrhea）

疾病的定义： 痛经是指经期或行经前后出现的周期性小腹疼痛，又称"经行腹痛"。痛经的发生常与饮食生冷、情志不畅、起居不慎、先天禀赋等因素有关。本病病位在胞宫，与冲、任二脉及肝、肾关系密切。基本病机是不通则痛或不荣则痛。实者为冲任瘀阻，气血运行不畅，胞宫经血流通受阻；虚者为冲任虚损，胞宫、经脉失却濡养。西医学中，痛经可分为原发性痛经和继发性痛经。原发性痛经是指生殖器官无器质性病变者；继发性痛经多继发于生殖器官的某些器质性病变，如子宫内膜异位症、子宫腺肌病、慢性盆腔炎、子宫肌瘤等。

典型症状：主症为经期或行经前后出现周期性小腹疼痛。疼痛剧烈，拒按，经色紫红或紫黑，有血块，血块下后疼痛缓解者为实证；疼痛绵绵，柔软喜按，月经色淡，量少者为虚证。胀痛或刺痛为主，伴胸胁乳房胀痛，经行不畅，紫暗有块为气滞血瘀；冷痛为主，得热痛减，经量少，色暗为寒凝血瘀；腹痛下坠，经色淡，头晕、心悸为气血虚弱；绵绵作痛，腰酸，耳鸣，月经量少质稀为肾气亏损。

治疗方法：调理冲任，温经止痛。

处　　方：中极、三阴交、地机、十七椎、次髎。

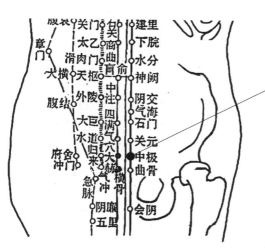

穴位名：中极CV3

位置： 下腹部，当脐中下4寸，前正中线上。

方法： 直刺1～1.5寸；需排尿后进行。

方义： 活血化瘀，通络止痛。

穴位名：三阴交SP6

位置：在小腿内侧，内踝尖上3寸，胫骨内侧缘后际。

方法：直刺1～1.5寸。

方义：调理脾肝肾及冲任二脉，养血调经。

穴位名：地机SP8

位置：在小腿内侧，阴陵泉下3寸，胫骨内侧缘后际。

方法：直刺1～1.5寸。

方义：调血通经止痛。

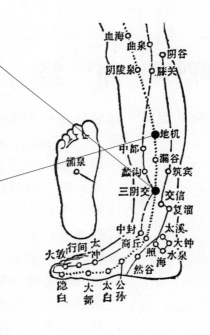

穴位名：十七椎EX-B8

位置：第5腰椎棘突下凹陷中。

方法：直刺0.5～1寸。

方义：治疗痛经的经验效穴。

穴位名：次髎BL32

位置：位于人体的骶部，当髂后上棘内下方，适对第2骶后孔处。

方法：直刺1～1.5寸。

方义：治疗痛经的经验效穴。

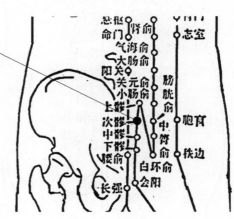

随诊配穴：气滞血瘀配太冲、血海；寒凝血瘀配关元、归来；气血虚弱配气海、血海；肾气亏损配肾俞、太溪。

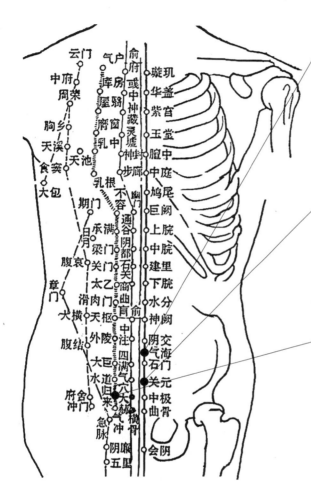

穴位名：气海CV6

位置：在下腹部，脐中下1.5寸，前正中线上。

方法：直刺1～1.5寸。

方义：和气血，调冲任。

穴位名：关元CV4

位置：位于脐下3寸处。

方法：补法，直刺1～1.5寸。

方义：益肝肾，调冲任。

穴位名：归来ST29

位置：位于脐下4寸，前正中线旁开2寸处。

方法：补法，直刺1～1.5寸。

方义：活血调经。

穴位名：太冲LR3

位置：在足背，第1、2跖骨间，跖骨底结合部前方凹陷中。

方法：直刺0.5～1寸。

方义：疏肝解郁，清肝养血。

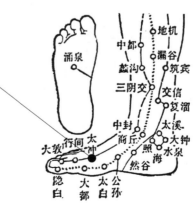

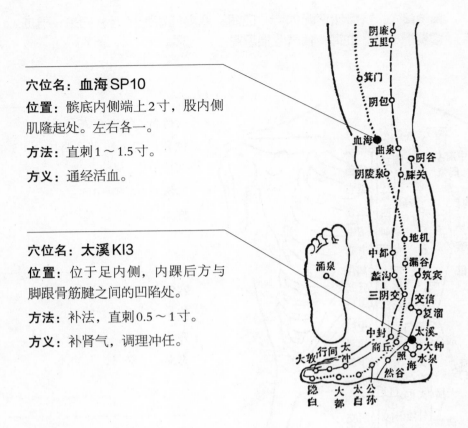

穴位名：血海SP10

位置：髌底内侧端上2寸，股内侧肌隆起处。左右各一。

方法：直刺1～1.5寸。

方义：通经活血。

穴位名：太溪KI3

位置：位于足内侧，内踝后方与脚跟骨筋腱之间的凹陷处。

方法：补法，直刺0.5～1寸。

方义：补肾气，调理冲任。

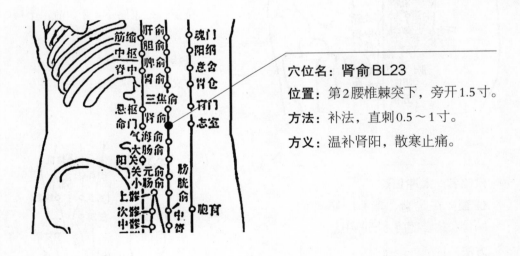

穴位名：肾俞BL23

位置：第2腰椎棘突下，旁开1.5寸。

方法：补法，直刺0.5～1寸。

方义：温补肾阳，散寒止痛。

◎ 中医百病治疗常用穴位图谱 ◎

第五节　手足冰冷（Cold hands and feet）

疾病的定义： 手脚冰冷是指手脚冰冷的一种病症，主要是心血管系统障碍和体寒造成。天气一冷，就感觉全身发冷，手脚尤其冰凉的受不了，即中医所说的"阳虚"，也就是一般所俗称的"冷底"或是"寒底"。手脚冰冷和心脏血管有很大的关系。一旦心血管系统的功能出现障碍，就会影响血液运行输送，造成手脚冰冷的情形。

典型症状：手足冰凉，怕冷，神疲气短，夜尿多，舌淡胖，脉沉微，为肾阳虚衰；手足冰凉，气弱少神，脸色黄，不思饮食，消化不良，舌苔淡，脉弱，为脾胃虚寒；手足冰凉，神情抑郁，胸胁满痛，舌苔白，脉弦，为肝气郁结；手足冰凉，头晕，面色苍白，肢麻体痛，月经量少色暗，舌淡瘀紫，为血虚寒凝。

治疗方法：温阳散寒。

处　　方：气海、中极、肾俞、三阴交、阳陵泉。

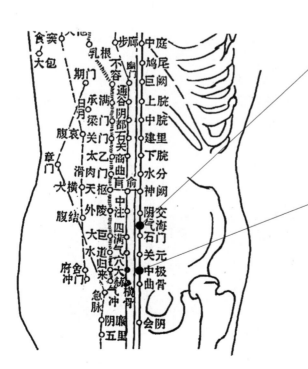

穴位名：气海 CV6

位置： 在下腹部，脐中下1.5寸，前正中线上。

方法： 直刺1～1.5寸。

方义： 培补元气。

穴位名：中极 CV3

位置： 下腹部，当脐中下4寸，前正中线上。

方法： 直刺1～1.5寸，需排尿后进行。

方义： 益肾兴阳。

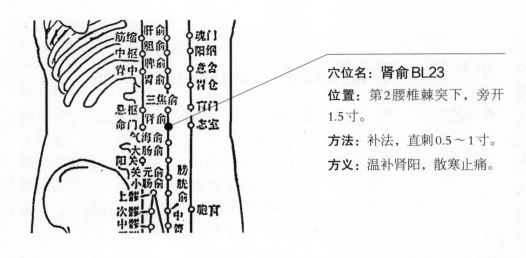

穴位名：**肾俞 BL23**

位置：第2腰椎棘突下，旁开1.5寸。

方法：补法，直刺0.5～1寸。

方义：温补肾阳，散寒止痛。

穴位名：**三阴交 SP6**

位置：在小腿内侧，内踝尖上3寸，胫骨内侧缘后际。

方法：直刺1～1.5寸。

方义：调理脾肝肾及冲任二脉，养血调经。

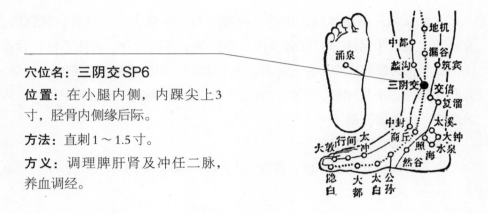

穴位名：**阳陵泉 GB34**

位置：在小腿外侧，腓骨头前下方凹陷。

方法：直刺1～1.5寸。

方义：舒筋补阳。

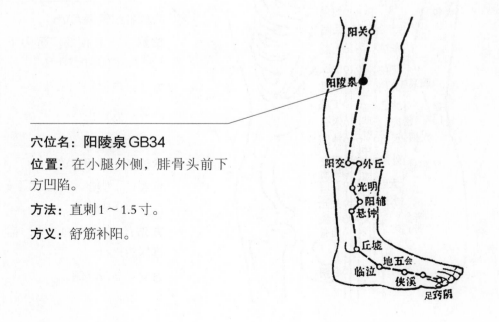

第六节　子宫肌瘤（Fibroid）

疾病的定义： 子宫肌瘤是女性生殖器官中最常见的一种良性肿瘤，也是人体中最常见的肿瘤之一，又称为子宫纤维肌瘤、子宫纤维瘤。由于子宫肌瘤主要是由子宫平滑肌组织增生而成，其中有少量纤维结缔组织作为一种支持组织而存在，简称子宫肌瘤。

典型症状：疼痛拒按，面色晦黯，肌肤乏润，月经量多或夹血块，口干不欲饮，舌紫黯或边有瘀点，脉沉涩，为血瘀证；带多色黄或臭秽，小腹及腰骶部疼痛而胀，经期加重，尿少色黄，可伴有经期延长或月经过多，舌红，苔黄腻，脉弦滑数，为湿热证；小腹时或作痛，或伴月经不调，带多色白，胸脘满闷，舌质淡暗苔白腻，脉弦细而滑，为痰湿证；小腹疼痛，痛无定处，小腹胀满，苔薄润，脉沉弦，为气滞证。

治疗方法：活血散结，破瘀消癥；清热利湿，祛瘀消癥；理气化痰，破瘀消癥；行气导滞，活血消癥。

处　　方：关元、血海、三阴交、蠡沟、胞肓、八髎、涌泉。

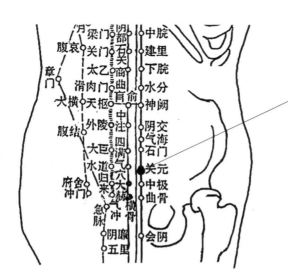

穴位名：**关元 CV4**

位置： 位于脐下3寸处

方法： 补法，直刺1～1.5寸。

方义： 益肝肾，调冲任。

穴位名：血海 SP10

位置：髌底内侧端上2寸，股内侧肌隆起处。

方法：直刺1～1.5寸。

方义：通经活血。

穴位名：三阴交 SP6

位置：在小腿内侧，内踝尖上3寸，胫骨内侧缘后际。

方法：直刺1～1.5寸。

方义：调理脾肝肾及冲任二脉，养血调经。

穴位名：蠡沟 LR5

位置：在小腿内侧，当足内踝尖上5寸，胫骨内侧面的中央。

方法：平刺0.5～0.8寸。

方义：调经散结。

穴位名：胞肓 BL53

位置：平第2骶后孔，骶正中嵴旁开3寸。

方法：直刺1～1.5寸。

方义：调理胃肠症状。

穴位名：八髎 BL31~34

位置：一二三四骶后孔左右各一穴位。

方法：直刺1～1.5寸。

方义：培肾固本。

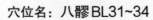

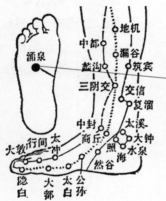

穴位名：涌泉 KI1

位置：足底部，约当足底第2、3跖趾缝纹头端与足跟连线的前1/3与后2/3交点上。

方法：直刺1～1.5寸。

方义：培肾固本。

第七节　不孕症（Sterility）

疾病的定义： 不孕症是指女子婚后未避孕，有正常性生活，配偶生殖功能正常，同居1年以上而未受孕者；或曾有过孕育史，而后未避孕又连续2年未再受孕。前者为原发性不孕，古称"全不产"；后者为继发性不孕，古称"断绪"。不孕症的发生常与先天禀赋不足、房事不节、反复流产、久病大病、情志失调、饮食及外伤等因素有关。本病病位在胞宫，与冲、任二脉及肾、肝、脾关系密切。基本病机为肾气不足，冲任气血失调。西医学中，不孕症多见于排卵功能障碍、输卵管堵塞、子宫肌瘤、子宫内膜炎等疾病。

典型症状：主症为育龄妇女，未避孕，配偶生殖功能正常，婚后有正常性生活，同居1年以上而未受孕。月经后期，量少色淡，面色晦暗，腰酸肢冷，小便清长，性欲淡漠为肾虚胞寒；月经后期或经期先后不定，月经量少，乳房胀痛，烦躁易怒，善太息为肝气郁结；经行延后，甚或闭经带下量多，形体肥胖，胸闷泛恶为痰湿阻滞。月经后期，痛经，经色紫暗有块为瘀阻胞宫。

治疗方法：调理冲任，益肾助孕。

处　　　方：关元、肾俞、三阴交、太溪。

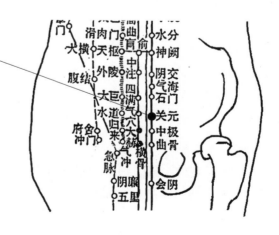

穴位名：关元 CV4

位置： 位于脐下3寸处。

方法： 补法，直刺1～1.5寸。

方义： 益肝肾，调冲任。

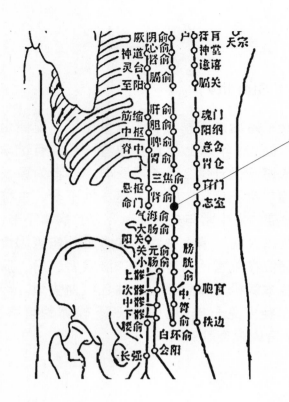

穴位名：肾俞 BL23

位置：第2腰椎棘突下，旁开1.5寸。

方法：补法，直刺0.5～1寸。

方义：温补肾阳，散寒止痛。

穴位名：三阴交 SP6

位置：在小腿内侧，内踝尖上3寸，胫骨内侧缘后际。

方法：直刺1～1.5寸。

方义：调理脾肝肾及冲任二脉，养血调经。

穴位名：太溪 KI3

位置：位于足内侧，内踝后方与脚跟骨筋腱之间的凹陷处。

方法：补法，直刺0.5～1寸。

方义：补肾气，调理冲任。

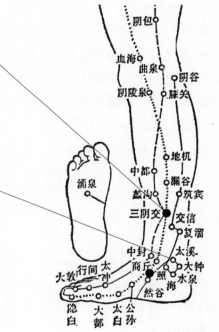

随诊配穴：肾虚胞寒配复溜、命门；肝气郁结配太冲、期门；痰湿阻滞配中脘、丰隆；瘀阻胞宫配子宫、归来。

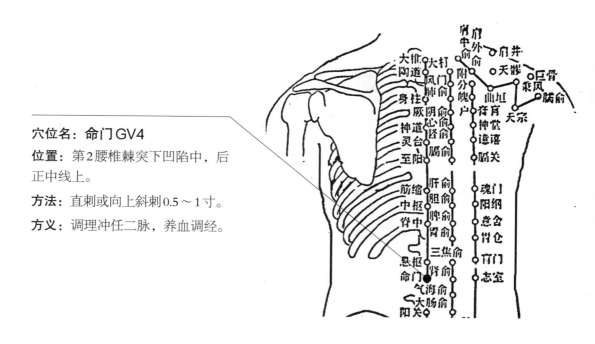

穴位名：命门GV4

位置： 第2腰椎棘突下凹陷中，后正中线上。

方法： 直刺或向上斜刺0.5～1寸。

方义： 调理冲任二脉，养血调经。

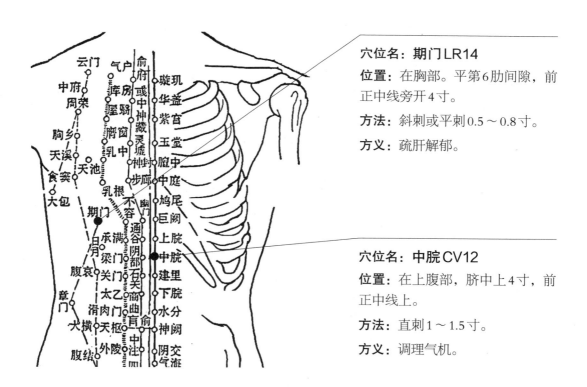

穴位名：期门LR14

位置： 在胸部。平第6肋间隙，前正中线旁开4寸。

方法： 斜刺或平刺0.5～0.8寸。

方义： 疏肝解郁。

穴位名：中脘CV12

位置： 在上腹部，脐中上4寸，前正中线上。

方法： 直刺1～1.5寸。

方义： 调理气机。

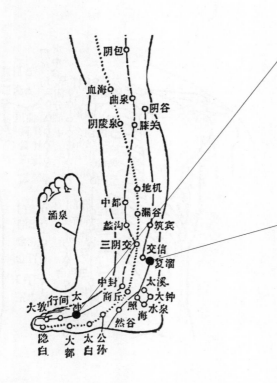

穴位名：太冲 LR3

位置：在足背，第1、第2跖骨间，跖骨底结合部前方凹陷中。

方法：直刺0.5～1寸。

方义：疏肝解郁，清肝养血。

穴位名：复溜 KI7

位置：在小腿内侧，内踝尖上2寸，跟腱前缘。

方法：直刺0.5～1寸。

方义：补肾气，调理冲任。

穴位名：子宫 EX-CA1

位置：位于脐下4寸，前正中线旁开3寸处。

方法：直刺1～1.5寸。

方义：活血调经。

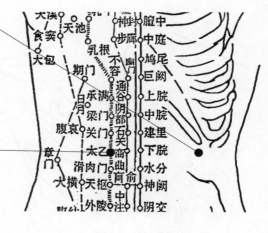

穴位名：归来 ST29

位置：位于脐下4寸，前正中线旁开2寸处。

方法：直刺1～1.5寸。

方义：活血调经。

穴位名：丰隆 ST40

位置：位于小腿外侧，外踝尖上8寸，胫骨前肌外缘，条口外开一横指处。

方法：直刺1～1.5寸。

方义：通经活络，疏风化湿，主治下肢痿痹。

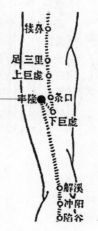

第八节　孕　吐（Vomiting of pregnancy）

疾病的定义： 妊娠恶阻是指妊娠早期出现恶心、呕吐、厌食甚至闻食即呕、食入即吐的病证。历代文献中又称为"子病""病食""阻病"等。妊娠恶阻的发生常与素体脾胃亏虚、抑郁恚怒、形盛体肥等因素有关。本病病位在胃，与冲脉及肝、脾、肾关系密切。其基本病机是冲气上逆，胃失和降。西医学称为"妊娠剧吐"，认为其发生多与人绒毛膜促性腺激素刺激，雌激素水平升高，孕妇精神过度紧张、焦急、忧虑等因素有关。

典型症状：主症为妇女妊娠后反复出现恶心、呕吐、头晕、厌食甚至闻食即呕、食入即吐。呕吐痰涎或清水，体倦神疲，脘痞腹胀为脾胃虚弱；呕吐酸水或苦水，腹胀，心烦口苦，嗳气叹息，胸胁及乳房胀痛，精神紧张或抑郁不舒为肝胃不和；呕吐痰涎或黏液，口淡而腻，脘腹胀满，不思饮食，体乏身倦为痰湿阻滞。

治疗方法：和胃平冲，降逆止呕。

处　　　方：中脘、足三里、内关、公孙。

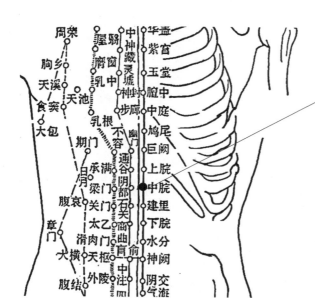

穴位名：**中脘 CV12**

位置： 在上腹部，脐中上4寸，前正中线上。

方法： 直刺1～1.5寸。

方义： 通调腑气，和胃降逆。

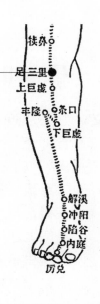

穴位名：足三里ST36

位置： 位于小腿外侧，犊鼻下3寸，犊鼻与解溪连线上。

方法： 泻法，直刺1～2寸。

方义： 健脾强胃，降逆止呕。

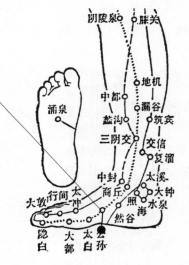

穴位名：内关PC6

位置： 在前臂前区，腕掌侧远端横纹上2寸，掌长肌腱与桡侧腕屈肌之间。

方法： 直刺0.5～1寸。

方义： 沟通三焦，宣上导下。

穴位名：公孙SP4

位置： 在跖区，第1跖骨底的前下缘赤白。

方法： 直刺0.6～1.2寸。

方义： 健脾和胃，平降冲逆。

随诊配穴： 脾胃虚弱配脾俞、胃俞；肝胃不和配期门、太冲；痰湿阻滞配丰隆、地机。

穴位名：**脾俞 BL20**

位置：第11胸椎棘突下，旁开1.5寸。

方法：斜刺0.5～0.8寸。

方义：健脾和胃。

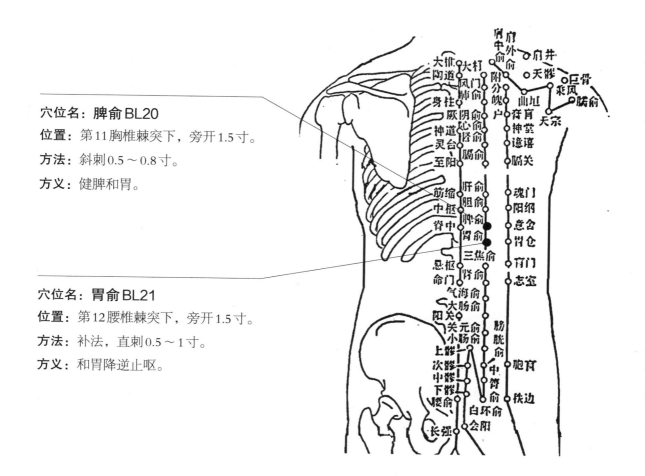

穴位名：**胃俞 BL21**

位置：第12腰椎棘突下，旁开1.5寸。

方法：补法，直刺0.5～1寸。

方义：和胃降逆止呕。

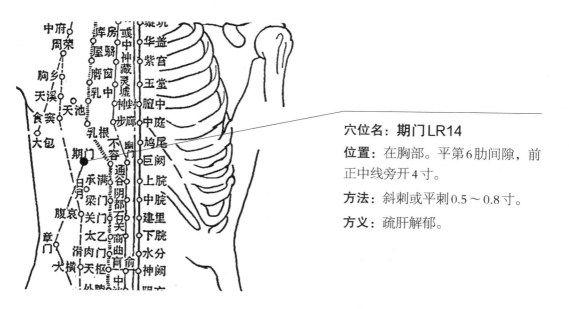

穴位名：**期门 LR14**

位置：在胸部。平第6肋间隙，前正中线旁开4寸。

方法：斜刺或平刺0.5～0.8寸。

方义：疏肝解郁。

穴位名：地机 SP8

位置： 在小腿内侧，阴陵泉下3寸，胫骨内侧缘后际。

方法： 直刺1～1.5寸。

方义： 调血通经止痛。

穴位名：太冲 LR3

位置： 在足背，第1、第2跖骨间，跖骨底结合部前方凹陷中。

方法： 直刺0.5～1寸。

方义： 疏肝解郁，清肝养血。

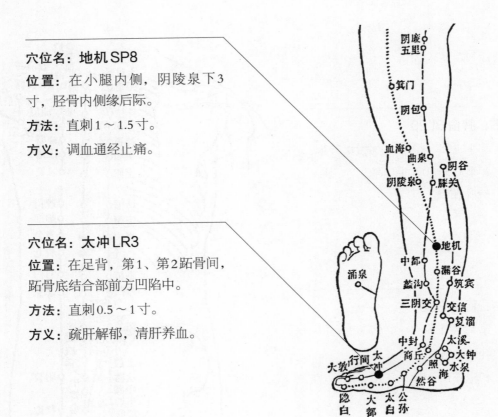

穴位名：丰隆 ST40

位置： 位于小腿外侧，外踝尖上8寸，胫骨前肌外缘，条口外开1横指处。

方法： 直刺1～1.5寸。

方义： 通经活络，疏风化湿，主治下肢痿痹。

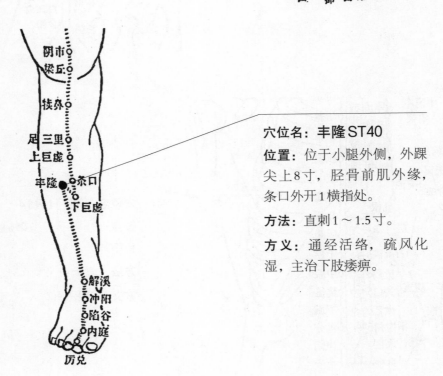

◎ 中医百病治疗常用穴位图谱 ◎

第九节　胎动不安（Fetal restlessness）

疾病的定义： 妊娠期间有腰酸、腹痛、小腹下坠，伴有阴道少量出血，脉滑者，称"胎动不安"，属于西医先兆流产的范畴。

典型症状：主症为妊娠期间有腰酸、腹痛、小腹下坠，伴有阴道少量出血。肾虚阴道少量出血，色淡暗，质薄，小腹坠痛，腰酸痛，两膝酸软，伴头晕耳鸣，夜尿频多，或曾屡有堕胎。阴道少量出血，色淡，腰酸痛，食欲不振，大便溏泄，伴腹胀，头晕耳鸣，神疲肢倦为脾肾两虚；阴道少量出血，色鲜红或深红，腰酸痛或小腹下坠，口干咽燥，伴两膝酸软，夜尿频多，心烦少寐，手足心热，小便短黄，大便秘结为肾虚血热；阴道少量出血，色淡红，质清稀，小腹坠痛或伴腰酸痛，神疲肢倦，伴心悸气短，面色无华或萎黄为气血虚弱；阴道少量出血，色暗红，腰酸痛，或有妊娠外伤史，伴精神倦怠，小腹刺痛，耳鸣头晕为肾虚血瘀。

治疗方法：固冲安胎，益肾。

处　　方：关元、气海、太溪、蠡沟、行间、命门、八髎。

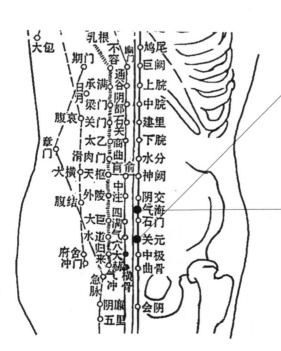

穴位名：关元 CV4

位置： 位于脐下3寸处。

方法： 补法，直刺1～1.5寸。

方义： 益肝肾，调冲任。

穴位名：气海 CV6

位置： 在下腹部，脐中下1.5寸，前正中线上。

方法： 直刺1～1.5寸。

方义： 和气血，调冲任。

穴位名：太溪KI3

位置： 位于足内侧，内踝后方与脚跟骨筋腱之间的凹陷处。

方法： 补法，直刺0.5～1寸。

方义： 补肾气，调理冲任。

穴位名：蠡沟LR5

位置： 在小腿内侧，当足内踝尖上5寸，胫骨内侧面的中央。

方法： 平刺0.5～0.8寸。

方义： 调经散结。

穴位名：行间LR2

位置： 在足背，第1、第2趾间，趾蹼缘后方赤白肉际处。

方法： 平刺0.5～0.8寸。

方义： 固冲安胎。

穴位名：命门GV4

位置： 第2腰椎棘突下凹陷中，后正中线上。

方法： 直刺或向上斜刺0.5～1寸。

方义： 调理冲任二脉。

穴位名：八髎BL31~34

位置： 一二三四骶后孔左右各一穴位。

方法： 直刺1～1.5寸。

方义： 培肾固本。

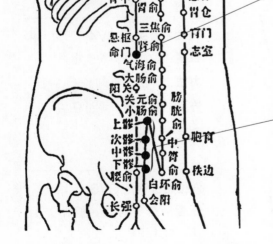

随诊配穴：气血虚配隐白、三阴交、地机、血海；血热配百会、行间、三阴交、涌泉。

296

◎ 中医百病治疗常用穴位图谱 ◎

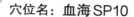

穴位名：血海 SP10

位置：髌底内侧端上2寸，股内侧肌隆起处。左右各一。

方法：直刺1～1.5寸。

方义：和气血，调冲任。

穴位名：地机 SP8

位置：在小腿内侧，阴陵泉下3寸，胫骨内侧缘后际。左右各一。

方法：直刺1～1.5寸。

方义：疏通经脉。

穴位名：三阴交 SP6

位置：在小腿内侧，内踝尖上3寸，胫骨内侧缘后际。左右各一。

方法：直刺1～1.5寸。

方义：调理脾肝肾及冲任二脉。

穴位名：隐白 SP1

位置：在足趾，大趾末节内侧，趾甲根角侧后方0.1寸处。

方法：浅刺0.1寸。

方义：补肾固冲。

穴位名：行间 LR2

位置：在足背，第1、2趾间，趾蹼缘后方赤白肉际处。

方法：平刺0.5～0.8寸。

方义：固冲安胎。

阴廉
五里
箕门
阴包
血海
曲泉
阴谷
阴陵泉
膝关
涌泉
地机
中都
漏谷
蠡沟
筑宾
三阴交
交信
复溜
中封
太溪
大钟
商丘
照海
水泉
大敦
行间
太冲
然谷
隐白
大都
太白
公孙

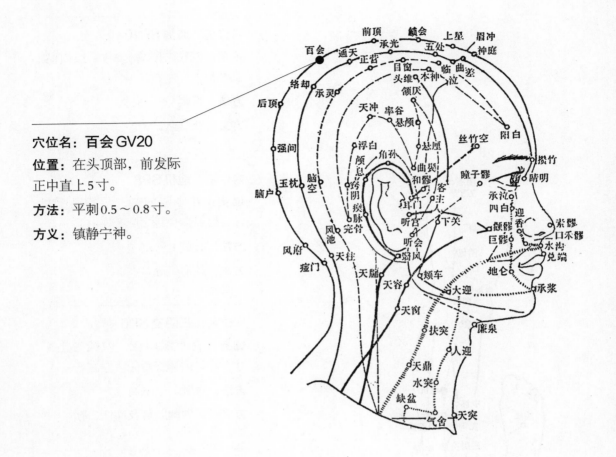

穴位名：百会GV20

位置： 在头顶部，前发际正中直上5寸。

方法： 平刺0.5～0.8寸。

方义： 镇静宁神。

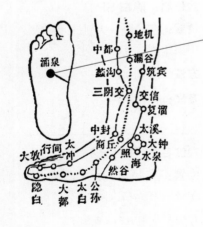

穴位名：涌泉KI1

位置： 足底部，约当足底第2、3趾趾缝纹头端与足跟连线的前1/3与后2/3交点上。

方法： 直刺1～1.5寸。

方义： 培肾固本。

第十节　胎位不正（Malposition of fetus）

疾病的定义： 胎位不正是指孕妇在妊娠28周之后，产科检查时发现胎儿在子宫体内的位置异常。其发生常与先天禀赋不足、情志失调、形体肥胖、负重劳作等因素有关。本病病位在胞宫，与冲、任二脉及肾、肝、脾关系密切。基本病机是气血亏虚，转胎无力，或气机不畅，胎位难转。本病西医学称为"胎位异常"，常见有臀位、横位、枕后位、足位等异常胎位。多见于腹壁松弛的孕妇或经产妇，是导致难产的主要因素之一。

典型症状：主症多无自觉症状，可在妊娠后期通过产前检查而发现。兼见神疲乏力，少气懒言，心悸气短，食少便溏，舌淡苔薄白，脉滑无力，为气血虚弱；情志抑郁，烦躁易怒，胸胁胀满，嗳气，苔薄白，脉弦滑，为气机郁滞。

治疗方法：调整胎位。

处　　　方：至阴。

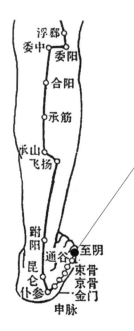

穴位名：至阴 BL67

位置： 在足趾，足小趾末节外侧，趾甲根角侧后方0.1寸。

方法： 浅刺0.1寸。

方义： 调整胎位。

随诊配穴：气血虚弱配足三里、脾俞；气机郁滞配肝俞、行间、足三里。

穴位名：足三里 ST36

位置： 位于小腿外侧，犊鼻下 3 寸，犊鼻与解溪连线上。

方法： 泻法，直刺 1～2 寸。

方义： 扶助正气。

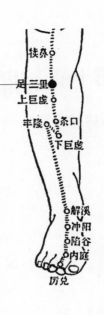

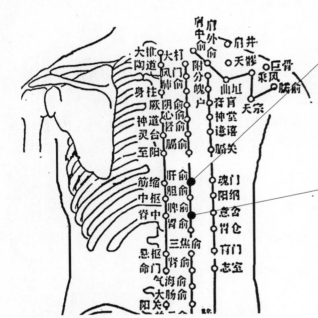

穴位名：肝俞 BL18

位置： 第 9 胸椎棘突下，旁开 1.5 寸。

方法： 斜刺 0.5～0.8 寸。

方义： 疏肝解郁。

穴位名：脾俞 BL20

位置： 第 11 胸椎棘突下，旁开 1.5 寸。

方法： 斜刺 0.5～0.8 寸。

方义： 健脾和胃。

穴位名：行间 LR2

位置： 在足背，第 1、第 2 趾间，趾蹼缘后方赤白肉际处。

方法： 平刺 0.5～0.8 寸。

方义： 固冲安胎。

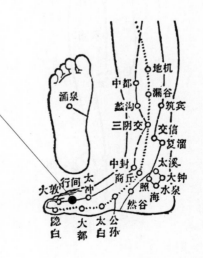

© 中医百病治疗常用穴位图谱 ©

第十一节 缺 乳（Hypogalactia）

疾病的定义： 缺乳是指产后哺乳期内产妇乳汁甚少或全无，又称"产后乳少""乳汁不足""乳汁不行"等。其发生常与素体亏虚或形体肥胖、分娩失血过多及产后情志不畅、操劳过度、缺乏营养等因素有关。本病病位在乳房，足厥阴肝经至乳下，足阳明胃经过乳房，足太阴脾经行乳外，故本病与肝、胃、脾关系密切。本病分虚、实两端，基本病机为气血不足，乳汁无以化生，或气机不畅，乳络不通。西医学产后缺乳、泌乳过少均可参照本病施治。

典型症状： 主症为产后哺乳期乳汁分泌量少，甚或乳汁全无。兼见乳房柔软无胀感，头晕心悸，神疲纳少，面色苍白，唇甲无华为气血不足；兼见乳房胀满疼痛，情志抑郁，胸胁胀闷，时有嗳气，善太息为肝郁气滞；兼见形体肥胖，胸闷痰多，纳呆呕恶，腹胀便溏为痰浊阻滞。

治疗方法： 调理气血，疏通乳络。

处　　方： 膻中、乳根、少泽。

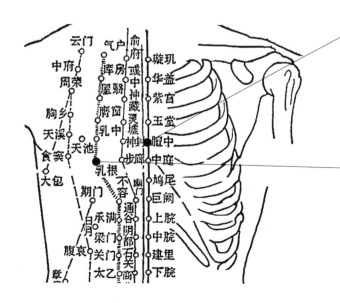

穴位名：膻中 CV17

位置： 在胸部，横平第4肋间隙，前正中线上。

方法： 平刺0.3～0.5寸。

方义： 益气养血生乳。

穴位名：乳根 ST18

位置： 乳头直下，乳房根部凹陷处。

方法： 斜刺或平刺0.5寸。

方义： 催生乳汁，疏通乳络。

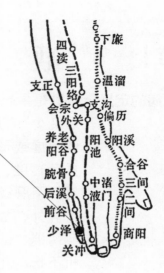

穴位名：少泽 SI1

位置： 在手指，小指末节尺侧，指甲根角侧上方0.1寸处。

方法： 浅刺0.1寸或点刺放血。

方义： 舒肝解郁生乳。

随诊配穴：气血不足配气海、足三里；肝气郁结配太冲、期门；痰浊阻络配丰隆、中脘。

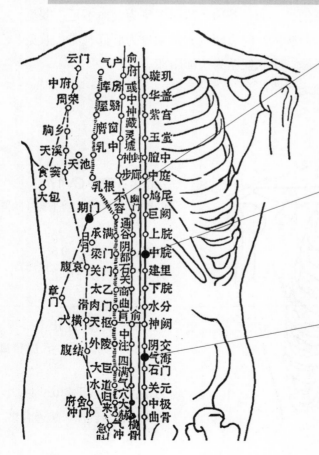

穴位名：期门 LR14

位置： 在胸部。平第6肋间隙，前正中线旁开4寸。

方法： 斜刺或平刺0.5～0.8寸。

方义： 疏肝解郁。

穴位名：中脘 CV12

位置： 在上腹部，脐中上4寸，前正中线上。

方法： 直刺1～1.5寸。

方义： 调理气机，化痰通络。

穴位名：气海 CV6

位置： 在下腹部，脐中下1.5寸，前正中线上。

方法： 直刺1～1.5寸。

方义： 培补元气。

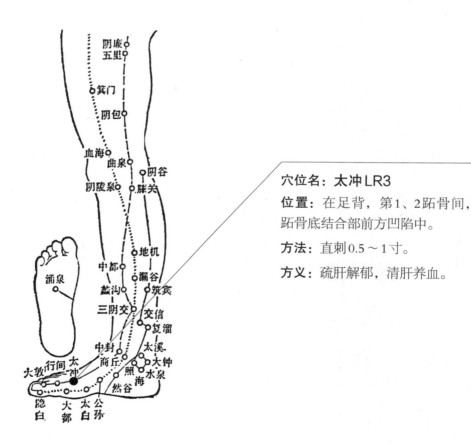

穴位名：**足三里** ST36

位置：位于小腿外侧，犊鼻下3寸，犊鼻与解溪连线上。

方法：泻法，直刺1～2寸。

方义：扶助正气。

穴位名：**丰隆** ST40

位置：位于小腿外侧，外踝尖上8寸，胫骨前肌外缘，条口外开一横指处。

方法：直刺1～1.5寸。

方义：通经活络。

穴位名：**太冲** LR3

位置：在足背，第1、2跖骨间，跖骨底结合部前方凹陷中。

方法：直刺0.5～1寸。

方义：疏肝解郁，清肝养血。

第十二节　急性乳腺炎（Acute mastitis）

疾病的定义： 是由热毒侵入乳房所引起的一种急性化脓性疾病，又叫"乳痈"。有乳房局部结块，红肿热痛，伴有全身发热，且容易感染的特点。多见于哺乳期妇女，尤以初产妇多见，好发于产后3～4周。

典型症状：乳房肿胀疼痛，皮肤微红或不红，肿块或有或无，乳汁分泌不畅，伴有恶寒发热，头痛，胸闷不舒，舌苔薄黄或黄腻，脉弦数，为气滞热壅。

治疗方法：疏肝清热，通乳消肿。

处　　方：神阙、中脘、天枢、大肠俞、上巨虚、阴陵泉。

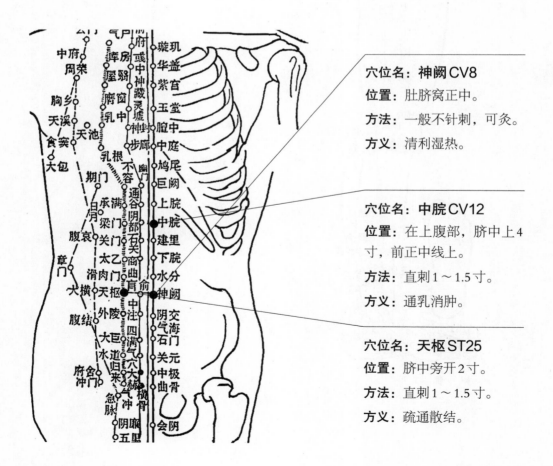

穴位名：**神阙CV8**
位置：肚脐窝正中。
方法：一般不针刺，可灸。
方义：清利湿热。

穴位名：**中脘CV12**
位置：在上腹部，脐中上4寸，前正中线上。
方法：直刺1～1.5寸。
方义：通乳消肿。

穴位名：**天枢ST25**
位置：脐中旁开2寸。
方法：直刺1～1.5寸。
方义：疏通散结。

◎ 中医百病治疗常用穴位图谱 ◎

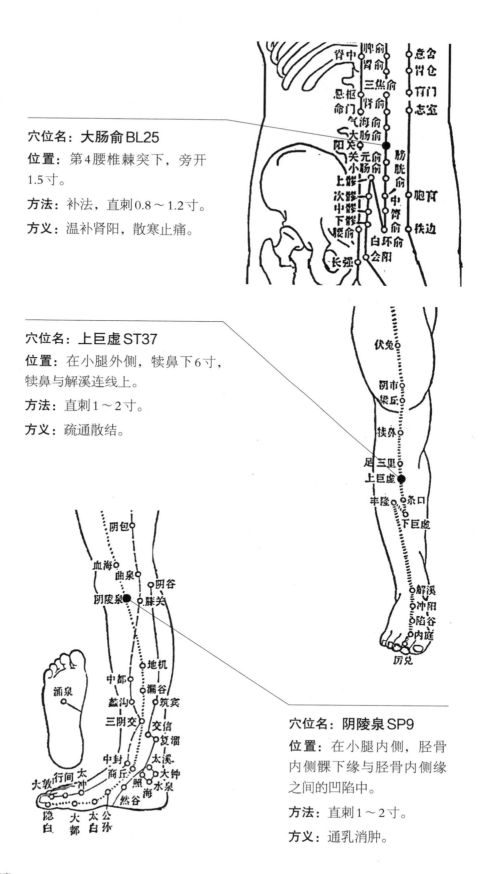

穴位名：大肠俞 BL25

位置： 第4腰椎棘突下，旁开1.5寸。

方法： 补法，直刺0.8～1.2寸。

方义： 温补肾阳，散寒止痛。

穴位名：上巨虚 ST37

位置： 在小腿外侧，犊鼻下6寸，犊鼻与解溪连线上。

方法： 直刺1～2寸。

方义： 疏通散结。

穴位名：阴陵泉 SP9

位置： 在小腿内侧，胫骨内侧髁下缘与胫骨内侧缘之间的凹陷中。

方法： 直刺1～2寸。

方义： 通乳消肿。

第十三节　乳腺囊肿（Breast cyst）

疾病的定义： 乳腺囊肿分为单纯囊肿（又称为乳腺囊性增生）及积乳囊肿。两者均为良性病变，被覆薄层上皮组织，囊内容物多为液体，B超表现为无回声结节。

1. 肝郁脾虚

典型症状：乳腺肿块，球型，光滑活动，可有疼痛，胸胁满闷，食少纳呆，舌体稍胖，苔白微腻，脉弦，脾脉弱。

治疗方法：疏肝行气，健脾渗湿。

处　　方：肝俞、阴陵泉、足三里、膻中、脾俞、肾俞。

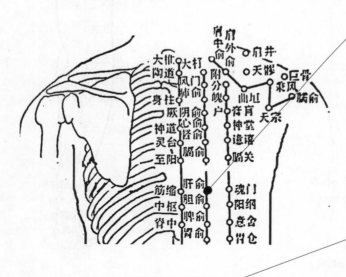

穴位名：**肝俞 BL18**

位置： 第9胸椎棘突下，旁开1.5寸。

方法： 斜刺0.5～0.8寸。

方义： 疏肝解郁。

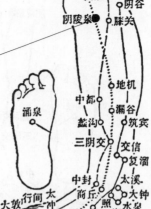

穴位名：**阴陵泉 SP9**

位置： 在小腿内侧，胫骨内侧髁下缘与胫骨内侧缘之间的凹陷中。

方法： 直刺1～2寸。

方义： 通乳消肿。

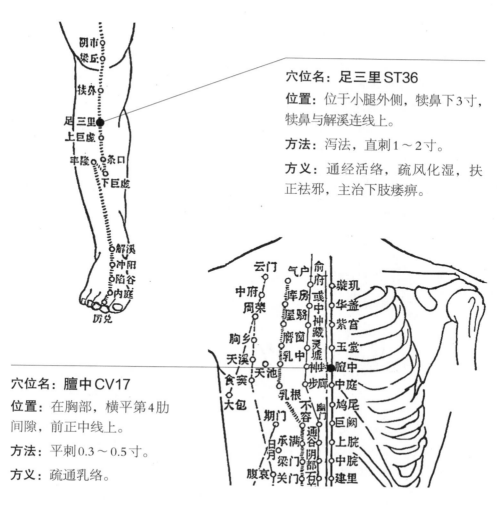

穴位名：足三里 ST36

位置：位于小腿外侧，犊鼻下3寸，犊鼻与解溪连线上。

方法：泻法，直刺1～2寸。

方义：通经活络，疏风化湿，扶正祛邪，主治下肢痿痹。

穴位名：膻中 CV17

位置：在胸部，横平第4肋间隙，前正中线上。

方法：平刺0.3～0.5寸。

方义：疏通乳络。

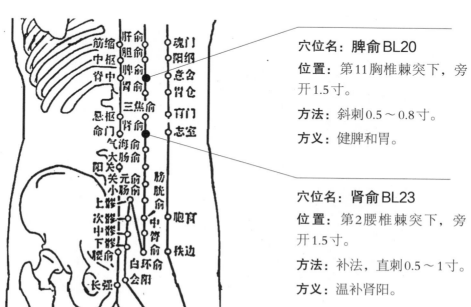

穴位名：脾俞 BL20

位置：第11胸椎棘突下，旁开1.5寸。

方法：斜刺0.5～0.8寸。

方义：健脾和胃。

穴位名：肾俞 BL23

位置：第2腰椎棘突下，旁开1.5寸。

方法：补法，直刺0.5～1寸。

方义：温补肾阳。

2. 冲任失调

典型症状：肿块随月经周期而变化，经前作胀变硬，经后变软，月经期、量、色、质有不正常，腰膝酸软，舌淡红或红，苔薄白或少，脉细。

治疗方法：调理冲任。

处　　方：四满、三阴交、肝俞、肾俞、足三里、太冲、阴陵泉。

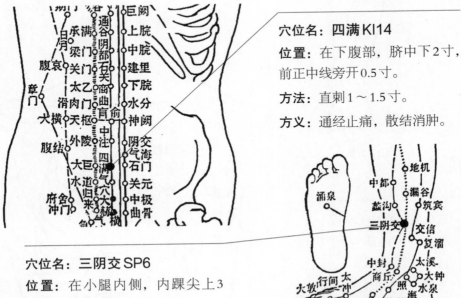

穴位名：四满 KI14

位置： 在下腹部，脐中下2寸，前正中线旁开0.5寸。

方法： 直刺1～1.5寸。

方义： 通经止痛，散结消肿。

穴位名：三阴交 SP6

位置： 在小腿内侧，内踝尖上3寸，胫骨内侧缘后际。

方法： 直刺1～1.5寸。

方义： 通经止痛。

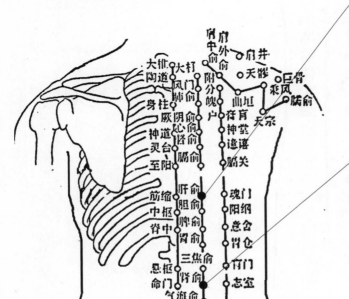

穴位名：肝俞 BL18

位置： 第9胸椎棘突下，旁开1.5寸。

方法： 斜刺0.5～0.8寸。

方义： 疏肝解郁。

穴位名：肾俞 BL23

位置： 第2腰椎棘突下，旁开1.5寸。

方法： 补法，直刺0.5～1寸。

方义： 温补肾阳。

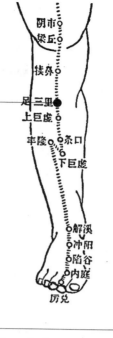

穴位名：足三里ST36

位置： 位于小腿外侧，犊鼻下3寸，犊鼻与解溪连线上。

方法： 泻法，直刺1～2寸。

方义： 通经活络，疏风化湿，扶正祛邪，主治下肢痿痹。

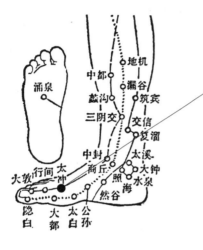

穴位名：太冲LR3

位置： 在足背，第1、2跖骨间，跖骨底结合部前方凹陷中。

方法： 直刺0.5～1寸。

方义： 疏肝解郁，清肝养血。

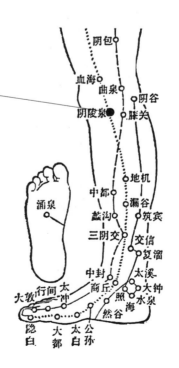

穴位名：阴陵泉SP9

位置： 在小腿内侧，胫骨内侧髁下缘与胫骨内侧缘之间的凹陷中。

方法： 直刺1～2寸。

方义： 通乳消肿。

第十四节　乳腺增生（Hyperplasia of mammary glands）

疾病的定义： 乳腺增生症，既不是肿瘤，也不属于炎症，从组织学表现看：是乳腺组织增生及退行性变，与内分泌功能紊乱密切相关。本病好发于中年妇女，青少年和绝经后妇女也有发生，当今大城市职业妇女中50%～70%都有不同程度的乳腺增生。乳腺增生症常表现为乳房疼痛和乳腺摸到结节，其危害并不在于疾病本身，而是心理压力。

典型症状： 常见于青春期或病程较短者。症见忧郁寡欢，心烦易躁，两侧乳房胀痛，可扪及肿块，其肿块常随情志波动而消长，每于经前乳头、乳房胀痛更甚，经后可有所缓解，兼有两胁胀闷，少气懒言，善叹息，嗳气频作，舌质淡，苔薄白，脉来弦细，为肝郁气滞。多形体消瘦，乳房肿块多个，胀痛且伴烧灼感，同时可见头晕耳鸣，午后潮热，精神不振，虚烦不寐，激动易怒，口干或口苦，经期紊乱，小溲短少，大便干秘，舌质红，苔少，脉象细数，为阴虚火旺，多见于绝经期妇女。乳房胀痛或隐痛，乳房内结块大小及疼痛等症状常于经前明显加重，经后显著减轻，常伴面色少华，腰酸膝软，精神疲惫，夜寐不酣，月经紊乱，量少色淡，甚或经闭，舌淡苔白，脉象细弱，为冲任不调。病程较长，患者乳房结块经久难消，胀痛或刺痛，触之肿块质地较硬，活动度较差，患者平时痰多，质黏稠，烦躁易怒，失眠多梦，情绪波动时症状加重，经行量少，色黯，兼有血块，经行腹痛，舌质黯红或有瘀点，脉细涩，为痰瘀凝滞。

治疗方法： 疏肝解郁，消肿散结。

处　　方： 渊腋、辄筋、三阴交、太冲、膻中、天宗。

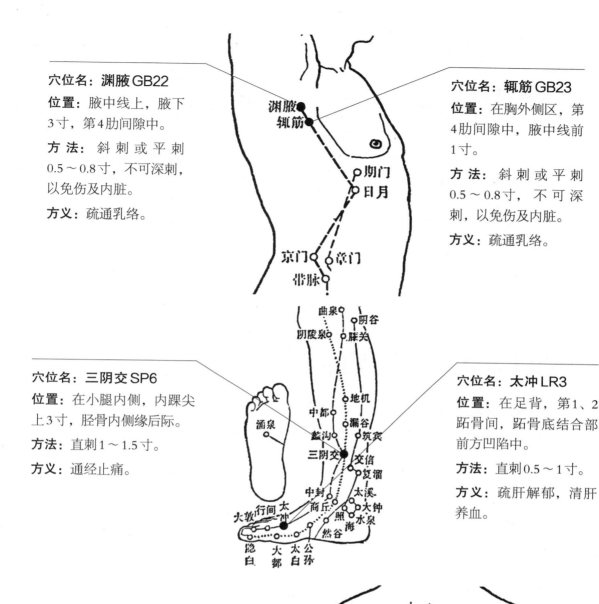

穴位名：渊腋 GB22

位置：腋中线上，腋下3寸，第4肋间隙中。

方法：斜刺或平刺0.5～0.8寸，不可深刺，以免伤及内脏。

方义：疏通乳络。

穴位名：辄筋 GB23

位置：在胸外侧区，第4肋间隙中，腋中线前1寸。

方法：斜刺或平刺0.5～0.8寸，不可深刺，以免伤及内脏。

方义：疏通乳络。

穴位名：三阴交 SP6

位置：在小腿内侧，内踝尖上3寸，胫骨内侧缘后际。

方法：直刺1～1.5寸。

方义：通经止痛。

穴位名：太冲 LR3

位置：在足背，第1、2跖骨间，跖骨底结合部前方凹陷中。

方法：直刺0.5～1寸。

方义：疏肝解郁，清肝养血。

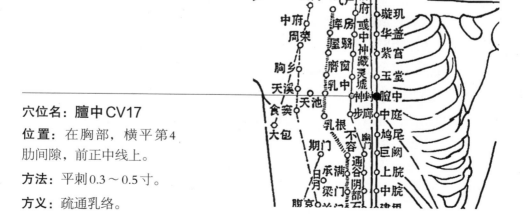

穴位名：膻中 CV17

位置：在胸部，横平第4肋间隙，前正中线上。

方法：平刺0.3～0.5寸。

方义：疏通乳络。

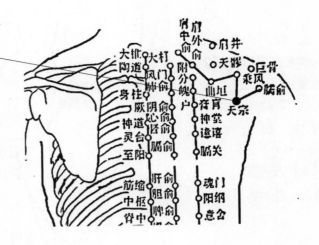

穴位名：**天宗 SI11**

位置：在肩胛区，肩胛冈中点与肩胛骨下角连线上1/3与下2/3交点凹陷处。

方法：直刺或斜刺0.5～1寸。遇到阻力不可强求。

方义：通经止痛。

第十五节　更年期综合征（Climacteric syndrome）

疾病的定义：更年期是指妇女从生育期向老年期过渡的一段时期，是卵巢功能逐渐衰退的时期。始于40岁，历时10～20年，绝经是重要标志。在此期间，因性激素分泌量减少，出现以自主神经功能失调为主的症候群，称更年期综合征。

典型症状：绝经前后烘热出汗，心烦不安，头晕耳鸣，腰酸膝软，口干便结，月经失调为肾阴不足；绝经前后烘热出汗，急躁易怒，头痛头晕，腰酸耳鸣，口干咽燥，大便干结，或月经失调为肾虚肝旺；绝经前后月经紊乱，或先或后，或淋漓不净，烘热出汗，抑郁多虑，善于猜疑，经前有时乳胀，腰酸头胀为肾虚肝郁；绝经前后畏寒肢冷，面色㿠白，精神萎靡，腰酸膝冷，性欲淡漠纳少，月经量少，色淡为肾阳衰弱；绝经前后腰酸畏寒，面色㿠白，纳少便溏，面肢肿胀，月经量少色淡为脾肾阳虚；绝经前后腰酸乏力，烘热出汗，继而畏寒肢冷，月经量中或少，淋漓不净为肾阴肾阳两虚。

治疗方法：补肾疏肝。

处　　方：关元、气海、足三里、血海、大椎、肾俞、胞肓、三阴交、八髎。

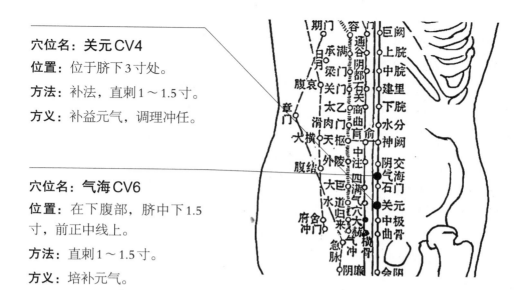

穴位名：关元 CV4

位置： 位于脐下 3 寸处。

方法： 补法，直刺 1～1.5 寸。

方义： 补益元气，调理冲任。

穴位名：气海 CV6

位置： 在下腹部，脐中下 1.5 寸，前正中线上。

方法： 直刺 1～1.5 寸。

方义： 培补元气。

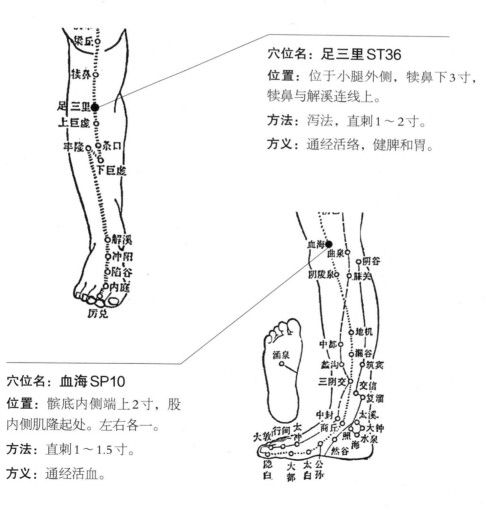

穴位名：足三里 ST36

位置： 位于小腿外侧，犊鼻下 3 寸，犊鼻与解溪连线上。

方法： 泻法，直刺 1～2 寸。

方义： 通经活络，健脾和胃。

穴位名：血海 SP10

位置： 髌底内侧端上 2 寸，股内侧肌隆起处。左右各一。

方法： 直刺 1～1.5 寸。

方义： 通经活血。

穴位名：大椎 GV14

位置： 在脊柱区，第7颈椎棘突下凹陷中，后正中线上。

方法： 向上斜刺0.5～1寸。

方义： 清热安神。

穴位名：肾俞 BL23

位置： 第2腰椎棘突下，旁开1.5寸。

方法： 补法，直刺0.5～1寸。

方义： 温补肾阳，散寒止痛。

穴位名：胞肓 BL53

位置： 平第二骶后孔，旁开3寸。

方法： 直刺1～1.5寸。

方义： 调理胃肠症状。

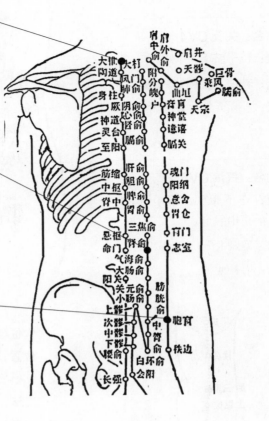

穴位名：三阴交 SP6

位置： 在小腿内侧，内踝尖上3寸，胫骨内侧缘后际。

方法： 直刺1～1.5寸。

方义： 健脾调血，补肝益肾。

穴位名：八髎 BL31~34

位置： 一二三四骶后孔左右各一穴位。

方法： 直刺1～1.5寸。

方义： 培肾固本。

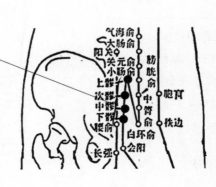

14

第十四章

儿科疾病

第一节　夜　啼（Night cry）

疾病的定义： 指小儿在夜间出现间歇性或持续性的烦躁不安、啼哭不止的一种睡眠障碍疾病。本病多见于半岁以内婴幼儿。

1. 脾胃虚寒

典型症状：面色㿠白或青，四肢不温，神怯困倦，睡喜俯卧，曲腰而啼，啼声低微，下半夜尤甚，食少便溏，唇舌淡白，舌苔薄白，指纹青红。

治疗方法：温脾散寒，安神宁志。

处　　方：百会、脾俞、外劳宫、足三里、中脘。

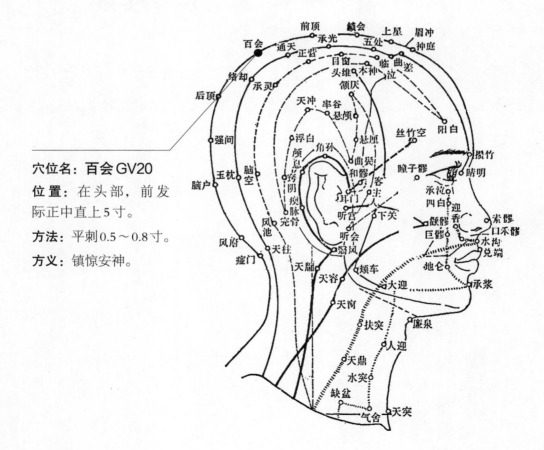

穴位名：**百会 GV20**

位置： 在头部，前发际正中直上 5 寸。

方法： 平刺 0.5～0.8 寸。

方义： 镇惊安神。

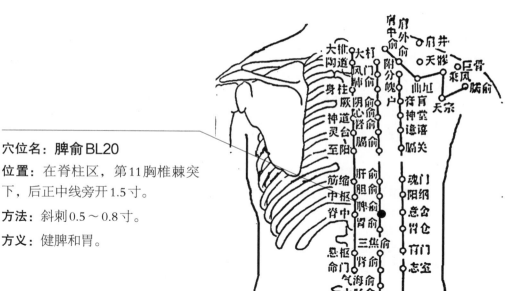

穴位名：脾俞 BL20

位置： 在脊柱区，第11胸椎棘突下，后正中线旁开1.5寸。

方法： 斜刺0.5～0.8寸。

方义： 健脾和胃。

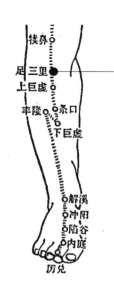

穴位名：外劳宫 EX-UE8

位置： 在手背，第2、第3掌骨间，掌指关节后0.5寸（指寸）凹陷中。

方法： 直刺0.5～0.8寸。

方义： 温阳散寒，温通周身之阳气。

穴位名：足三里 ST36

位置： 位于小腿外侧，犊鼻下3寸，犊鼻与解溪连线上。左右各一。

方法： 泻法，直刺1～2寸。

方义： 通经活络、疏风化湿、扶正祛邪。

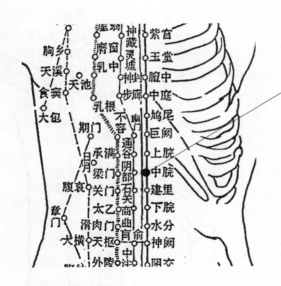

穴位名：中脘 CV12

位置： 在上腹部，脐中上4寸，前正中线上。

方法： 直刺1～1.5寸。

方义： 健脾和胃。

2. 心经积热

典型症状：面红目赤，睡喜仰卧，见灯火则啼哭更甚，烦躁不安，哭声粗壮，手腹较热，小便短黄，便秘，舌尖红，脉数有力，指纹青紫。

治疗方法：清心除烦，泻火安神。

处　　方：心俞、小肠俞、大椎、百会、劳宫。

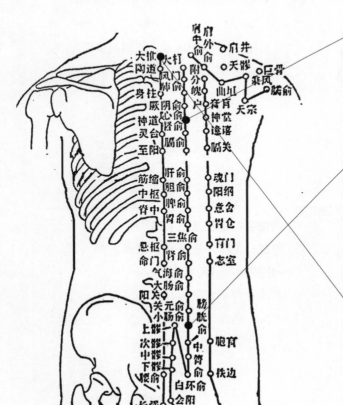

穴位名：心俞 BL15

位置： 在脊柱区，第5胸椎棘突下，后正中线旁开1.5寸。

方法： 斜刺0.5～0.8寸。

方义： 退心火。

穴位名：小肠俞 BL27

位置： 在骶区，横平第1骶后孔，骶正中嵴旁开1.5寸。

方法： 直刺或斜刺0.8～1.2寸。

方义： 导心火下行。

穴位名：大椎 GV14

位置： 在脊柱区，第7颈椎棘突下凹陷中，后正中线上。

方法： 向上斜刺0.5～1寸。

方义： 益气泻热。

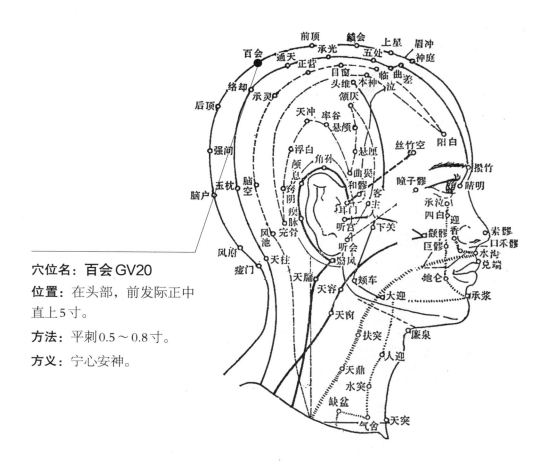

穴位名：百会 GV20

位置： 在头部，前发际正中
直上5寸。

方法： 平刺0.5～0.8寸。

方义： 宁心安神。

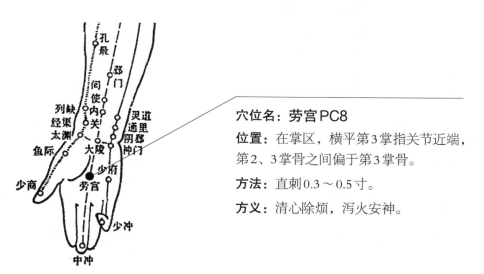

穴位名：劳宫 PC8

位置： 在掌区，横平第3掌指关节近端，
第2、3掌骨之间偏于第3掌骨。

方法： 直刺0.3～0.5寸。

方义： 清心除烦，泻火安神。

3. 乳食积滞

典型症状：厌食吐乳，嗳腐吞酸，脘腹胀痛，睡卧不安，便中有不消化食物或便秘，舌苔厚腻，脉滑实，指纹紫滞等。

治疗方法：健脾和胃，消食导滞。

处　　方：胃俞、脾俞、大肠俞、中脘、百会。

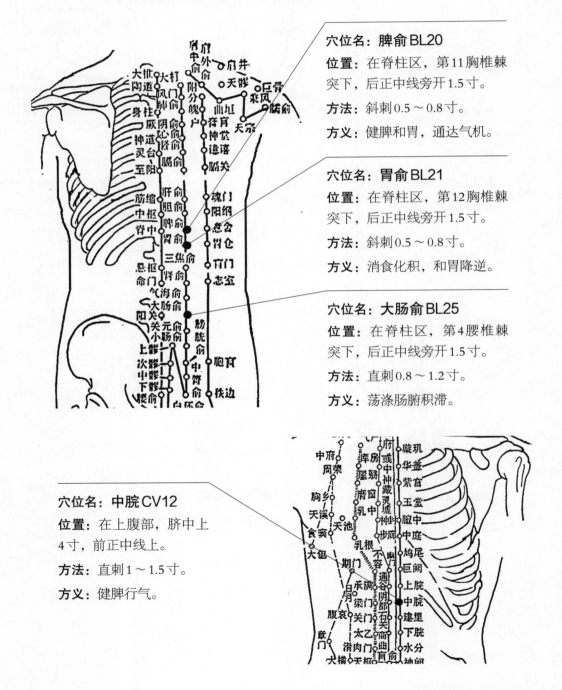

穴位名：**脾俞 BL20**

位置：在脊柱区，第11胸椎棘突下，后正中线旁开1.5寸。

方法：斜刺0.5～0.8寸。

方义：健脾和胃，通达气机。

穴位名：**胃俞 BL21**

位置：在脊柱区，第12胸椎棘突下，后正中线旁开1.5寸。

方法：斜刺0.5～0.8寸。

方义：消食化积，和胃降逆。

穴位名：**大肠俞 BL25**

位置：在脊柱区，第4腰椎棘突下，后正中线旁开1.5寸。

方法：直刺0.8～1.2寸。

方义：荡涤肠腑积滞。

穴位名：**中脘 CV12**

位置：在上腹部，脐中上4寸，前正中线上。

方法：直刺1～1.5寸。

方义：健脾行气。

◎ 中医百病治疗常用穴位图谱 ◎

穴位名：百会 GV20

位置：在头部，前发际正中直上5寸。

方法：平刺0.5～0.8寸。

方义：宁心安神。

4. 惊骇恐惧

典型症状：睡中时作惊惕，唇、面色乍青乍白，梦中啼哭，声音恐惧，喜偎母怀，脉弦急而数，或散乱不正。

治疗方法：镇静安神。

处　　方：攒竹、百会、肝俞、心俞、脾俞。

穴位名：攒竹 BL2

位置：在面部，眉头凹陷中，额切迹处。

方法：可向眉中或向眼眶内缘平刺或斜刺0.3～0.5寸，或直刺0.2～0.3寸。

方义：安神止惊。

穴位名：百会 GV20

位置：在头部，前发际正中直上5寸。

方法：平刺0.5～0.8寸。

方义：宁心安神。

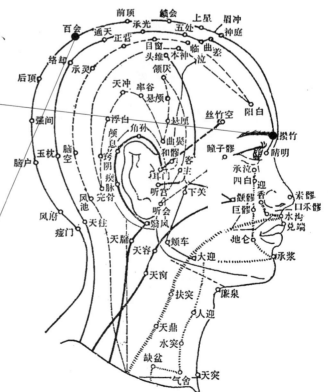

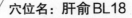

穴位名：肝俞 BL18

位置： 在脊柱区，第9胸椎棘突下，后正中线旁开1.5寸。

方法： 斜刺0.5～0.8寸。

方义： 镇惊安神。

穴位名：心俞 BL15

位置： 在脊柱区，第5胸椎棘突下，后正中线旁开1.5寸。

方法： 斜刺0.5～0.8寸。

方义： 清心宁神。

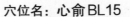

穴位名：脾俞 BL20

位置： 在脊柱区，第11胸椎棘突下，后正中线旁开1.5寸。

方法： 斜刺0.5～0.8寸。

方义： 健脾安神。

第二节　夜尿症（Enuresis）

疾病的定义： 指3周岁以上的小儿在睡眠时，不知不觉小便自遗，醒后方知的疾病。本病常见于10岁以下儿童。

1. 下元虚寒

典型症状：睡中经常遗尿，多则一夜数次，醒后方觉，面色苍白，神疲乏力，形寒肢冷，腰膝酸软，下肢无力，智力迟钝，小便清长，舌淡苔白。

治疗方法：温补肾阳，固涩小便。

处　　方：肾俞、三阴交、八髎、长强。

◎ 中医百病治疗常用穴位图谱 ◎

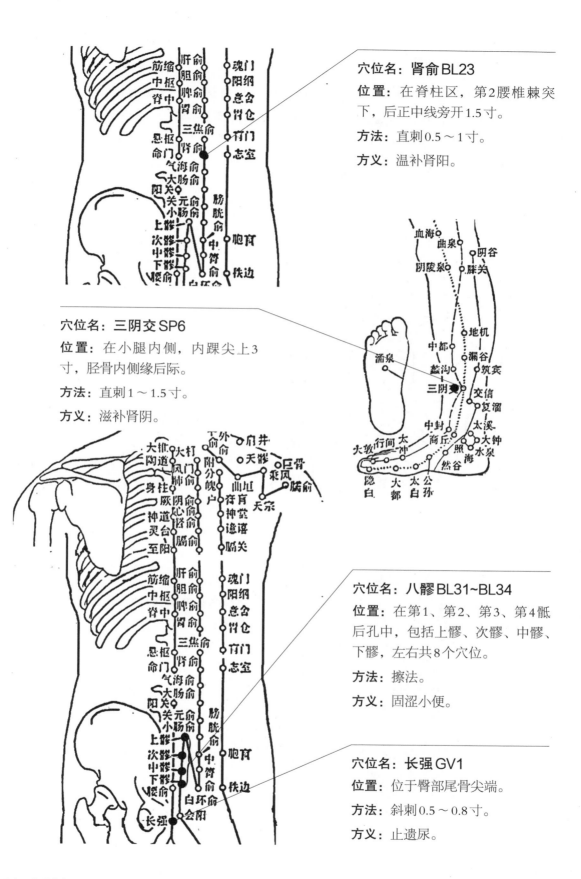

穴位名：肾俞 BL23

位置： 在脊柱区，第2腰椎棘突下，后正中线旁开1.5寸。

方法： 直刺0.5～1寸。

方义： 温补肾阳。

穴位名：三阴交 SP6

位置： 在小腿内侧，内踝尖上3寸，胫骨内侧缘后际。

方法： 直刺1～1.5寸。

方义： 滋补肾阴。

穴位名：八髎 BL31~BL34

位置： 在第1、第2、第3、第4骶后孔中，包括上髎、次髎、中髎、下髎，左右共8个穴位。

方法： 擦法。

方义： 固涩小便。

穴位名：长强 GV1

位置： 位于臀部尾骨尖端。

方法： 斜刺0.5～0.8寸。

方义： 止遗尿。

2. 肺脾气虚

典型症状：睡后遗尿，尿频量少，少气懒言，气短有汗，面色萎黄，四肢乏力，食欲不振，大便溏薄，舌淡苔薄嫩。

治疗方法：补益脾肺，培元固涩。

处　　方：脾俞、肺俞、外劳宫、中脘、百会、三阴交、肾俞。

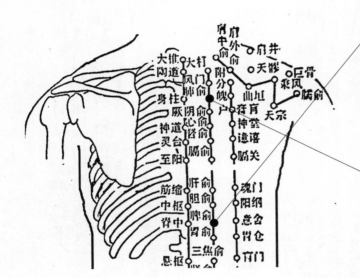

穴位名：脾俞 BL20

位置：在脊柱区，第11胸椎棘突下，后正中线旁开1.5寸。

方法：斜刺0.5～0.8寸。

方义：健脾和胃。

穴位名：肺俞 BL13

位置：在脊柱区，第3胸椎棘突下，后正中线旁开1.5寸。

方法：斜刺0.5～0.8寸。

方义：宣肺清热。

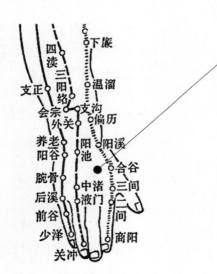

穴位名：外劳宫 EX-UE8

位置：在手背，第2、第3掌骨间，掌指关节后0.5寸（指寸）凹陷中。

方法：直刺0.5～0.8寸。

方义：温阳散寒，温通周身之阳气。

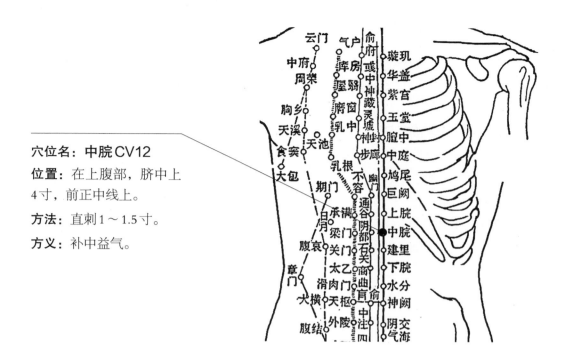

穴位名：中脘 CV12

位置：在上腹部，脐中上 4寸，前正中线上。

方法：直刺1～1.5寸。

方义：补中益气。

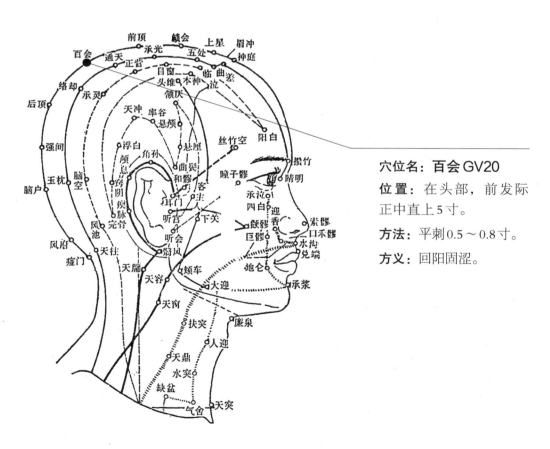

穴位名：百会 GV20

位置：在头部，前发际正中直上5寸。

方法：平刺0.5～0.8寸。

方义：回阳固涩。

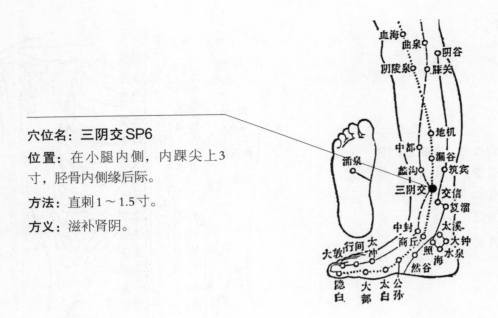

穴位名：三阴交SP6

位置： 在小腿内侧，内踝尖上3寸，胫骨内侧缘后际。

方法： 直刺1～1.5寸。

方义： 滋补肾阴。

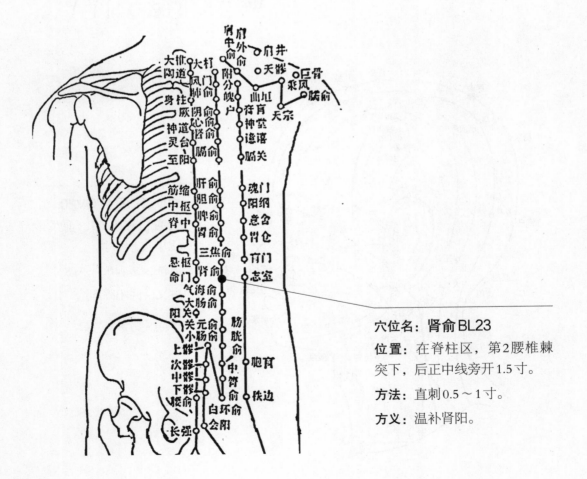

穴位名：肾俞BL23

位置： 在脊柱区，第2腰椎棘突下，后正中线旁开1.5寸。

方法： 直刺0.5～1寸。

方义： 温补肾阳。

◎ 中医百病治疗常用穴位图谱 ◎

第三节　小儿斜颈（Pediatric torticollis）

疾病的定义： 指小儿出生后因一侧胸锁乳突肌挛缩而引起头向患侧倾斜、前倾，颜面旋向健侧，患侧颈部触及肿块、患儿颈部活动受限为主要表现的疾病。本病常见于新生儿或1岁以内的婴幼儿。

典型症状：患儿头部向患侧歪斜，颜面旋向健侧，患者胸锁乳突肌有不同大小的条索或结节样肿块，质地较硬，颈部活动受限。舌淡紫、小儿指纹络脉增粗，为瘀血互结。

治疗方法：舒筋活血，散瘀消肿。

处　　方：天牖、天容、缺盆、风池、肩井。

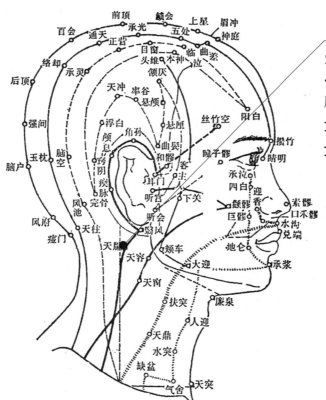

穴位名：天牖 TE16

位置： 在颈部，横平下颌角，胸锁乳突肌的后缘凹陷中。

方法： 直刺0.5～1寸。

方义： 舒筋通络。

穴位名：天容SI17

位置：在颈部，下颌角后方，胸锁乳突肌的前缘凹陷中。

方法：直刺0.5～1寸。

方义：舒筋通络，解除痉挛。

穴位名：缺盆ST12

位置：在颈外侧区，锁骨上大窝，锁骨上缘凹陷中，前正中线旁开4寸。

方法：直刺或斜刺0.3～0.5寸。

方义：消肿散结。

穴位名：风池GB20

位置：在颈后区，枕骨之下，胸锁乳突肌上端与斜方肌上端之间的凹陷中。

方法：针尖微下，向鼻尖斜刺0.8～1.2寸。

方义：疏风通络。

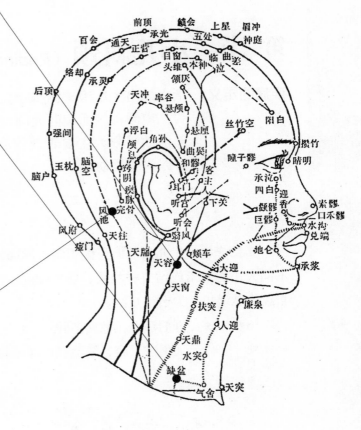

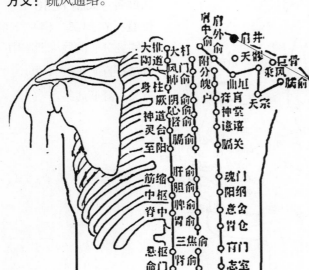

穴位名：肩井GB21

位置：在肩胛区，第7颈椎棘突与肩峰最外侧点连线的中点。

方法：直刺0.3～0.5寸。

方义：活络消肿。

随诊配穴：配合百会、曲池、天鼎、合谷、扶突等穴加强舒筋通络，解除痉挛之效。

◎ 中医百病治疗常用穴位图谱 ◎

第四节　小儿近视（Pediatric myopia）

疾病的定义： 指眼睛在调节放松时，平行光线通过眼的屈光系统屈折后点落在视网膜之前的一种屈光状态，小儿近视指发病为儿童时期，存在调节异常，进展性，易受多因素干扰的特点。

典型症状：看东西眯眼、眨眼以及无法看清远处的东西，但能够看清近处。舌红脉细，为肝肾亏虚。

治疗方法：补益肝肾。

处　　方：睛明、攒竹、鱼腰、丝竹空、瞳子髎、太阳。

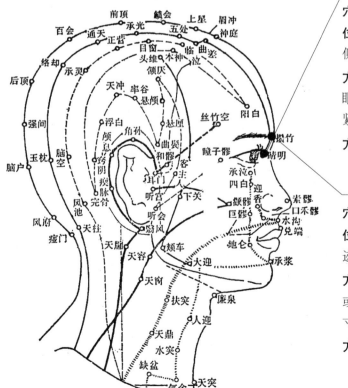

穴位名：睛明 BL1

位置： 在面部，目内眦内上方眶内侧壁凹陷中。

方法： 嘱患者闭目，医者押手轻推眼球向外侧固定，刺手缓慢进针，紧靠眶缘直刺0.5～1寸。

方义： 促进眼部血液循环。

穴位名：攒竹 BL2

位置： 在面部，眉头凹陷中，额切迹处。

方法： 可向眉中或向眼眶内缘平刺或斜刺0.3～0.5寸，或直刺0.2～0.3寸。

方义： 缓解眼部肌肉痉挛。

穴位名：鱼腰 EX-HN4

位置： 在头部，瞳孔直上，眉毛中。

方法： 平刺 0.3～0.5 寸。

方义： 疏风通络。

穴位名：丝竹空 TE23

位置： 在面部，眉梢凹陷中。

方法： 平刺 0.3～0.5 寸。

方义： 镇惊安神，疏风通络。

穴位名：瞳子髎 GB1

位置： 在面部，目外眦外侧 0.5 寸凹陷中。

方法： 平刺 0.3～0.5 寸。

方义： 促进眼部血液循环。

穴位名：太阳 EX-HN5

位置： 在头部，当眉梢与目外眦之间，向后约一横指的凹陷中。

方法： 直刺或斜刺 0.3～0.5 寸。

方义： 清肝明目。

前顶　顖会　上星　眉冲
百会　通天　承光　五处　神庭
正营　目窗　临泣　曲差
络却　承灵　头维　本神　阳白
后顶　天冲　率谷　颔厌　攒竹
强间　悬颅　丝竹空　睛明
浮白　颔厌　瞳子髎
玉枕　脑空　角孙　曲鬓　承泣
脑户　窍阴　和髎　客主人　四白
瘈脉　耳门　听宫　下关　迎香　素髎
完骨　听会　颧髎　口禾髎
风府　风池　翳风　巨髎　水沟
痖门　天柱　天牖　颊车　兑端
　　　　　　天容　大迎　地仓　承浆
　　　　　　天窗　扶突　廉泉
　　　　　　　　人迎
　　　　　　天鼎
　　　　　　水突
　　　　　　缺盆　天突
　　　　　　气舍

第五节　小儿疳积（Infantile malnutrition）

疾病的定义：指小儿内伤乳食，停聚中焦，积而不化，气滞不行，以不思乳食，食而不化，脘腹胀满，嗳气酸腐，大便溏薄或秘结酸臭为特征的一种病证。或因脾胃受损，气液耗伤，以形体消瘦，面色无华，毛发干枯，精神萎靡或烦躁，饮食异常为表现的一种病证。

1. 饮食伤脾

典型症状：形体消瘦，肚腹膨胀，甚则青筋暴露，面色萎黄，毛发干枯，精神不振，或烦躁易怒，夜寐不安，食欲减退，大便不调，常有恶臭，舌苔厚腻。

治疗方法：消食导滞，调理脾胃。

处　　方：中脘、天枢、大肠俞、足三里、脾俞、胃俞、四缝。

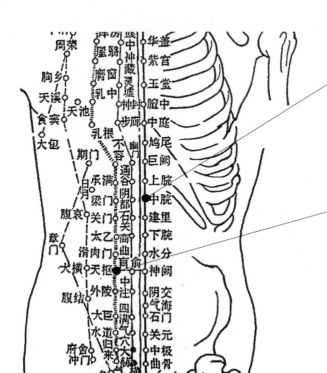

穴位名：**中脘 CV12**

位置：在上腹部，脐中上4寸，前正中线上。

方法：直刺1～1.5寸。

方义：健脾和胃。

穴位名：**天枢 ST25**

位置：在腹部，横平脐中，前正中线旁开2寸。

方法：直刺1～1.5寸。

方义：疏通胃肠积滞。

穴位名：大肠俞 BL25

位置：在脊柱区，第4腰椎棘突下，后正中线旁开1.5寸。

方法：直刺0.8～1.2寸。

方义：荡涤肠腑积滞。

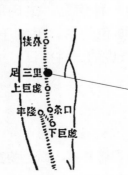

穴位名：足三里 ST36

位置：在小腿外侧，犊鼻下3寸，胫骨前嵴外1横指处，犊鼻与解溪连线上。

方法：直刺1～2寸。

方义：健脾开胃，消食和中。

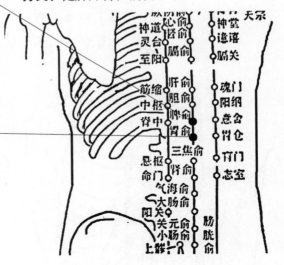

穴位名：脾俞 BL20

位置：在脊柱区，第11胸椎棘突下，后正中线旁开1.5寸。

方法：斜刺0.5～0.8寸。

方义：健脾和胃。

穴位名：胃俞 BL21

位置：在脊柱区，第12胸椎棘突下，后正中线旁开1.5寸。

方法：斜刺0.5～0.8寸。

方义：消食化积，和胃降逆。

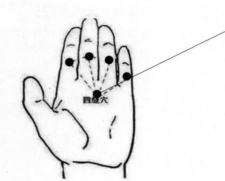

穴位名：四缝 EX-UE10

位置：在第2～5直掌侧，近端指关节的中央，一侧四穴。

方法：直刺0.1～0.2寸，挤出少量黄白色透明样粘液或出血。

方义：消食导滞，祛痰化积。

2. 脾胃虚弱

典型症状：面色萎黄，毛发枯黄稀疏，骨瘦如柴，精神萎靡或烦躁，夜寐不宁，发育迟缓，纳呆，便溏，舌淡苔白，脉濡细无力，甚则可见解颅、鸡胸、膝软、抽搐等。

治疗方法：温中健脾，益气养血。

处　　方：脾俞、胃俞、外劳宫、足三里、四缝、中脘、肾俞。

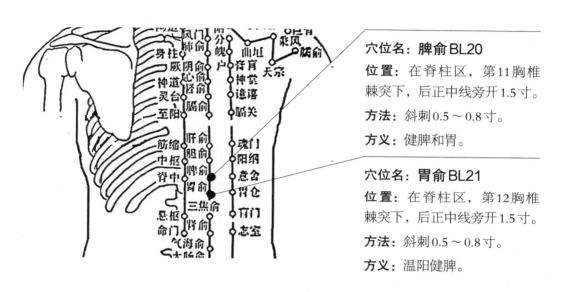

穴位名：脾俞 BL20

位　置： 在脊柱区，第11胸椎棘突下，后正中线旁开1.5寸。

方　法： 斜刺0.5～0.8寸。

方　义： 健脾和胃。

穴位名：胃俞 BL21

位　置： 在脊柱区，第12胸椎棘突下，后正中线旁开1.5寸。

方　法： 斜刺0.5～0.8寸。

方　义： 温阳健脾。

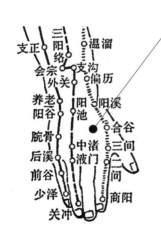

穴位名：外劳宫 EX-UE8

位　置： 在手背，第2、第3掌骨间，掌指关节后0.5寸（指寸）凹陷中。

方　法： 直刺0.5～0.8寸。

方　义： 温阳散寒，温通周身之阳气。

穴位名：足三里 ST36

位　置： 在小腿外侧，犊鼻下3寸，胫骨前嵴外1横指处，犊鼻与解溪连线上。

方　法： 直刺1～2寸。

方　义： 健脾开胃，消食和中。

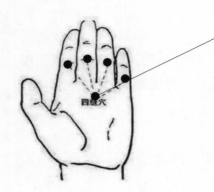

穴位名：四缝 EX-UE10

位置： 在第2～5直掌侧，近端指关节的中央，一侧四穴。

方法： 直刺0.1～0.2寸，挤出少量黄白色透明样粘液或出血。

方义： 消食导滞，祛痰化积。

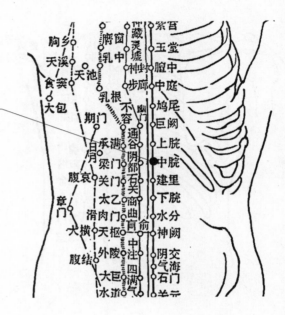

穴位名：中脘 CV12

位置： 在上腹部，脐中上4寸，前正中线上。

方法： 直刺1～1.5寸。

方义： 温中健脾，增加食欲。

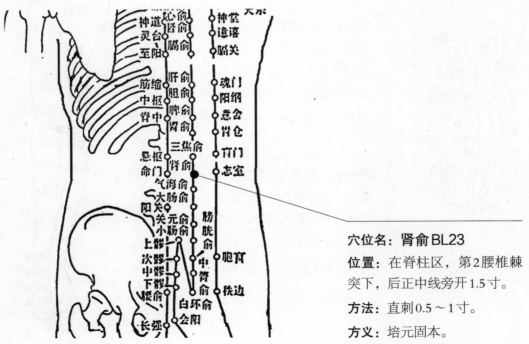

穴位名：肾俞 BL23

位置： 在脊柱区，第2腰椎棘突下，后正中线旁开1.5寸。

方法： 直刺0.5～1寸。

方义： 培元固本。

第六节　小儿腹泻（Infantile Diarrhea）

疾病的定义： 是指小儿大便次数增多，粪质稀薄或如水样的一种疾病。本病好发于婴幼儿，多以6个月至2岁以下小儿为主；任何时间均可发病，多发于夏、秋两季。

1. 寒湿

典型症状：大便清稀多沫，色淡不臭，小便清长，肠鸣腹痛，呕恶，胸闷，纳呆，四肢不温，口不渴，舌淡苔白腻。

治疗方法：温中散寒，化湿止泻。

处　　方：脾俞、外劳宫、胃俞、大肠俞、足三里。

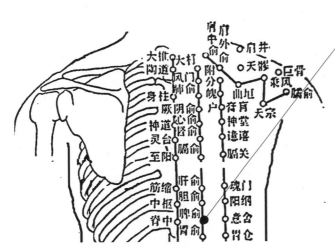

穴位名：脾俞 BL20

位置： 在脊柱区，第11胸椎棘突下，后正中线旁开1.5寸。

方法： 斜刺0.5～0.8寸。

方义： 健脾和胃。

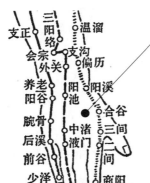

穴位名：外劳宫 EX-UE8

位置： 在手背，第2、3掌骨间，掌指关节后0.5寸（指寸）凹陷中。

方法： 直刺0.5～0.8寸。

方义： 温阳助运，调气和血。

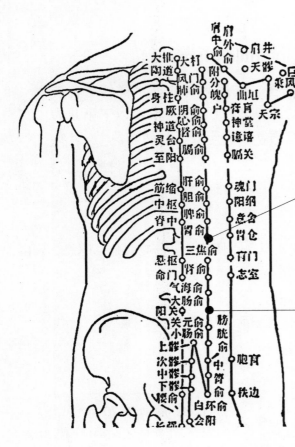

穴位名：胃俞 BL21

位置：在脊柱区，第12胸椎棘突下，后正中线旁开1.5寸。

方法：斜刺0.5～0.8寸。

方义：温阳健脾。

穴位名：大肠俞 BL25

位置：在脊柱区，第4腰椎棘突下，后正中线旁开1.5寸。

方法：直刺0.8～1.2寸。

方义：温中止泻。

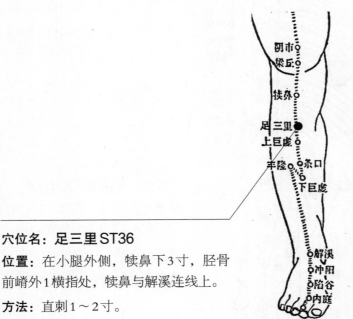

穴位名：足三里 ST36

位置：在小腿外侧，犊鼻下3寸，胫骨前嵴外1横指处，犊鼻与解溪连线上。

方法：直刺1～2寸。

方义：调和气血，益气健脾。

2. 感受暑湿

典型症状：泻下稀薄，色黄而臭，急迫暴注，食欲不振，小便短赤，口渴，舌红苔黄腻。

治疗方法：清热利湿，和中止泻。

处　　方：脾俞、胃俞、大肠俞、小肠俞、天枢。

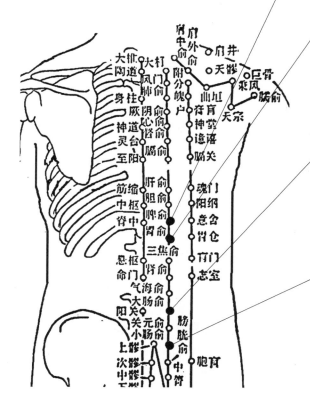

穴位名：**脾俞 BL20**

位置： 在脊柱区，第11胸椎棘突下，后正中线旁开1.5寸。

方法： 斜刺0.5～0.8寸。

方义： 健脾助运。

穴位名：**胃俞 BL21**

位置： 在脊柱区，第12胸椎棘突下，后正中线旁开1.5寸。

方法： 斜刺0.5～0.8寸。

方义： 清中焦湿热。

穴位名：**大肠俞 BL25**

位置： 在脊柱区，第4腰椎棘突下，后正中线旁开1.5寸。

方法： 直刺0.8～1.2寸。

方义： 清利肠腑湿热积滞。

穴位名：**小肠俞 BL27**

位置： 在骶区，横平第1骶后孔，骶正中嵴旁开1.5寸。

方法： 直刺或斜刺0.8～1.2寸。

方义： 清利肠腑湿热积滞，利尿除湿。

穴位名：**天枢 ST25**

位置： 在腹部，横平脐中，前正中线旁开2寸。

方法： 直刺1～1.5寸。

方义： 调理肠腑而止泻。

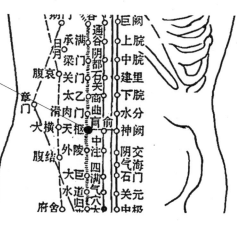

3. 内伤饮食

典型症状：脘腹胀满，时痛时泻，泻后痛减，纳呆嗳气，或欲呕吐，大便酸臭，舌淡苔厚腻。

治疗方法：消食导滞，调中止泻。

处　　方：大肠俞、中脘、天枢、小肠俞、胃俞。

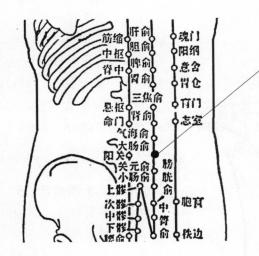

穴位名：大肠俞 BL25

位置：在脊柱区，第4腰椎棘突下，后正中线旁开1.5寸。

方法：直刺0.8～1.2寸。

方义：疏条脏腑积滞。

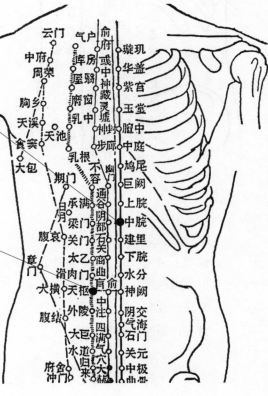

穴位名：中脘 CV12

位置：在上腹部，脐中上4寸，前正中线上。

方法：直刺1～1.5寸。

方义：健脾调中，行气消食。

穴位名：天枢 ST25

位置：在腹部，横平脐中，前正中线旁开2寸。

方法：直刺1～1.5寸。

方义：调理肠腑积滞。

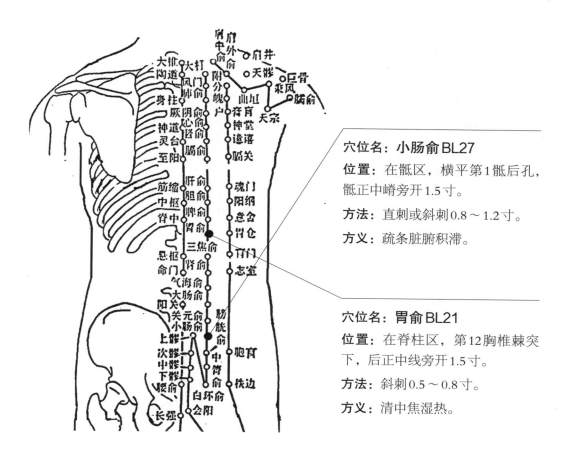

穴位名：小肠俞 BL27

位置： 在骶区，横平第1骶后孔，骶正中嵴旁开1.5寸。

方法： 直刺或斜刺0.8～1.2寸。

方义： 疏条脏腑积滞。

穴位名：胃俞 BL21

位置： 在脊柱区，第12胸椎棘突下，后正中线旁开1.5寸。

方法： 斜刺0.5～0.8寸。

方义： 清中焦湿热。

随诊配穴：脾胃虚弱配大肠俞、三关、足三里、龟尾、中脘；脾肾阳虚配脾俞、大肠俞、足三里、百会、肾俞、长强、命门、中脘。

参考文献

［1］ 梁繁荣.针灸学［M］.北京:中国中医药出版社.2021.

［2］ 高树中,冀来喜.针灸治疗学［M］.北京:中国中医药出版社.2021.

［3］ 石学敏.石学敏针灸学［M］.北京:人民卫生出版社.2018.

［4］ 石学敏.中华推拿奇术［M］.北京:中国医药科技出版社.2018.

［5］ 岳进,卢敏.针灸新医师手册［M］.北京:化学工业出版社.2019.